本书获

2019年贵州省出版传媒事业发展专项资金

贵州出版集团有限公司出版专项资金

资　助

古籍整理之本草彩色药图系列·第二辑

神农本草经读彩色药图

原著——清·陈修园
主编——陈芳 杨卫平

贵州出版集团
贵州科技出版社

图书在版编目(CIP)数据

神农本草经读彩色药图 / 陈芳，杨卫平主编. -- 贵阳：贵州科技出版社，2019.12（2025.1重印）
（古籍整理之本草彩色药图系列. 第二辑）
ISBN 978-7-5532-0817-6

Ⅰ. ①神… Ⅱ. ①陈… ②杨… Ⅲ. ①《神农本草经》-图谱 Ⅳ. ①R281.2-64

中国版本图书馆 CIP 数据核字(2019)第 271475 号

神农本草经读彩色药图

SHENNONG BENCAOJING DU CAISE YAOTU

出版发行 贵州出版集团 贵州科技出版社
地　　址 贵阳市中天会展城会展东路 A 座(邮政编码:550081)
网　　址 http://www.gzstph.com
出 版 人 熊兴平
经　　销 全国各地新华书店
印　　刷 北京兰星球彩色印刷有限公司
版　　次 2019 年 12 月第 1 版
印　　次 2025 年 1 月第 2 次
字　　数 328 千字
印　　张 11
开　　本 889 mm×1194 mm　1/16
书　　号 ISBN 978-7-5532-0817-6
定　　价 85.00元

天猫旗舰店:http://gzkjcbs.tmall.com

古籍整理之本草彩色药图系列·第二辑
编委会

《神农本草经读彩色药图》
编委会

主　编　陈　芳　杨卫平

副主编　孙明玉　冯　泳

编　委　（按姓氏笔画排序）

王　嫣　尹武燕　冯　泳　刘　冬

刘　明　刘顶鼎　刘绍欢　孙明玉

李　琼　李煦照　杨卫平　宋胜武

陈　芳　陈天琪　夏同珩

前言 FOREWORD

以药治病，历史悠久，我国人民使用中药防病治病的历史已绵延上千年。历代医家经过无数实践和努力，积累了大量的用药经验，为我们的防病治病工作提供了大量的原始资料。中华中医药学会曾经在华夏出版社的密切配合下，在全国范围内发起了“学经典，读名著”大型读书活动，希望通过对大量中医药经典文献的整理出版，达到传播我国悠久的传统文化和中医药知识的目的，以培养更多的优秀中医药人才，更好地促进中医药的发展和进步，为人类的健康事业做出贡献。

我国历代中医药典籍中，前人留下了大量宝贵的文字材料。历史证明，要认真继承、应用和发扬中医药的理论知识，理应认真阅读“经典”。但是，由于历史原因，很多经典文献难免文字艰涩，且有些描述粗略，以致难窥中医药理论的全貌和细节，令人使用时颇有不便。

我们曾经在2015年对在中医药发展史上具有代表性的5本本草古籍著作进行过整理，并补充了现代相关研究成果和药物原植物的识别等内容，该丛书出版后产生了良好的社会效益。今年，我们再次选择5本具有较高临床实用价值的本草典籍进行整理，分别是《汤液本草》《食疗本草》《本草经解》《神农本草经读》和《本草备要》。内容设置有【古籍原文】【药物来源】【植物形态特征】【性味功效】【古方选录】【用法用量】【使用注意】【现代研究】等，并在每本书后设有中文药名索引、方剂名索引和药用植物/菌类学名索引等，方便读者阅读和查询。

本丛书文字部分的编写以贵州中医药大学药学院的教师杨卫平、冯泳、陈芳、云雪林、周静、蒲翔、梅颖为主，同时还有“全国名老中医药专家邱德文传承工作室”的工作人员及其他中医药院校的教师、研究生、本科生等参与。彩色图片的筛选参考了大量的医药文献，具体的拍摄工作主要由杨卫平、刘绍欢、夏同珩、宋胜武、尹武燕等人完成。

古籍原文中涉及的部分药材如犀角、虎骨等，来源于国家珍稀保护动物，按照国家现行法律规定不能再使用，其中部分药材我们已在文中给出了可替代的药材名称。

本丛书立足于保留古代本草典籍的原貌，选择有价值的古代用方，并力求符合现代药物使用规范，具有内容丰富翔实、层次分明与文字通俗易懂、图文并茂等特点，可供中医药专业人士、学生及中医药爱好者使用。

本丛书在编写过程中，参考了国内外大量的医药文献，在此向所有参考文献的原作者表示谢意。

由于编者的学识水平有限，书中疏漏、不足之处在所难免，敬请广大读者批评和指正。

编　者

2019 年 11 月

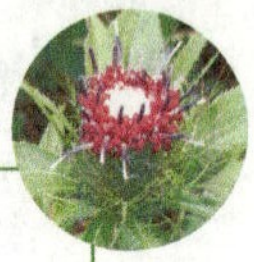

目 录

卷之一

上 品

卷之二

上 品

卷之三

中　品

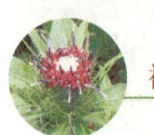

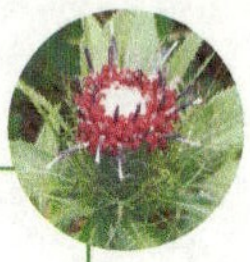

卷之四

中 品

下 品

本草附录

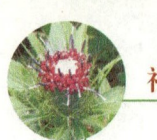

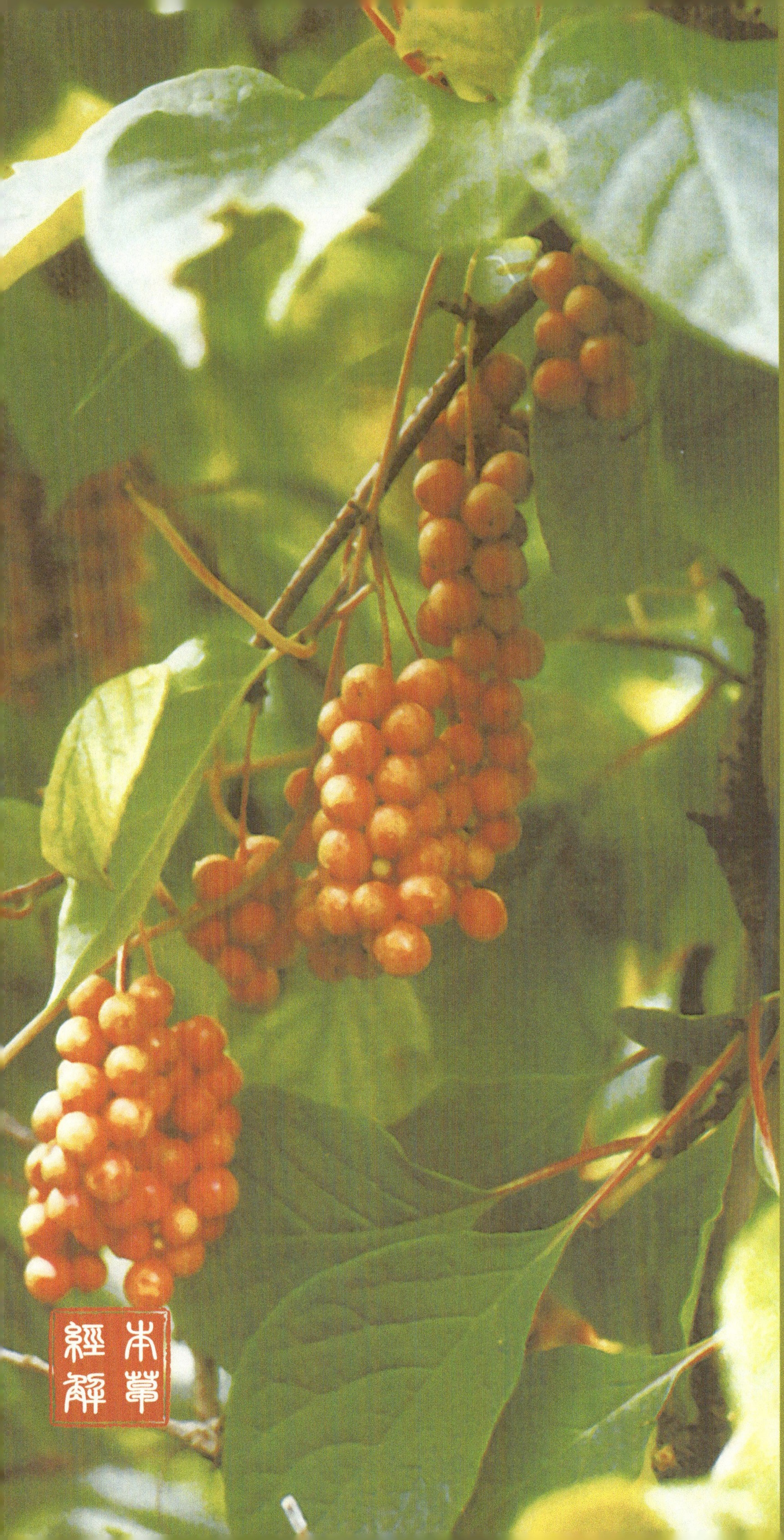

卷之一

上 品

1 人 参

【古籍原文】气味甘、微寒，无毒。主补五脏，安精神，定魂魄，止惊悸，除邪气，明目开心益智。久服轻身延年。

陈修园曰：《本经》止此三十七字，其提纲云主补五脏，以五脏属阴也。精神不安，魂魄不定，惊悸不止，目不明，心智不足，皆阴虚为阳亢所扰也。今五脏得甘寒之助，则为安之、定之、止之、明之、开之、益之之效矣。曰邪气者，非指外邪而言，乃阴虚而壮火食气，火即邪气也。今五脏得甘寒之助，则邪气除矣。余细味经文，无一字言及温补回阳。故仲景于汗、吐、下阴伤之证，用之以救津液。而一切回阳方中，绝不加此阴柔之品，反缓姜、附之功。故四逆汤、通脉四逆汤为回阳第一方，皆不用人参。而四逆加人参汤，以其利止亡血而加之也；茯苓四逆汤用之者，以其在汗、下之后也。今人辄云以人参回阳，此说倡自宋、元以后，而大盛于薛立斋、张景岳、李士材辈，而李时珍《本草纲目》尤为杂沓。学者必于此等书焚去，方可与言医道。

仲景一百一十三方中，用人参者只有一十七方：新加汤、小柴胡汤、柴胡桂枝汤、半夏泻心汤、黄连汤、生姜泻心汤、旋覆代赭石汤、干姜黄芩黄连人参汤、厚朴生姜半夏人参汤、桂枝人参汤、四逆加人参汤、茯苓四逆汤、吴茱萸汤、理中汤、白虎加人参汤、竹叶石膏汤、炙甘草汤，皆是因汗、吐、下之后，亡其阴津，取其救阴。如理中、吴茱萸汤，以刚燥剂中阳药太过，取人参甘寒之性，养阴配阳，以臻于中和之妙也。

又曰：自时珍之“纲目”盛行，而神农之“本草经”遂废。即如人参，《本经》明说微寒，时珍说生则寒，熟则温，附会之甚。盖药有一定之性，除是生捣取汁冷服，与蒸晒八九次，色味俱变者，颇有生熟之辨。若入煎剂，则生者亦熟矣。况寒热本属冰炭，岂一物蒸熟不蒸熟间，遂如许分别乎？尝考古圣用参之旨，原为扶生气安五脏起见。而为五脏之长，百脉之宗，司清浊之运化，为一身之橐龠者，肺也。人参惟微寒清肺，肺清则气旺，气旺则阴长而五脏安。古人所谓补阳者，即指其甘寒之用不助壮火以食气而言，非谓其性温补火也。

陶弘景谓功用同甘草，凡一切寒温补泻之剂，皆可共济成功。然甘草功兼阴阳，故《本经》云“主五脏六腑”。人参功专补阴，故《本经》云“主五脏”。仲景于咳嗽病去之者，亦以形寒饮冷之伤，非此阴寒之品所宜也。

【药物来源】为五加科植物人参 *Panax ginseng* C. A. Mey. 的根和根茎。

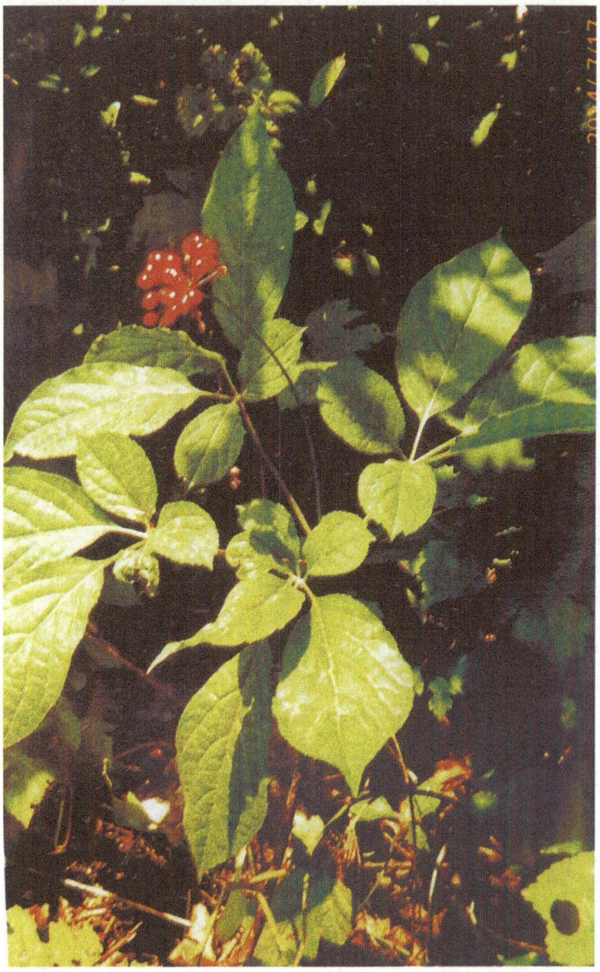

【植物形态特征】多年生草本。主根肥大肉质，圆柱形或纺锤形，末端多分枝。茎单一，直立无毛。掌状

复叶轮生茎端，叶椭圆形至长椭圆形，边缘有锯齿，上面沿叶脉有稀疏细刚毛。伞形花序单个顶生；花小，淡黄绿色；花瓣5枚；雄蕊5枚；子房下位，花柱2枚，上部分裂。果实为核果状浆果，扁球形，熟时鲜红色。花期5—6月，果期6—9月。

【性味功效】味甘、微苦，性微温。大补元气，复脉固脱，补脾益肺，生津养血，安神益智。

【古方选录】《是斋百一选方·卷七》独参汤：人参一两（去芦，薄切）。用法：水一大升，银石器内煎至一盏，以新水沉之，取冷一服而尽。汗不自它出，只在鼻梁尖上，涓涓如水，是其应也。主治：元气大亏，阳气暴脱，喘息脉微，吐血咯血等。（注：本书“古方选录”项所选录之古方及其用法、主治等内容，均摘自相关古籍。）

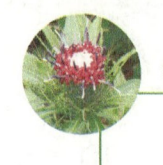

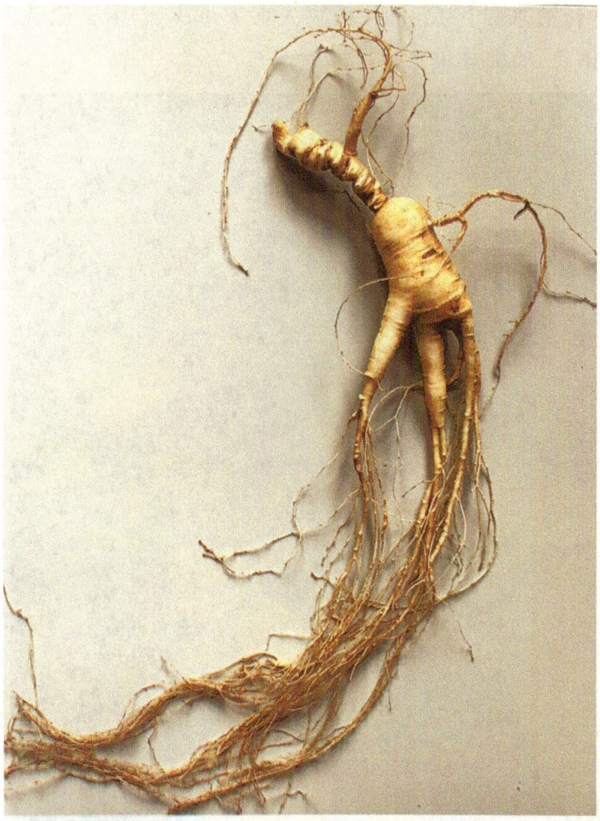

【用法用量】3～9 g，另煎兑服；也可研粉吞服，每次2 g，每日2次；或切片以开水泡服，或浸酒饮用。

【使用注意】不宜与藜芦、五灵脂同用。不宜同时食用白萝卜或饮茶，以免减弱人参的功效。

【现代研究】含三萜皂苷，齐墩果酸，挥发油和多种人参皂苷，如人参皂苷Ra、Rb、Rc、Rd、Re、Rf等。有增强高级神经活动的兴奋和抑制的平衡，抗休克，抗疲劳，降低血糖，促进蛋白质及核糖核酸（RNA）、脱氧核糖核酸（DNA）的生物合成，调节胆固醇代谢，促进造血功能，增加机体免疫力和性腺机能等作用。

2 黄芪（黄耆）

【古籍原文】气味甘、微温，无毒。主痈疽，久败疮，排脓止痛，大风癞疾，五痔鼠瘘，补虚，小儿百病。生用、盐水炒、酒炒、醋炒、蜜炙、白水炒。

陈修园曰：黄芪气微温，禀少阳之气，入胆与三焦；味甘无毒，禀太阴之味，入肺与脾。其主痈疽者，甘能解毒也。久败之疮，肌肉皮毛溃烂，必脓多而痛甚，黄芪入脾而主肌肉，入肺而主皮毛也。大风者，杀人之邪风也。黄芪入胆而助中正之气，俾神明不为风所乱；入三焦而助决渎之用，俾窍道不为风所壅；入脾而救受克之伤；入肺而制风木之动，所以主之。癞疾，又名大麻风，即风毒之甚也。五痔者，五种之痔疮，乃少阳与太阴之火陷于下，而此能举其陷。鼠瘘者，瘰疬之别名，乃胆经与三焦之火郁于上，而此能散其郁也。其曰补虚者，是总结上文诸证，久而致虚，此能补之，非泛言补益之品也。叶天士云：小儿稚阳也。稚阳为少阳，少阳生气条达则不病，所以概主小儿百疾也。余细味经文，俱主表证而言，如六黄汤之寒以除热，热除则汗止；芪附汤之温以回阳，阳回则汗止；玉屏风散之散以驱风，风平则汗止。诸方皆借黄芪走表之力，领诸药而速达于表而止汗，非黄芪自能止汗也。诸家固表及生用发汗、炒用止汗等说，贻误千古，兹特正之。

【药物来源】为豆科植物蒙古黄芪 *Astragalus membranaceus* (Fisch.) Bge. var. *mongholicus* (Bge.) Hsiao 或膜荚黄芪 *Astragalus membranaceus* (Fisch.) Bge. 的根。

【植物形态特征】（1）蒙古黄芪：多年生草本，高50～150 cm。根直而长，圆柱形。茎直立，上部有分枝，被长柔毛。奇数羽状复叶，互生；小叶25～37对，叶片宽椭圆形或长圆形，全缘，两面被白色长柔毛；托叶披针形。总状花序腋生，花10～25朵；花冠黄色；花萼筒状，有白色长柔毛；雄蕊10枚；子房有柄，光滑无毛。荚果膜质，膨胀，半卵圆形，先端有喙,有显著网纹。种子肾形,黑色。花期6—7月,果期8—9月。

(2)膜荚黄芪:形态与蒙古黄芪极相似。主要区别为:小叶13~31对,小叶片卵状披针形或椭圆形;花冠淡黄色,子房被疏柔毛;荚果卵状长圆形,先端有喙,被黑色短毛。

【性味功效】味甘,性微温。补气升阳,固表止汗,利水消肿,生津养血,行滞通痹,托毒排脓,敛疮生肌。

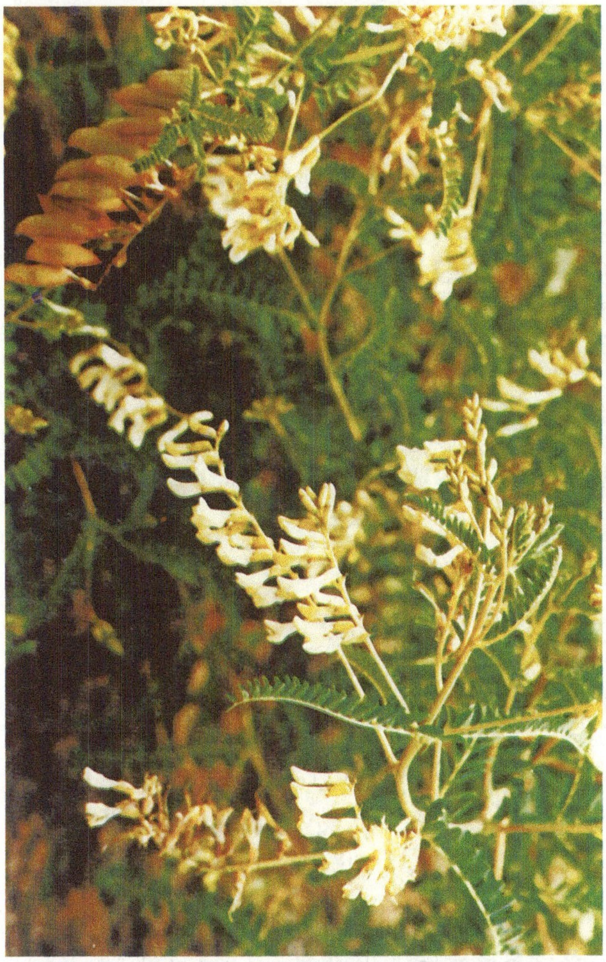

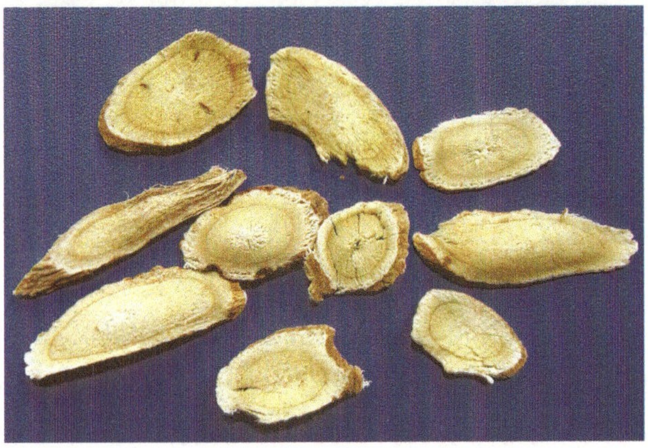

【古方选录】《内外伤辨惑论·卷中》当归补血汤:黄耆一两,当归(酒洗)二钱。用法:作一服。水二盏,煎至一盏,去滓,空心、食前温服。主治:劳倦内伤,气血虚弱,阳浮于外,肌肤燥热,面红目赤,烦渴引饮,脉洪大而虚,口舌生疮,以及妇人经行及产后血虚发热头痛、产后无乳,或疮疡溃后久不愈合者。

【用法用量】煎服,9~30 g。补中益气宜蜜炙用,其他多生用。

【使用注意】表实邪盛、内有积滞、阴虚阳亢、疮疡初起或溃后热毒尚盛等证,不宜使用。

【现代研究】含蔗糖,葡萄糖醛酸,黏液质,氨基酸,苦味酸,胆碱,甜菜碱和叶酸等。有利尿,保护肝脏(简称"保肝"),降血压,扩张血管和抑菌等作用。

3 白术(附苍术)

【古籍原文】气味甘、温,无毒。主风寒湿痹,死肌,痉,疸,止汗,除热,消食。作煎饵,久服轻身,延年不饥。(仲景有赤术,即苍术也。功用略同,偏长于消导。汗多者大忌之。)

陈修园曰:此为脾之正药。其曰风寒湿痹者,以风寒湿三气合而为痹也。三气杂至,以湿为主。死肌者,湿浸肌肉也;痉者,湿流关节也;疸者,湿郁而为热,热则发黄也;湿与热交蒸,则自汗而发热也;脾受湿则失其健运之常,斯食不能消也。白术功在除湿,所以主之。"作煎饵"三字另提,先圣大费苦心,以白术之功用在燥,而所以妙处在于多脂。张隐庵云:土有湿气,始能灌溉四旁,如地得雨露,始能发生万物。

今以生术削去皮,急火炙令熟,则味甘温而质滋润,久服有延年不饥之效。可见今人炒燥、炒黑、土蒸、水漂等制,大失经旨。

【药物来源】为菊科植物白术 *Atractylodes macrocephala* Koidz. 的干燥根茎。

【植物形态特征】多年生草本,高30~80 cm。根茎粗大,拳状。茎直立,上部分枝,基部木质化。单叶互生;茎下部叶有长柄,叶片3深裂,中裂片大;茎上部叶柄短,叶片不分裂,椭圆形,先端尖,基部渐狭成叶柄,叶缘有齿状刺。头状花序顶生;花冠管状,下部

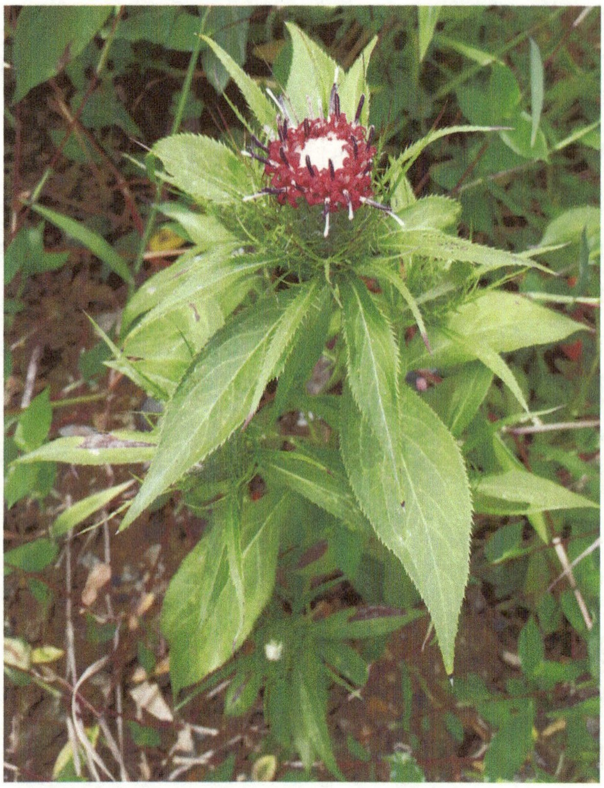

淡黄色,上部紫色;雄蕊5枚;雌蕊1枚;子房下位。瘦果长圆状椭圆形,微扁,密被黄白色茸毛。花期9—10月,果期10—12月。

【性味功效】味苦、甘,性温。健脾益气,燥湿利水,止汗,安胎。

【古方选录】《苏沈良方·卷十》白术散:白术、黄芩各等份(新瓦上同炒香)。用法:上为散,每服三钱,水一中盏,加生姜三片,大枣一个(擘破),同煎至七分。但觉头痛发热,便可二至三服,即愈。主治:妇人妊娠伤寒,头痛发热。

【用法用量】煎服,6~12 g。燥湿利水宜生用,补气健脾宜炒用,健脾止泻宜炒焦用。

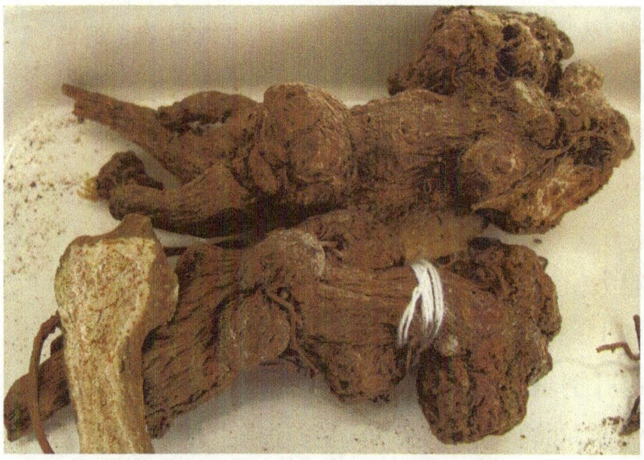

【使用注意】阴虚发热或燥热伤津者慎用。

【现代研究】含挥发油,白术内酯甲,白术内酯乙,芹烷二烯酮,β-芹油烯,桉树萜,香豆素,糖类,维生素及树脂等。有保肝,抑制消化道溃疡,双向调节胃肠运动,增加胆汁分泌,抗氧化,利尿,抗肿瘤,降血糖,抗凝血,抗菌和镇静等作用。

附:苍术

【药物来源】为菊科植物茅苍术 *Atractylodes lancea* (Thunb.) DC. 或北苍术 *Atractylodes chinensis* (DC.) Koidz. 的干燥根茎。

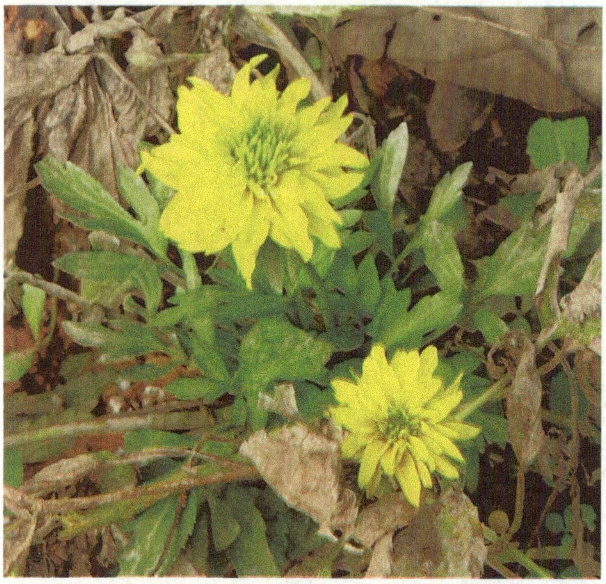

【植物形态特征】(1)茅苍术:多年生草本。根状茎横走,结节状。茎多纵棱。叶互生,革质;叶片卵状披针形至椭圆形,先端渐尖,基部渐狭,中央裂片较大,卵形,上面深绿色,有光泽,下面淡绿色。头状花序生于茎枝先端,叶片状苞片1列;总苞圆柱形,总苞片5~8层,卵形至披针形,有纤毛;花多数;花冠筒状,白色或稍带红色。瘦果倒卵圆形,被稠密黄白色柔毛。花期8—10月,果期9—12月。

(2)北苍术:叶片较宽,卵形或长卵形,一般羽状5深裂,茎上部叶3~5羽状浅裂或不裂,叶缘有不规则的刺状锯齿,通常无叶柄。头状花序稍宽,总苞片5~6层,较茅苍术略宽;退化雄蕊先端圆,不卷曲。花期7—8月,果期8—9月。

【性味功效】味辛、苦,性温。燥湿健脾,祛风散寒,明目。

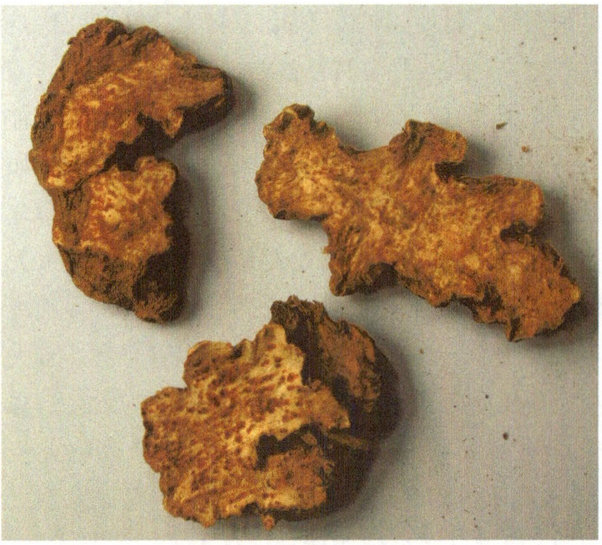

【古方选录】《圣济总录·卷一〇八》苍术散:苍术(米泔浸一宿,切,焙)四两,木贼(童便浸一宿,洗净,锉,焙)二两,甘草(炙)一两半,旋覆花一两,蝉蜕(去土)一两。用法:上为散,每服一钱匕,食后麦门冬熟水调下。主治:风毒客搏,目生翳晕,黑白睛昏浊不明。

【用法用量】煎服,3~9 g。

【使用注意】阴虚内热、气虚多汗者忌用。

【现代研究】含挥发油,白术内酯,苍术烯内酯丙等。有抗溃疡,促进胃肠运动,抗缺氧,降血糖,收缩胃肠平滑肌等作用。对中枢神经系统,小剂量有镇静作用,大剂量呈抑制作用。

4 甘 草

【古籍原文】气味甘、平,无毒。主五脏六腑寒热邪气,坚筋骨,长肌肉,倍气力,金疮尰,解毒。久服轻身延年。(生用清火,炙用补中。)

陈修园曰:物之味甘者,至甘草为极。甘主脾,脾为后天之本,五脏六腑皆受气焉。脏腑之本气,则为正气;外来寒热之气,则为邪气。正气旺则邪气自退也。筋者,肝所主也;骨者,肾所主也;肌肉者,脾所主也;气者,肺所主也;力者,心所主也。但使脾气一盛,则五脏皆循环受益,而得其坚之、长之、倍之之效矣。金疮者,为刀斧所伤而成疮,疮甚而尰。脾得补而肉自满也。能解毒者,如毒物入土,则毒化也。土为万物之母,土健则轻身延年也。

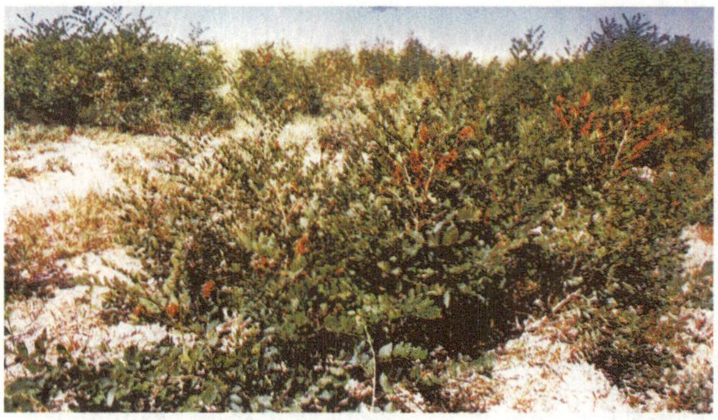

【药物来源】为豆科植物甘草 *Glycyrrhiza uralensis* Fisch.、胀果甘草 *Glycyrrhiza inflata* Bat. 或光果甘草 *Glycyrrhiza glabra* L. 的干燥根和根茎。

【植物形态特征】(1)甘草:多年生草本。根茎圆柱状;主根长而粗大,外皮红棕色。茎直立,带木质。单数羽状复叶,小叶 7~17 片;叶片卵形或卵状椭圆形,先端急尖或钝,基部圆形;两面被腺鳞和短毛。总状花序腋生,花密集;花萼钟形;花冠蓝紫色,无毛,旗瓣大,龙骨瓣直;雄蕊二体。荚果线状长圆形,外密被刺毛状腺体。种子 4~8 颗,肾形。花期 7—8 月,果期 8—9 月。

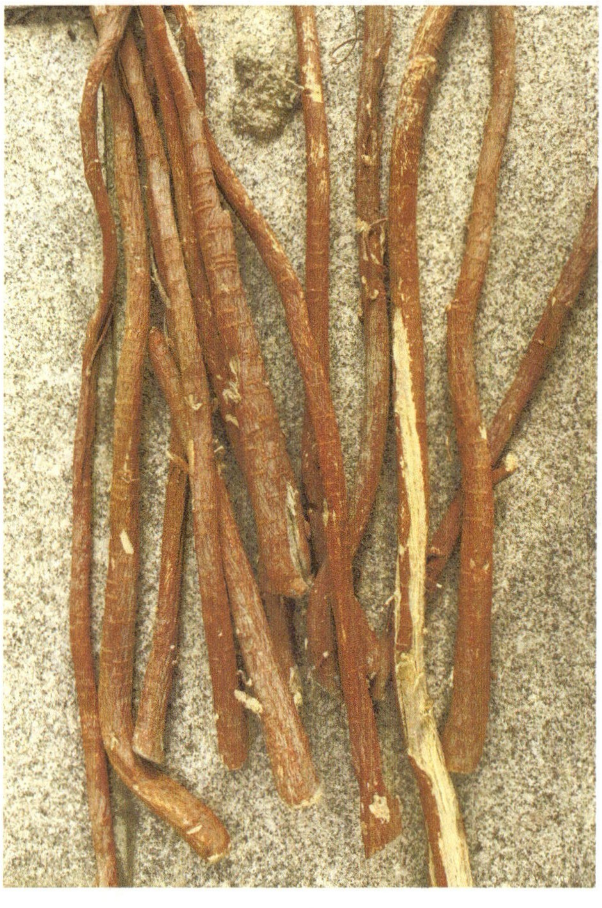

(2)胀果甘草：多年生草本，有时基部粗壮为木质。茎直立。奇数羽状复叶，小叶3～7片；叶片卵形、狭长卵形、长圆形至椭圆形。总状花序；花小，紫红色，排列疏松。荚果长圆形，短小，膨胀，被微柔毛和少许不明显的腺瘤。种子小，1～7颗。花期6—8月，果期7—9月。

(3)光果甘草：多年生草本。茎和枝均被鳞片状腺体和白色短柔毛。奇数羽状复叶，小叶9～17片；叶片卵圆形或长椭圆形，两面被腺鳞及短毛。穗状花序腋生；花淡紫色，密生；花萼钟状，被白色腺毛，旗瓣长椭圆形。荚果扁，狭长卵形，稍弯曲，无毛。种子3～4颗。花期6—8月，果期7—9月。

【性味功效】味甘，性平。补脾益气，清热解毒，祛痰止咳，缓急止痛，调和诸药。

【古方选录】《伤寒论》甘草汤：甘草二两。用法：水煎，日二服。主治：少阴病，二三日，咽痛者。

【用法用量】煎服，2～10 g。生用性微寒，用于清热解毒；蜜炙性温，用于补益心脾和祛痰止咳。

【使用注意】不宜与京大戟、红大戟、芫花、甘遂、海藻同用。湿盛胀满、水肿者不宜使用。大剂量久服可导致水钠潴留，引起浮肿。

【现代研究】含甘草酸，黄酮类，生物碱，多糖，阿魏酸，甘草酸单胺及微量元素等。有抗心律失常，抗溃疡，抑制胃酸分泌，促进胰液分泌，镇咳，祛痰，平喘，抗菌，抗病毒，抗炎，抗过敏，降血脂，保肝等作用。

5 薯蓣(山药)

【古籍原文】气味甘、平，无毒。主伤中，补虚羸，除寒热邪气，补中，益气力，长肌肉，强阴。久服耳目聪明，轻身，不饥，延年。

陈修园曰：此药因唐代宗名豫，避讳改为山药。山药气平入肺，味甘无毒入脾。脾为中州而统血，血者阴也，中之守也，唯能益血，故主伤中。伤中愈，则肌肉丰，故补虚羸。肺主气，气虚则寒邪生；脾统血，血虚则热邪生。血气充而寒热邪气除矣。脾主四肢，脾血足则四肢健；肺主气，肺气充则气力倍也。且此物生捣，最多津液而稠粘，又能补肾而填精，精足则阴强。目明，耳聪，不饥，是脾血之旺；轻身，是肺气之充；延年，是夸其补益之效也。

凡上品，俱是寻常服食之物，非治病之药，故神农另提出"久服"二字。可见今人每取上品之药，如此物及人参、熟地、葳蕤、阿胶、菟丝子、沙苑蒺藜之类，合为一方，以治大病，误人无算。盖病不速去，元气日伤，伤极则死。凡上品之药，法宜久服，多则终身，少则数年，与五谷之养人相佐，以臻寿考。若大病而需用此药，如五谷为养脾第一品。脾虚之人，强令食谷，即可毕补脾之能事，有是理乎？然操此技者，未有不得盛名。薛立斋、张景岳、冯楚瞻辈倡之于前，而近日之东延西请日诊百人者无非是术，诚可慨也！

【药物来源】为薯蓣科植物薯蓣 *Dioscorea opposita* Thunb. 的根茎。

【植物形态特征】多年生缠绕草本。块根肥大。茎圆柱形，稍扭曲。叶互生，心形，先端尖，基部阔心形，上面近光滑，下面稍被毛。花数朵排成腋生的穗状花序，基部有鞘状苞片2枚，先端尖；花单性异株，花被6裂。蒴果矩圆形，有3翼，两端微凹。种子狭卵形。花期6—9月，果期7—11月。

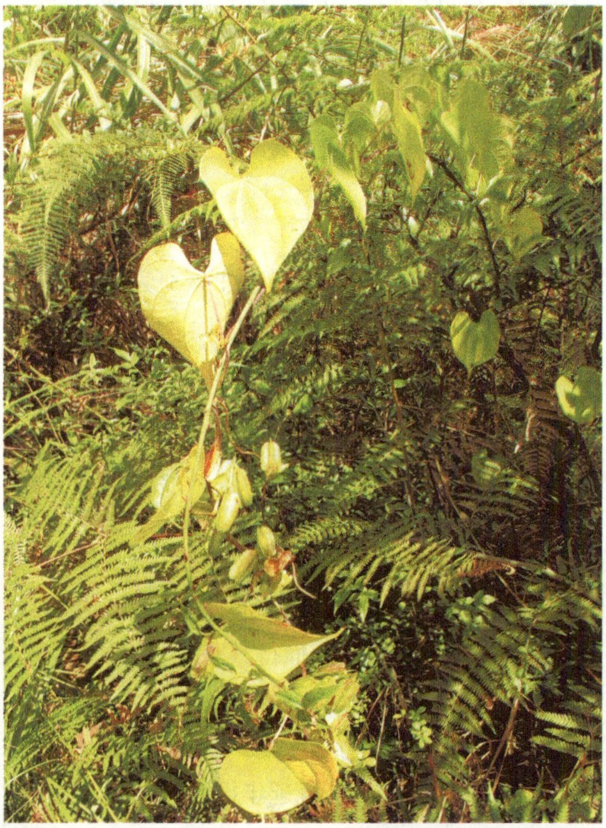

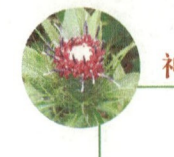

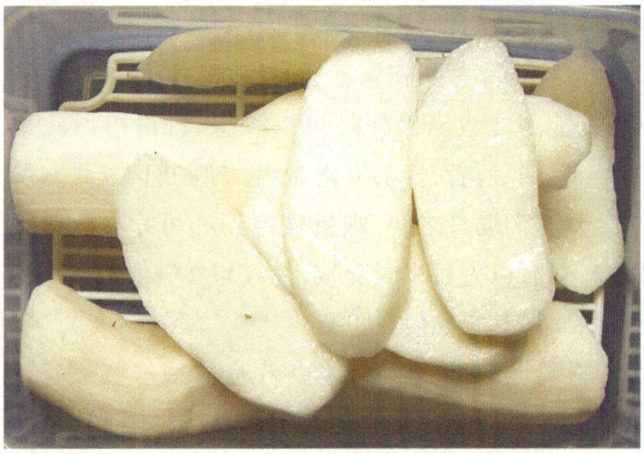

【性味功效】味甘，性平。补脾益胃，生津益肺，补肾涩精。

【古方选录】《医学衷中参西录·上册》一味薯蓣饮：生怀山药四两（切片）。用法：上药煮汁二大碗，以之当茶，徐徐温饮之。主治：劳瘵发热，或喘或嗽，或自汗，或心中怔忡，或因小便不利致大便滑泻，及一切阴分亏损之证。

【用法用量】煎服，15 ~ 30 g。补脾健胃宜麸炒用。

【使用注意】湿盛中满或有积滞者不宜使用。

【现代研究】含薯蓣皂苷，糖蛋白，多种氨基酸，山药多糖，儿茶酚胺，山药素，淀粉及淀粉酶，粗纤维，胡萝卜素，胆碱，鞣质，黏液质，维生素和无机元素等。有降血糖，降血脂，增强免疫力，调节肠管运动节律，延缓衰老，镇痛和抗炎等作用。

6 肉苁蓉

【古籍原文】气味甘、微温，无毒。主五劳七伤，补中，除茎中寒热痛，养五脏，强阴，益精气，多子，妇人症瘕。久服轻身。

陈修园曰：肉苁蓉是马精落地所生，取治精虚者，同气相求之义也。凡五劳七伤，久而不愈，未有不伤其阴者。苁蓉补五脏之精，精足则阴足矣。茎中者，精之道路，精虚则寒热而痛，精足则痛已矣，又滑以去着。精生于五脏，而藏之于肾，精足则阳举，精坚令人多子矣。妇人症瘕，皆由血瘀，精足则气充，气充则瘀行也。叶天士注：症瘕之治，谓其咸以软坚，滑以去着，温以散结，犹浅之乎测苁蓉也。

张隐庵曰：马为火畜，精属水阴。苁蓉感马精而生，其形似肉，气味甘温，盖禀少阴水火之气，而归于太阴坤土之药也。土性柔和，故有“从容”之名。

【药物来源】为列当科植物肉苁蓉 *Cistanche deserticola* Y. C. Ma 等的带鳞叶的肉质茎。

【植物形态特征】多年生寄生草本，高 15 ~ 40 cm。茎肉质肥厚，圆柱形，黄色。多数鳞片状叶，黄色至黄褐色，覆瓦状排列，卵形至长圆状披针形。穗状花序圆柱形，花多数而密集；花萼钟形，5 浅裂；花冠管状钟形，5 浅裂，裂片紫色；雄蕊 4 枚；子房上位。蒴果椭圆形。种子多数。花期 5—6 月，果期 6—7 月。

【性味功效】味甘、咸，性温。补肾阳，益精血，润肠通便。

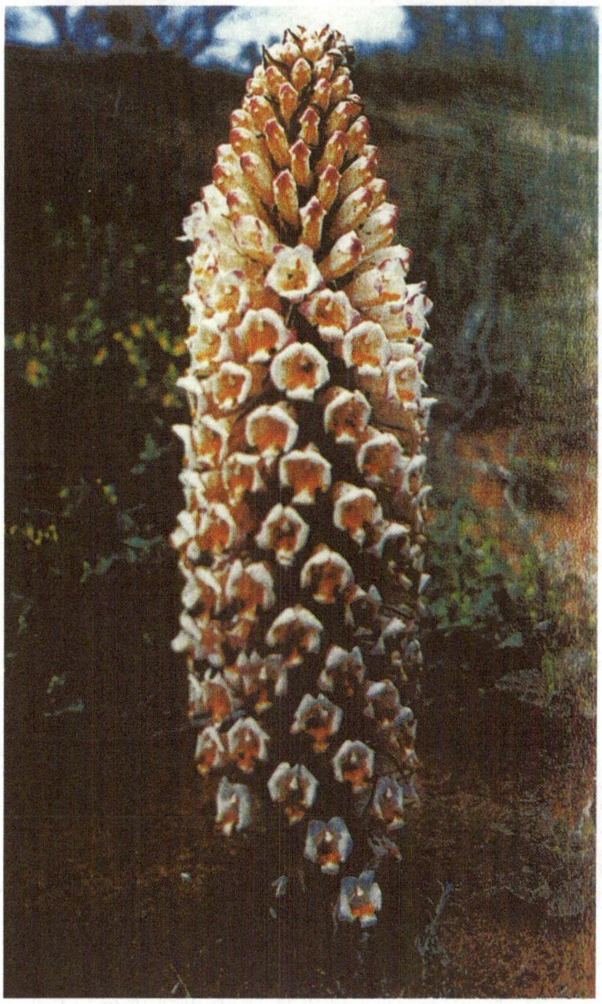

【古方选录】《圣济总录·卷八十六》苁蓉丸：肉苁蓉（酒浸，切，焙）一两，葫芦巴一两，干姜（炮）一两，牛膝（酒浸，切，焙）一两，茴香子（炒）一分，木香一分。用法：上为末，醋煮面糊为苁蓉丸，如梧桐子大，每服二十丸，食前温酒送下。主治：肾劳气虚，筋骨羸弱，腹中急痛。

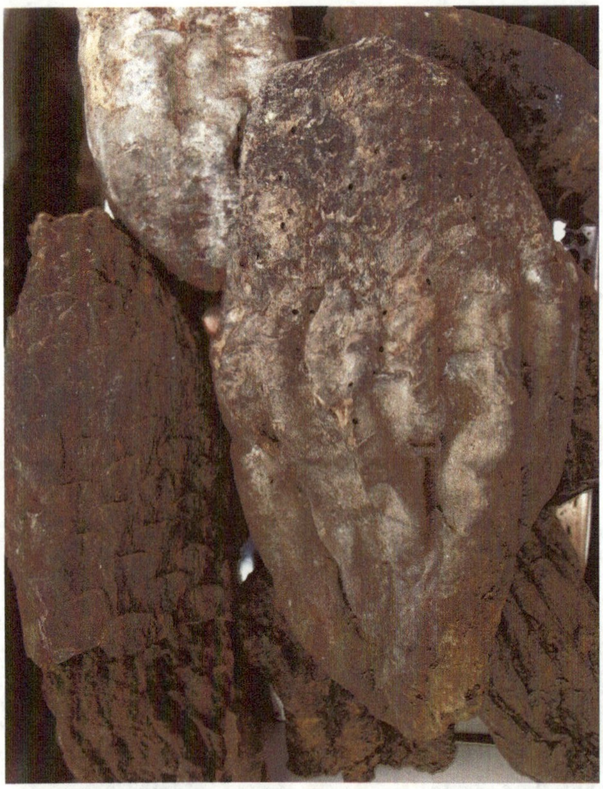

【用法用量】煎服，6～10 g。

【使用注意】阴虚火旺、湿热积滞及大便溏薄者不宜使用。

【现代研究】含脂溶性成分，水溶性成分如β－谷甾醇、胡萝卜苷和麦角甾苷，葡萄糖，蔗糖，琥珀酸，缬氨酸，亮氨酸和异亮氨酸等。能兴奋垂体分泌促肾上腺素。有提高免疫功能，提高耐缺氧能力，抗寒，抗疲劳，促进代谢，提高性功能，增强记忆力，抗衰老等作用。

7　地黄［生地黄、干地黄、鲜地黄，附熟地黄（熟地）］

【古籍原文】气味甘、寒，无毒。主折跌绝筋，伤中，逐血痹，填骨髓，长肌肉。作汤除寒热积聚，除痹。生者尤良。久服轻身不老。

参叶天士：地黄气寒，入足少阴肾经；味甘无毒，入足太阴脾经。气味重浊，阴也。阴者中之守也，伤中者，守中真阴伤也。地黄甘寒，补中焦之精汁，所以主之。血痹者，血虚闭而不运也。地黄味甘以滋脾血，气寒以益肾气，气血行而闭者开矣。肾主骨，益肾则水足而骨髓充；脾主肌肉，润脾则土滋而肌肉丰也。作汤除寒热积聚者，汤者荡也，或寒或热之积聚，汤能荡之也。盖味甘可以缓急，性滑可以去着也。又曰除痹者，言不但逐血痹，更除皮肉筋骨之痹也。除皮肉筋骨之痹，则折跌绝筋亦可疗矣。久服轻身不老，以先后二天交接，元气与谷气俱纳也。生者尤良，谓其本性俱在也。

陈修园曰：地黄，《本经》名地髓，《尔雅》名苄，又名芑。唐以后九蒸九晒为熟地黄，苦味尽除，入于温补肾经丸剂颇为相宜，若入汤剂及养血凉血等方甚属不合。盖地黄专取其性凉而滑利流通，熟则腻滞不凉，全失其本性矣。徐灵胎辨之甚详，无何若辈竟执迷不悟也。

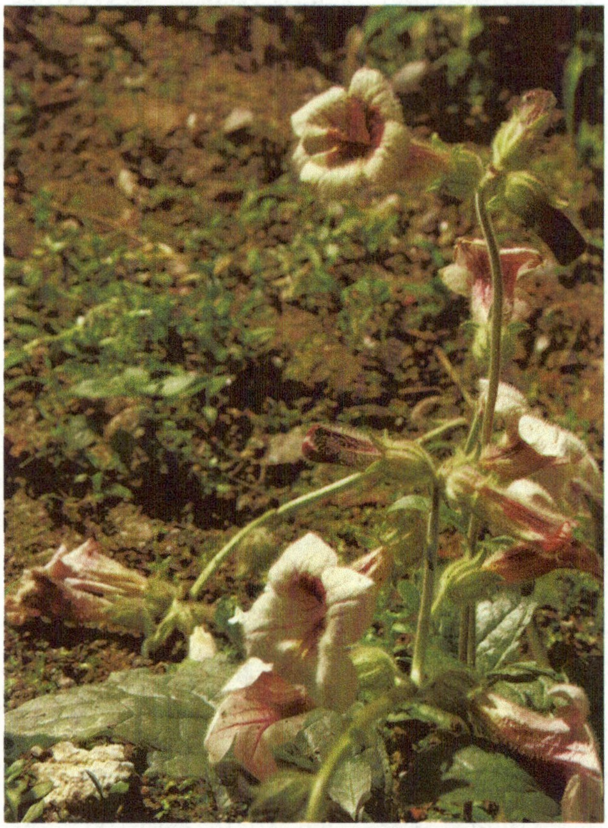

又曰：百病之极，穷必及肾。及肾，危证也。有大承气汤之急下法，有桃花汤之温固法，有四逆汤、白通汤之回阳法，有猪苓汤、黄连鸡子黄汤之救阴法，有真武汤之行水法，有附子汤之温补法，皆所以救其危也。张景岳自创邪说，以百病之生俱从肾治，误以神农《本经》上品服食之地黄，认为治病之药。（《内经》云：五谷为养，五果为助，五菜为充，毒药攻邪。神农所列上品多服食之品，即五谷、五果、五菜

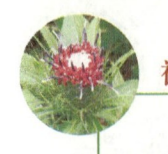

之类也，玩“久服”二字可见。圣人药到病瘳，何以云“久服”？凡攻邪以去病，多取毒药。）滋润胶粘，反引邪气敛藏于少阴而无出路，以后虽服姜、附不热，服芩、连不寒，服参、术不补，服硝、黄不下，其故何哉？盖以熟地黄之胶粘善着。女人有孕，服四物汤为主，随证加入攻破之药而不伤，以四物汤中之熟地黄能护胎也。知其护胎之功，便可悟其护邪之害。胶粘之性最善着物，如油入面，一着遂不能去也。凡遇有邪而误用此药者，百药不效。病家不咎其用熟地黄之害，反以为曾用熟地黄而犹不效者，定为败症，岂非景岳之造其孽哉？

【药物来源】为玄参科植物地黄 *Rehmannia glutinosa* Libosch. 的新鲜或干燥块根，干燥者也称干地黄。

【植物形态特征】多年生草本，高 10 ~ 40 cm。全株被毛。根茎肥厚，肉质，呈块状，圆柱形或纺锤形。茎直立，单一或由基部分生数枝。根生叶丛生，叶片倒卵形至椭圆形，基部渐狭下延成长叶柄；茎生叶较基生叶小。总状花序；花萼钟形，先端 5 裂；花冠筒状，紫红色；雄蕊 4 枚；子房上位，2 室。蒴果卵形或卵圆形。种子多数。花期 4—5 月，果期 5—6 月。

【性味功效】鲜地黄：味甘、苦，性寒。清热生津，凉血，止血。

生地黄：味甘，性寒。清热凉血，养阴生津。

【古方选录】《圣济总录·卷一二四》干地黄丸：生干地黄（焙）一两，人参三分，赤苓（去黑皮）三分，天门冬（去心，焙）一两。用法：上为末，炼蜜为丸，如梧桐子大，每服十丸，米饮送下，日三次。主治：咽喉干痛，不能食。

【用法用量】鲜地黄：煎服，12 ~ 30 g；或捣汁饮服。

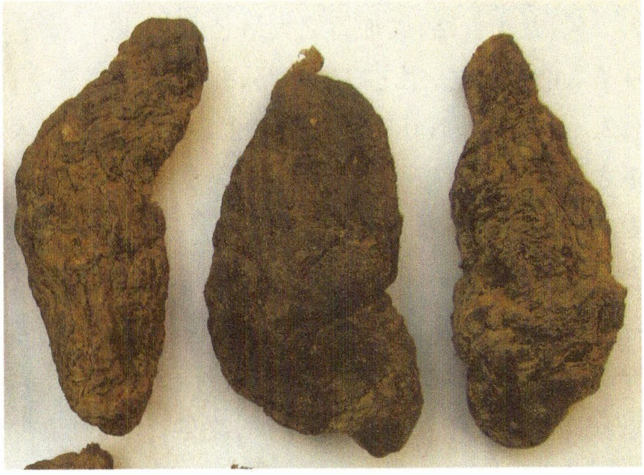

生地黄：煎服，10 ~ 15 g；或入丸、散。

【使用注意】脾虚便溏者不宜使用。

【现代研究】主要含益母草苷，桃叶珊瑚苷，梓醇，地黄苷，地黄素，水苏糖，葡萄糖，多种氨基酸，葡萄糖胺，磷酸及锰、铁、铜、镁等。有增强免疫功能，降血糖，抗炎，降血压，保护肝脏，抗辐射损伤和抗肿瘤等作用。

附：熟地黄（熟地）

【药物来源】为玄参科植物地黄 *Rehmannia glutinosa* Libosch. 的炮制加工品。

【植物形态特征】同“地黄”。

【性味功效】味甘，性微温。补血滋阴，益精填髓。

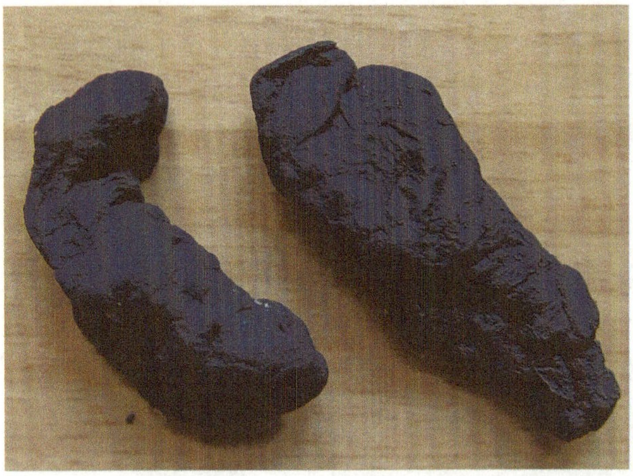

【古方选录】《仙授理伤续断秘方》四物汤：白芍药、川当归、熟地黄、川芎各等份。用法：上为粗末，每服三钱，水一盏半，煎至七分，空心热服。主治：凡伤重，肠内有瘀血者。

【用法用量】煎服，9 ~ 15 g；或入丸、散。

【使用注意】气滞痰多、湿盛中满、食少便溏者忌用。

【现代研究】化学成分与地黄相似，主要含毛蕊花糖苷，单糖，氨基酸，维生素等。能促进失血性小鼠血红细胞的恢复。有增强免疫功能，促进凝血，强心，降血糖，抗衰老，抗焦虑，改善记忆力等作用。

8 天门冬（天冬）

【古籍原文】气味苦、平，无毒。主诸暴风湿偏痹，强骨髓，杀三虫，去伏尸。久服轻身，益气，延年，不饥。

参：天门冬禀寒水之气，而上通于天，故有天冬之名。主治诸暴风湿偏痹者，言风湿之邪暴中于人身，而成半身不遂之偏痹。天冬禀水天之气，环转运行，故可治也。强骨髓者，得寒水之精也。三虫伏尸皆湿热所化，天冬味苦可以祛湿，气平可以清热，湿热下逐，三虫伏尸皆去也。太阳为诸阳主气，故久服轻身益气；天气通贯于地中，故延年不饥。

张隐庵曰：天麦门冬，皆禀少阴水精之气。麦门冬，禀水精而上通于阳明；天门冬，禀水精而上通于太阳。夫冬主闭藏，门主开转，咸名门冬者，咸能开转闭藏而上达也。后人有天门冬补中有泻，麦门冬泻中有补之说，不知何处引来，良可叹也！

【药物来源】为百合科植物天冬 *Asparagus cochinchinensis* (Lour.) Merr. 的干燥块根。

【植物形态特征】多年生攀缘草本，全体光滑无毛。块根肉质，丛生，长椭圆形或纺锤形，灰黄色。茎细扭曲，多分枝，具棱；叶状枝簇生，扁平，先端刺针状。花1～3朵簇生叶腋，下垂，单性，雌雄异株；雄花花被6片；花药卵形；雌花与雄花大小相似，具6个退化雄蕊。浆果球形，成熟时红色。种子1粒。花期5—7月，果期8月。

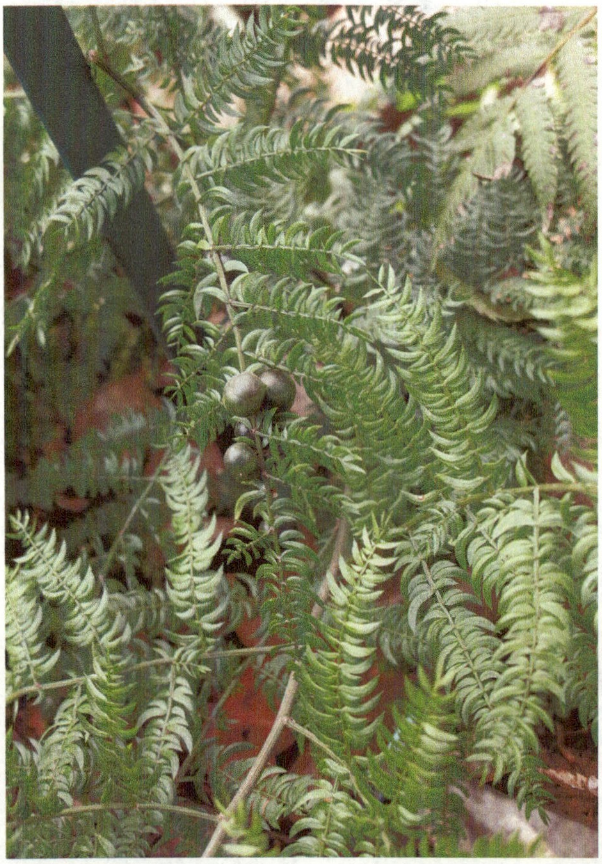

【性味功效】味甘、苦，性寒。养阴润燥，清肺生津。

【古方选录】《症因脉治·卷二》二母二冬汤：知母、贝母、麦门冬、天门冬。用法：水煎服。主治：内伤噎膈，燥热咳喘，甚则烦满身肿，脉濡涩。

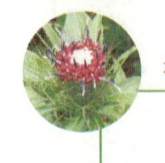

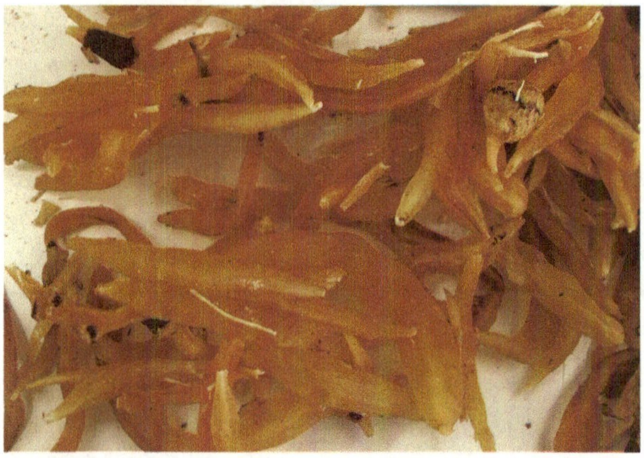

【用法用量】煎服，6～12 g；或入丸、散。

【使用注意】脾虚泄泻、食少便溏、痰湿内盛者忌用。

【现代研究】含天门冬酰胺，瓜氨酸、丝氨酸、苏氨酸等氨基酸，β-谷甾醇，天门冬苷，天门冬多糖，葡萄糖和果糖等。有抗心肌缺血和心肌梗死，加速坏死肝细胞修复和再生，恢复胆红素和尿素代谢功能，降胆固醇，降血糖，祛痰止咳，抗肿瘤，抑制溶血性链球菌、金黄色葡萄球菌、白喉杆菌等作用。

9 麦门冬（麦冬）

【古籍原文】气味甘、平，无毒。主心腹结气，伤中伤饥，胃脉绝，羸瘦短气。久服轻身，不老，不饥。

张隐庵曰：麦冬一本横生，根颗连络。有十二枚者，有十四枚者，有十五六枚者，盖合于人身之十二络；加任之屏翳、督之长强，为十四络；又加脾之大络名大包，共十五络；又加胃之大络名虚里，共十六络。唯圣人能体察之，用之以通脉络，并无“去心”二字，后人不详经义，不穷物理，相沿“去心”久矣，今特表正之。经云主心腹结气、伤中伤饱、胃络脉绝者，以麦冬根颗连络不断，能通达上下四旁，令结者解，伤者复，绝者续，皆藉中心之贯通也。又主羸瘦短气者，补胃自能生肌，补肾自能纳气也。久服轻身不老不饥者，先天与后天俱足，斯体健而耐饥矣。（《崇原》曰：麦冬气味甘平，质性柔润，凌冬青翠，盖禀少阴冬水之精，与阳明胃土相合。）又曰：凡物之凉者，其心必热，热者阴中之阳也。人但知去热，而不知用阳，得其阳而后能通阴中之气。

【药物来源】为百合科植物麦冬 *Ophiopogon japonicus* (L. f.) Ker-Gawl. 的干燥块根。

【植物形态特征】多年生草本，高 15 ~ 40 cm。地下匍匐枝细长，须根常有部分膨大成肉质小块根。叶丛生，窄线形，叶柄鞘状。花葶较叶为短，总状花序顶生于花茎上；小苞片膜质，每苞片腋生花 1 ~ 3 朵；花淡紫色，或白色；花被片 6 片，不展开，披针形；雄蕊 6 枚；花柱基部宽阔；子房 3 室。浆果球形，成熟后呈蓝色。花期 5—8 月，果期 7—9 月。

【性味功效】味甘、微苦，性微寒。养阴生津，润肺清心。

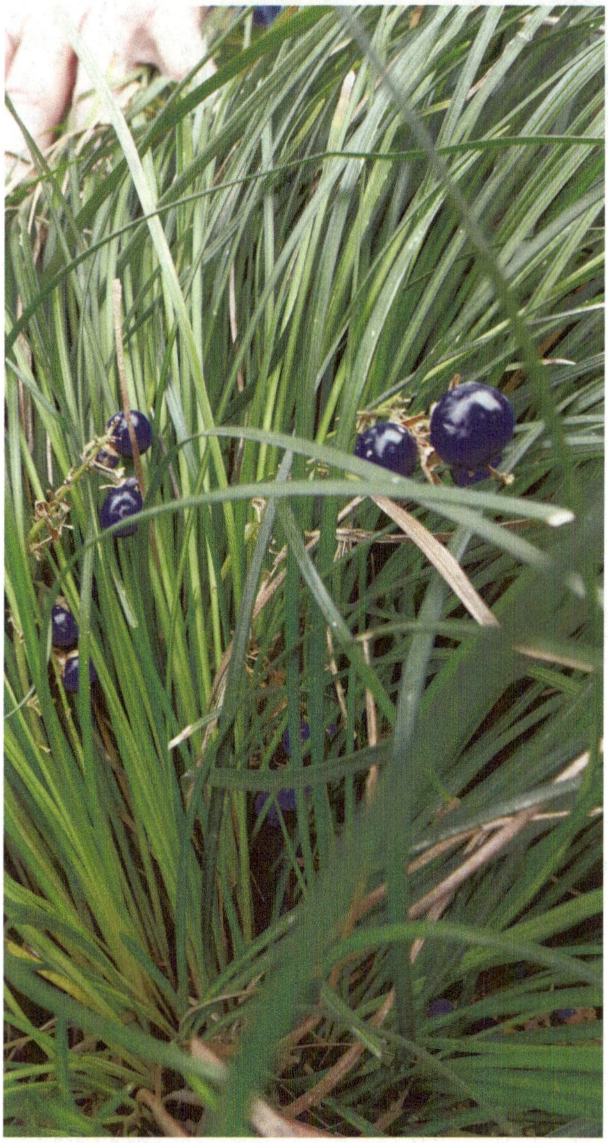

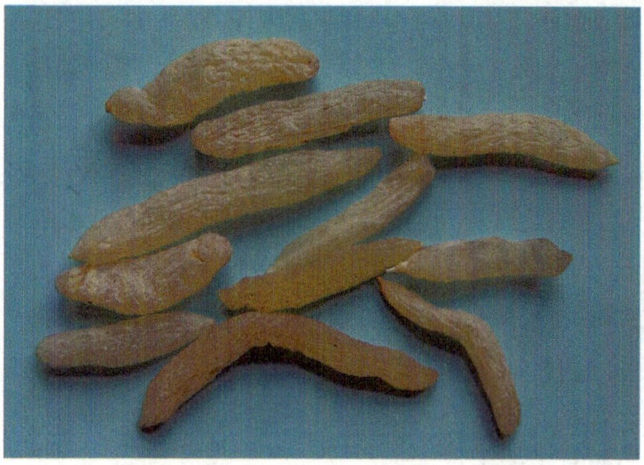

【古方选录】《金匮要略·卷上》麦门冬汤：麦门冬七升，半夏一升，人参二两，甘草二两，粳米三合，大枣十二枚。用法：以水一斗二升，煮取六升，温服一升，日三夜一服。主治：肺阴不足，咳逆上气，咯痰不爽，或咳吐涎沫，口干咽燥，手足心热，舌红少苔，脉虚数；胃阴不足，气逆呕吐，口渴咽干；火逆上气，咽喉不利；呕逆，喘急；肺胃气壅，风热客搏，咽喉烦闷；胃中津液干枯，虚火上炎之证；燥痰咳嗽；膈食；冲气上逆，夹痰血而干肺者；霍乱后，余热未清，神倦不饥，无苔而渴，或火升气逆，干咳无痰；肺虚而有热之痿。

【用法用量】煎服，6 ~ 12 g；或入丸、散。

【使用注意】脾虚便溏、痰湿咳嗽者不宜。

【现代研究】含沿阶草皂苷 A，沿阶草皂苷 B，沿阶草皂苷 C，β - 谷甾醇，豆甾醇等。有增强心肌收缩力，加大冠状动脉血流量，抗休克，抗心肌梗死，抗心律失常，耐缺氧，降血糖，清除自由基及延缓衰老，镇静，催眠，抗惊厥和抗咖啡因的兴奋作用，抗菌等作用。

10 细　辛

【古籍原文】气味辛、温，无毒。主咳逆上气，头痛脑动，百节拘挛，风湿痹痛，死肌。久服明目，利九窍，轻身长年。

张隐庵曰：细辛气味辛温，一茎直上，其色赤黑，禀少阴泉下之水阴，而上交于太阳之药也。少阴为水脏，太阳为水府，水气相通行于皮毛，内合于肺，若循行失职，则病咳逆上气，而细辛能治之。太阳之脉，起于目内眦，从巅络脑，若循行失职，则病头痛脑动，而细辛亦能治之。太阳之气主皮毛，少阴之气主骨髓，少阴之气不合太阳，则风湿相侵。痹于筋骨，则为百节拘挛；痹于腠理，则为死肌，而细辛皆能治之。其所以能治之者，以气胜之也。久服明目利九窍者，水精之气濡于空窍也，九窍利则轻身而延年矣。

又曰：宋元祐陈承谓细辛单用末，不可过一钱，多则气闭不通而死。近医多以此语忌用，而不知辛香之药岂能闭气？上品无毒之药何不可多用？方书之言类此者不少。学者不善详察而遵信之，伊黄之门终身不能入矣。

【药物来源】为马兜铃科植物北细辛 *Asarum heterotropoides* Fr. Schmidt var. *mandshuricum* (Maxim.) Kitag.、华细辛 *Asarum sieboldii* Miq. 或汉城细辛 *Asarum sieboldii* Miq. var. *seoulense* Nakai 的干燥根和根茎。

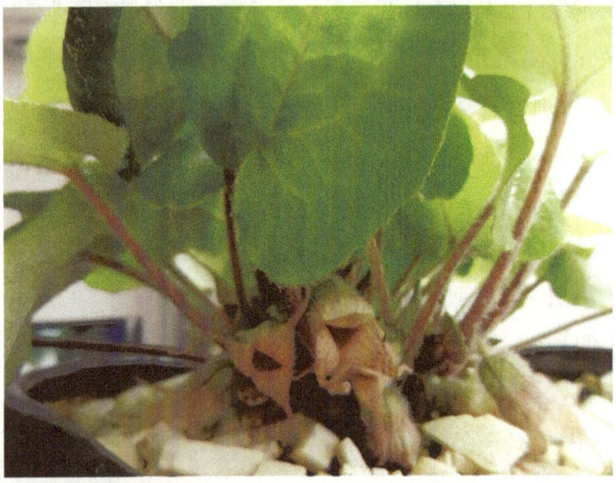

【植物形态特征】(1)北细辛：多年生草本。根茎横走，密生须根，捻之有辛香。茎短。茎端生 2～3 片叶；叶柄长，具浅沟槽；叶片心形或近于肾形，先端钝尖，基部心形或深心形，两侧呈耳状，全缘，上面绿色，下面淡绿色。花单生于叶腋，花梗直立；花被筒紫褐色；裂片 3 裂；雄蕊 12 枚；子房半下位，6 室。假浆果半球形。种子卵状圆锥形，有硬壳。花期 5 月，果期 6—7 月。

(2)华细辛：多年生草本。根茎直立或横走。叶通常 2 枚；芽孢叶肾圆形，边缘疏被柔毛；叶片心形或卵状心形，先端渐尖或急尖，基部深心形，上面疏生短毛，脉上较密，下面仅脉上被毛。花紫黑色；花被管钟状；花被裂片三角状卵形。蒴果近球形。花期 4—5 月。

(3)汉城细辛：与华细辛相似，但叶片背面密生短毛，叶柄被疏毛。

【性味功效】味辛，性温。解表散寒，祛风止痛，通窍，温肺化饮。

【古方选录】《圣济总录・卷一一五》细辛散：细辛(去苗，锉)一分，附子(炮裂，去皮脐)一分。用法：上为散，以葱汁和一钱匕，绵裹塞耳中。主治：聤耳，耳中痛，脓血出。

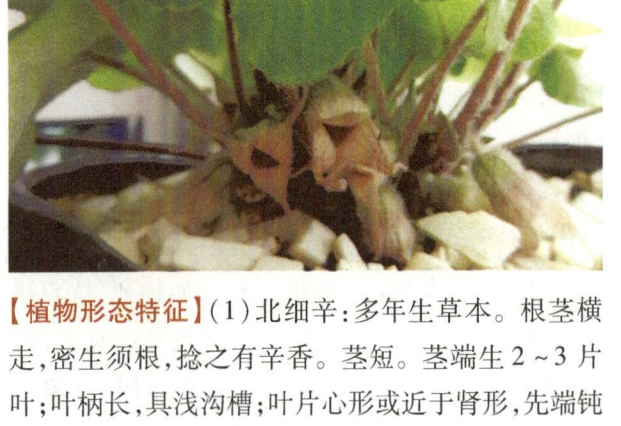

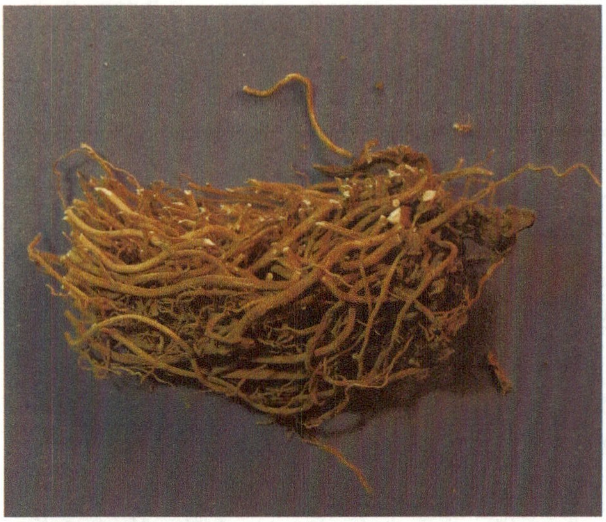

【用法用量】煎服，1～3 g；入散剂每次服 0.5～1 g。外用适量。

【使用注意】不宜与藜芦同用。阴虚阳亢头痛、肺燥伤阴干咳或肺热咳嗽者忌用。

【现代研究】含甲基丁香油酚，细辛醚，黄樟醚，消旋去甲乌药碱，谷甾醇和豆甾醇等。有解热，抗炎，镇静，抗惊厥，对中枢神经先兴奋后抑制，抑制溶血性链球菌、痢疾杆菌，强心和扩张血管等作用。

11 柴　胡

【古籍原文】气味苦、平，无毒。主心腹肠胃中结气，饮食积聚，寒热邪气，推陈致新。久服轻身，明目，益精。(按：经文不言发汗，仲圣用至八两之多，可知性纯，不妨多服，功缓必须重用也。)

叶天士曰：柴胡气平，禀天中正之气；味苦无毒，得地炎上之火味。胆者，中正之官、相火之府，所以独入足少阳胆经。气味轻升，阴中之阳，乃少阳也。其主心腹肠胃中结气者，心腹肠胃，五脏六腑也。脏腑共十二经，凡十一脏，皆取决于胆。柴胡轻清，升达胆气，胆气条达，则十一脏从之宣化，故心腹肠胃中凡有结气皆能散之也。其主饮食积聚者，盖饮食入胃，散精于肝，肝之疏散又借少阳胆为生发之主也。柴胡升达胆气，则肝能散精，而饮食积聚自下矣。少阳经行半表半里，少阳受邪，邪并于阴则寒，邪并于阳则热。柴胡和解少阳，故主寒热之邪气也。春气一至，万物俱新，柴胡得天地春升之性，入少阳以生气血，故主推陈致新也。久服清气上行，则阳气日强，所以轻身。五脏六腑之精华上奉，所以明目。清气上行，则阴气下降，所以益精。精者，阴气之英华也。

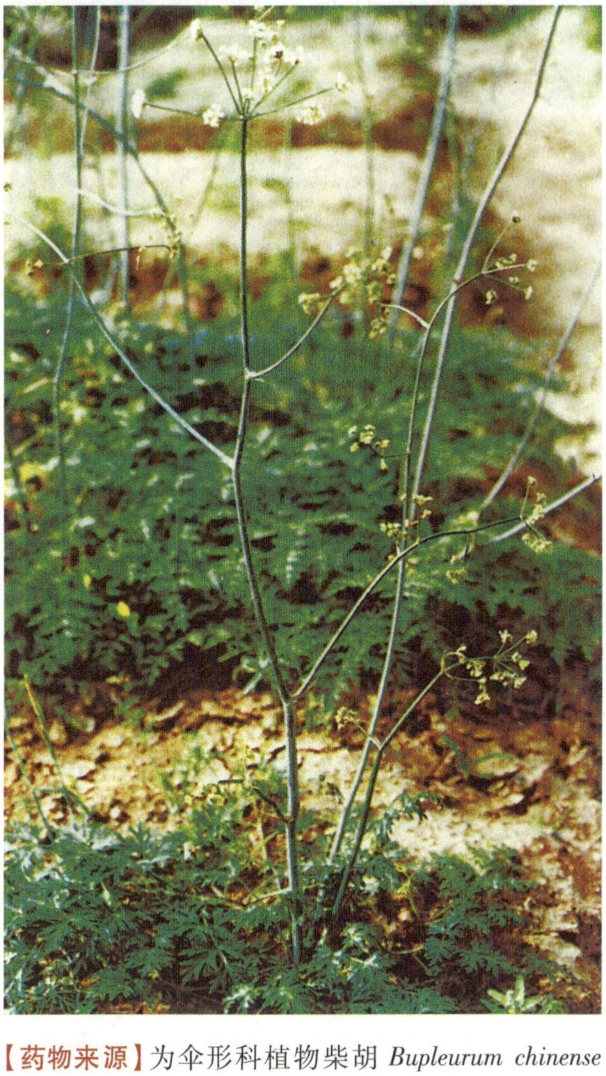

【药物来源】为伞形科植物柴胡 *Bupleurum chinense* DC. 或狭叶柴胡 *Bupleurum scorzonerifolium* Willd. 的干燥根。

【植物形态特征】(1)柴胡：多年生草本。主根较粗大，坚硬。茎直立，上部弯曲，多分枝。单叶互生，狭披针形；基生叶倒披针形或狭椭圆形；中部叶倒披针形或宽条状披针形，有明显的平行脉。花小，黄色，形成顶生或侧生的复伞形花序。双悬果长椭圆形，棱狭翼状，淡棕色。花期7—9月，果期8—10月。

(2)狭叶柴胡：多年生草本。主根圆锥形，质疏松稍脆。茎单一或数分枝，基部留有叶柄残留纤维。叶细线形。小伞形花序。双悬果深褐色，棱浅褐色。花期7—9月，果期8—10月。

【性味功效】味辛、苦，性微寒。疏散退热，疏肝解郁，升举阳气。

【古方选录】《伤寒论》四逆散：甘草十分(炙)，枳实十分(破，水渍，炙干)，柴胡十分，芍药十分。用法：上为末，每服方寸匕，白饮和服，日三次。主治：少阴病，寒邪变热传里，腹中痛，小便不利，泄利下重，四肢厥逆；肝脾不和，胸腹疼痛，泄利下重等。

【用法用量】煎服，3～10 g；或入丸、散。解表退热宜生用，疏肝解郁宜醋制用，升举阳气宜生用或酒炙用。

【使用注意】阴虚阳亢、肝风内动、阴虚火旺、气机上逆者忌用或慎用。

【现代研究】含柴胡皂苷，挥发油，多糖，柴胡醇，福寿草醇等。有镇静，镇痛，解热，镇咳，降血脂，抗肝损伤，利胆，抗病原微生物，抗溃疡，抗肿瘤和增强机体免疫力等作用。

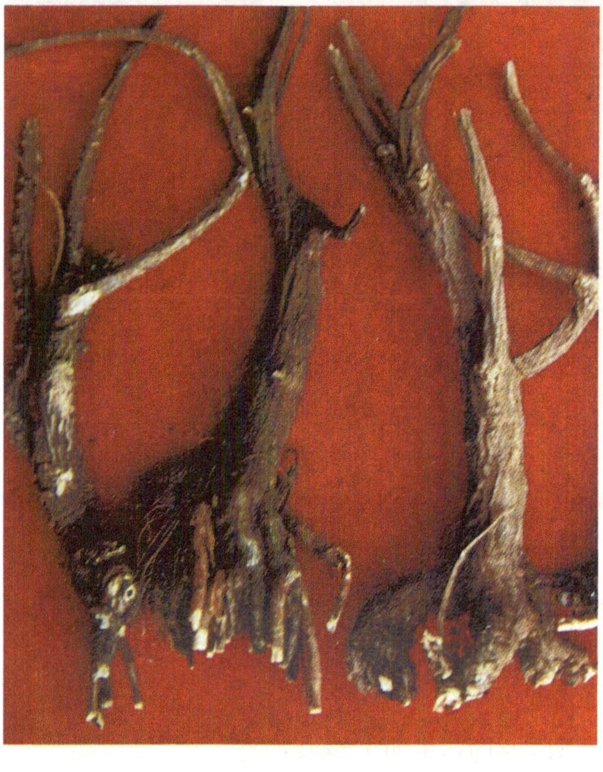

12 黄 连

【古籍原文】气味苦、寒，无毒。主热气目痛，眦伤泪出，明目，肠澼，腹痛，下痢，妇人阴中肿痛。久服令人不忘。

陈修园曰：黄连气寒，禀天冬寒之水气，入足少阴肾；味苦无毒，得地南方之火味，入手少阴心。气水而味火，一物同具，故能除水火相乱而为湿热之病。其云主热气者，除一切气分之热也。目痛眦伤，泪出不明，皆湿热在上之病；肠澼腹痛下痢，皆湿热在中之病；妇人阴中肿痛，为湿热在下之病。黄连除湿热，所以主之。久服令人不忘者，苦入心即能补心也。然苦为火之本味，以其味之苦而补之；而寒能胜火，即以其气之寒而泻之。千古唯仲景得《本经》之秘。《金匮》治心气不足而吐血者，取之以补心；《伤寒》寒热互结心下而痞满者，取之以泻心；厥阴之热气撞心者，合以乌梅；下利后重者，合以白头翁等法。真信而好古之圣人也。

【药物来源】为毛茛科植物黄连 *Coptis chinensis* Franch.、三角叶黄连 *Coptis deltoidea* C. Y. Cheng et Hsiao 或云连 *Coptis teeta* Wall. 的干燥根茎。

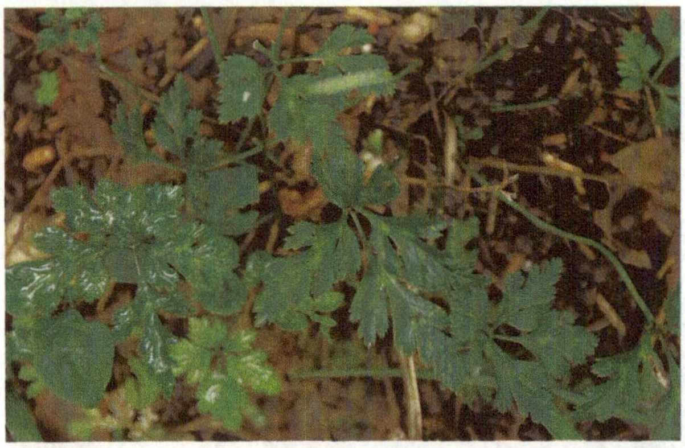

【植物形态特征】(1)黄连：多年生草本，高 15 ~ 25 cm。根茎黄色，常分枝，密生须根。叶基生；叶片稍带革质，卵状三角形，中央裂片稍呈菱形，基部下延成柄，边缘具针齿状锯齿，上面沿脉被短柔毛。花茎 1 ~ 2 条，二歧或多歧聚伞花序，花 3 ~ 8 朵；萼片 5 枚，黄绿色；花瓣线形或线状披针形；雄蕊多数。蓇葖果 6 ~ 12 颗。种子 7 ~ 8 颗，长椭圆形，褐色。花期 2—4 月，果期 3—6 月。

(2)三角叶黄连：根茎黄色，不分枝或少分枝，节间明显，密生多数细根，匍匐茎横走。叶片卵形，3 全裂，中央裂片三角状卵形，羽状深裂，深裂片多少彼此密接。花瓣近披针形；雄蕊短，仅为花瓣的 1/2 左右。

(3)云连：根茎黄色，节间密，较少分枝，生多数须根。叶片卵状三角形，3 全裂，中央裂片卵状菱形，先端长渐尖至渐尖，羽状深裂，裂片彼此疏离。花瓣匙形至卵状匙形，先端钝。

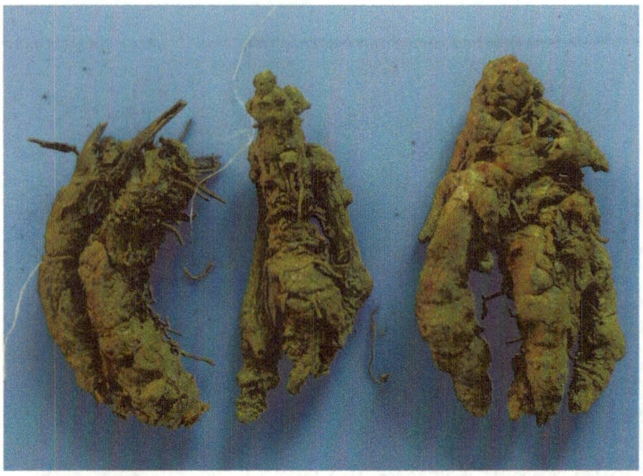

【性味功效】味苦，性寒。清热燥湿，泻火解毒。

【古方选录】《肘后备急方 · 卷一》黄连汤：黄连八两。用法：以水七升，煮取一升五合，去滓，温服五合，日三次。主治：心经蕴热，致患卒心痛，口疮，眼目赤肿羞明；小儿痘疮；卒心痛；诸热眼，赤肿羞明，冒暑饮酒患眼；口疮；小儿热毒盛，发疹痘疮，初发早觉者；心经蕴热。

【用法用量】煎服，2 ~ 5 g。外用适量。生用清热力强，姜汁炙用于清胃止呕，酒炙用于上焦热证。

【使用注意】脾胃虚寒证忌用。阴虚津伤者慎用。

【现代研究】含小檗碱，黄连碱，青小檗碱，小檗红碱，掌叶防己碱，药根碱，甲基黄连碱，木兰花碱和柠檬烯等。能抑制多种致病性细菌、流感病毒、致病性皮肤真菌、阿米巴原虫、沙眼衣原体，提高白细胞及网状内皮系统吞噬功能。有抗炎，降血糖，抗心律失常，抗肿瘤，降血压，利胆，解热，镇痛和利尿等作用。

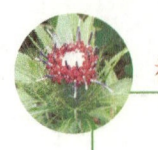

13 防　风

【古籍原文】气味甘、温，无毒。主大风，头眩痛，恶风，风邪目盲无所见，风行周身，骨节疼痛，身重。久服轻身。

陈修园曰：防风气温，禀天春木之气而入肝；味甘无毒，得地中土之味而入脾。“主大风”三字提纲，详于巴戟天注，不赘。风伤阳位，则头痛而眩；风伤皮毛，则为恶风之风；邪风害空窍，则目盲无所见。风行周身者，经络之风也；骨节疼痛者，关节之风也；身重者，病风而不能矫捷也。防风之甘温发散，可以统主之。然温属春和之气，入肝而治风，尤妙在甘以入脾，培土以和木气，其用独神。此理证之易象，于剥复二卦而可悟焉。两土同崩则剥，故大病必顾脾胃；土木无忤则复，故病转必和肝脾。防风驱风之中，大有回生之力，李东垣竟目为卒伍卑贱之品，真门外汉也。

【药物来源】为伞形科植物防风 *Saposhnikovia divaricata* (Turcz.) Schischk. 的干燥根。

【植物形态特征】多年生草本，高 30～80 cm。根粗壮，

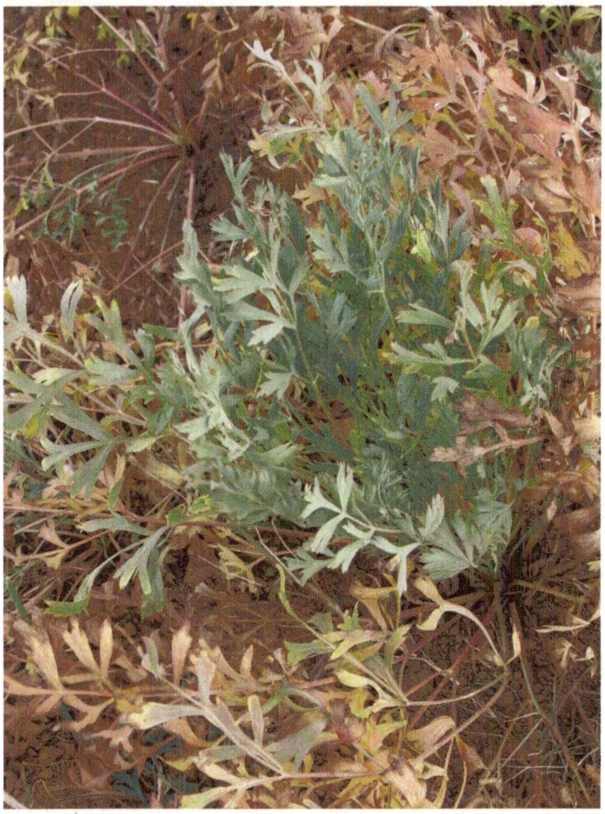

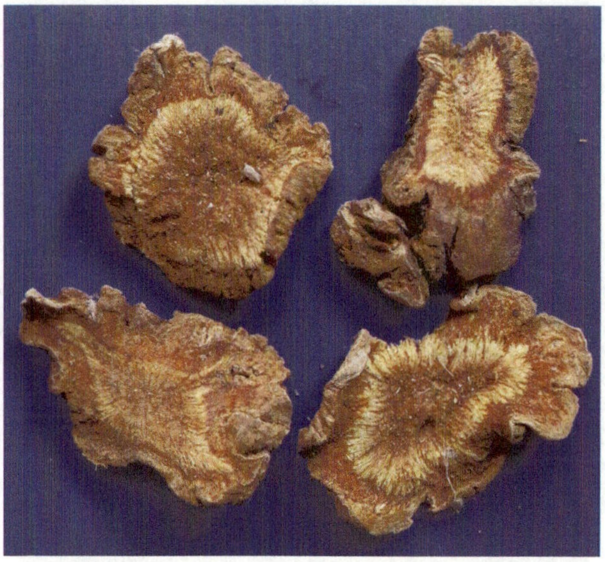

长圆柱形。茎基密生褐色纤维状的叶柄残基；茎单生，二歧分枝。基生叶三角状卵形，2～3 回羽状分裂，最终裂片条形或披针形，全缘；顶生叶简化，有扩展叶鞘。复伞形花序顶生；伞梗 5～9 枚，不等长；小伞形花序有花 4～10 朵；萼齿短三角形；花瓣 5 片，白色，倒卵形。双悬果狭圆形或椭圆形，分果有棱。花期 8—9 月，果期 9—10 月。

【性味功效】味辛、甘，性微温。祛风解表，胜湿止痛，止痉。

【古方选录】《圣济总录·卷六十五》防风散：防风（去叉）二两，桑根白皮二两，甘草二两。用法：上锉，米泔浸一宿，晒干，为粗末。每服三钱匕，水一盏，加黄蜡皂子大，同煎至七分，去滓温服。主治：风热咳嗽。

【用法用量】煎服，5～10 g；或入丸、散。

【使用注意】阴血亏虚、热病动风者不宜。

【现代研究】含 5－O－甲基阿密茴醇，前胡素，β－谷甾醇，甘露醇及挥发油等。有解毒，镇痛，镇静，抗炎，抗惊厥，抗过敏，提高巨噬细胞吞噬百分率和吞噬指数，抑制绿脓杆菌、金黄色葡萄球菌等作用。

14 续　断

【古籍原文】气味苦、微温，无毒。主伤寒，补不足，金疮，痈疡，折跌，续筋骨，妇人乳难。久服益气力。

参：此以形为治。续断有肉有筋，如人筋在肉中之象；而色带紫带黑，为肝肾之象。气味苦温，为少

阴、阳明火土之气化。故寒伤于经络而能散之，痈疡结于经络而能疗之；折跌筋骨有伤，而能补不足，续其断绝；以及妇人乳难，而能通其滞而为乳。久服益气力者，亦强筋壮骨之功也。

【药物来源】为川续断科植物川续断 *Dipsacus asper* Wall. ex Henry 的干燥根。

【植物形态特征】多年生草本，高 60 ~ 200 cm。根 1 条至数条，圆柱状，黄褐色，稍肉质。茎直立。基生叶稀疏丛生，具长柄；茎生叶在茎中下部的羽状深裂；中央裂片特长，披针形，先端渐尖；两侧裂片 2 ~ 4 对，披针形或长圆形。花序头状球形；总苞片 5 ~ 7 片，叶状；小苞片倒卵楔形；花萼四棱，皿状；花冠淡黄白色；雄蕊 4 枚；子房下位。瘦果长圆柱状。花期 8—9 月，果期 9—10 月。

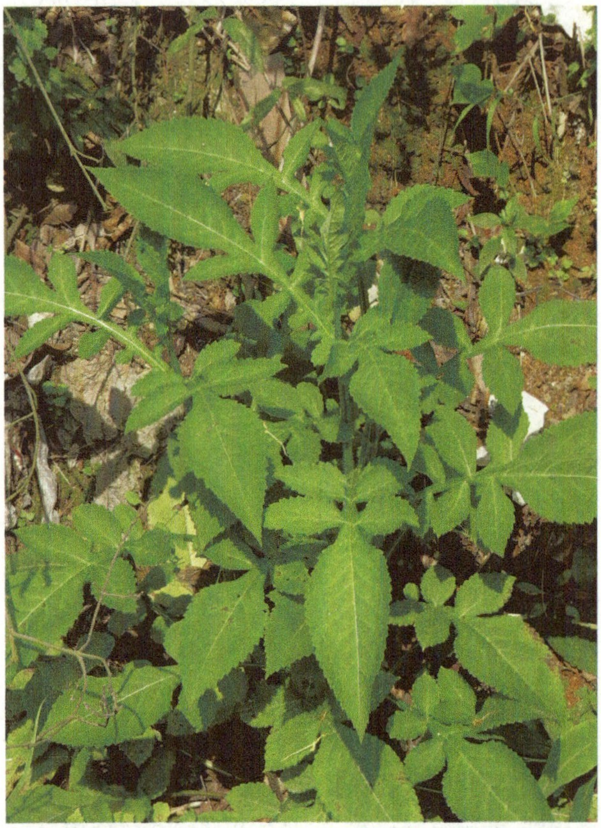

【性味功效】味苦、辛，性微温。补肝肾，强筋骨，续折伤，止崩漏。

【古方选录】《济生方・卷七》杜仲丸：杜仲（去皮，锉，姜汁浸，炒去丝）一两，川续断（酒浸）一两。用法：上为细末，枣肉煮烂为丸，如梧桐子大，每服七十丸，空心米饮送下，日二次。主治：妊娠二至三月，胎动不安；妊娠腰背痛。

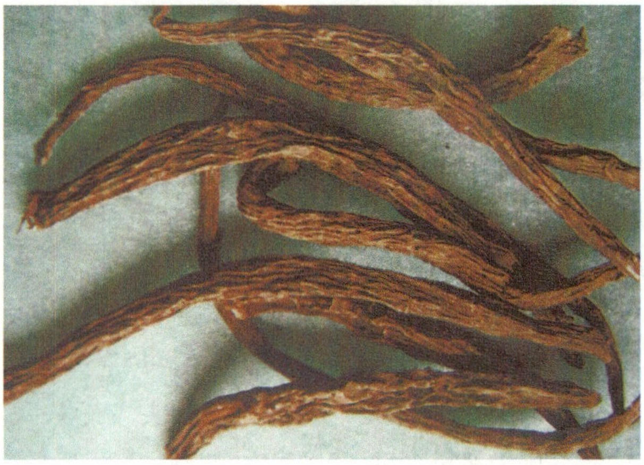

【用法用量】煎服，9 ~ 15 g；或入丸、散；或浸酒。外用适量。止崩漏出血宜炒用。

【使用注意】风湿热痹者忌用。

【现代研究】含刺楸皂苷 A，川续断皂苷 B，当药苷，马钱子苷，茶茱萸苷，木通皂苷 D 和挥发油等。能增强心脏正性肌力，使心率加快，脉搏跳动有力。有降低动脉压，抑制妊娠动物子宫肌条张力和收缩幅度，增强免疫力，抗菌，抗炎，抗氧化，抗维生素 E 缺乏症等作用。

15 牛 膝

【古籍原文】气味苦、酸、平，无毒。主寒湿痿痹，四肢拘挛，膝痛不可屈伸，逐血气，伤热火烂，堕胎。久服轻身耐老。

陈修园曰：牛膝气平，禀金气而入肺；味苦，得火味而入心包；味酸，得木味而入肝。唯其入肺，则能通调水道而寒湿行，胃热清而痿愈矣。唯其入肝，肝藏血而养筋，则拘挛可愈，膝亦不痛而能屈伸矣。唯其入心包，苦能泄实，则血因气凝之病可逐也。苦能泻火，则热汤之伤与火伤之烂可完也。苦味本伐生生之气，而又合以酸味，而遂大申其涌泄之权，则胎无不堕矣。久服轻身耐老者，又统言其流通血脉之功也。

【药物来源】为苋科植物牛膝 *Achyranthes bidentata* Bl. 的干燥根。

【植物形态特征】多年生草本。根圆柱形，土黄色。茎直立，四棱形，节略膨大，节上分枝对生。单叶对生；叶片膜质，椭圆形或椭圆状披针形，先端渐尖，基部

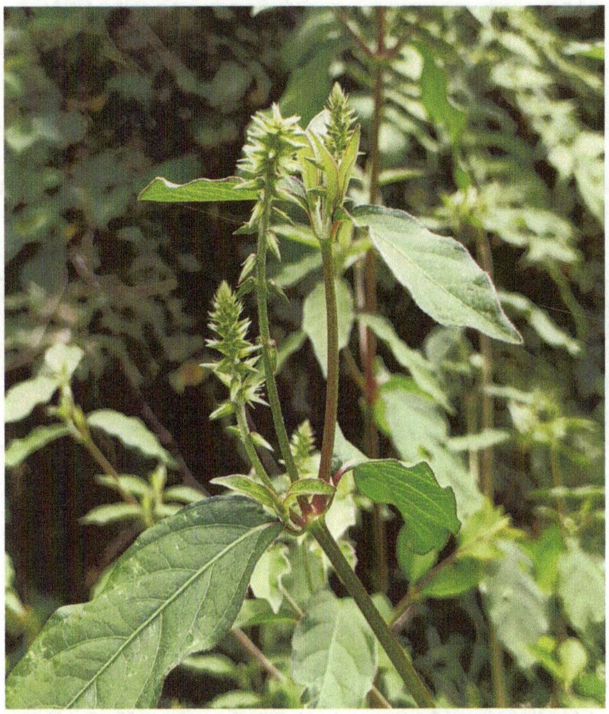

宽楔形,全缘,两面被柔毛。穗状花序腋生及顶生;花多数,密生;花被片披针形,光亮,先端急尖。胞果长圆形,黄褐色,光滑。种子1枚,黄褐色。花期7—9月,果期9—10月。

【性味功效】味苦、甘、酸,性平。逐瘀通经,补肝肾,强筋骨,利尿通淋,引血下行。

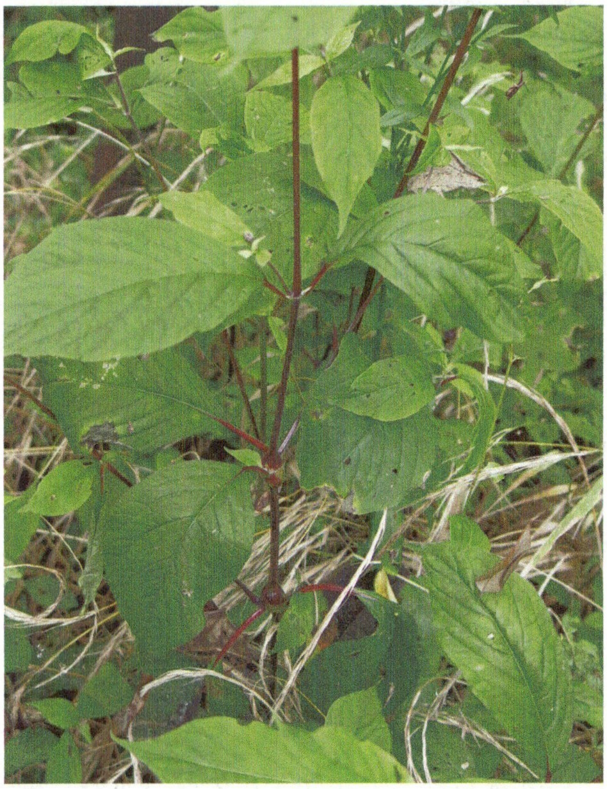

【古方选录】《圣济总录·卷五十八》牛膝丸:牛膝(酒浸,切,焙)五两,生地黄汁五升。用法:上二味,先将牛膝为细末,入地黄汁浸,夜浸昼晒,复浸汁尽为度,炼蜜为丸,如梧桐子大。每服三十丸,空心温酒送下。主治:消渴不止,下元虚损。

【用法用量】煎服,5~12 g;或入丸、散。活血化瘀、引火下行、利尿通淋宜生用;补肝肾、强筋骨宜盐水炙用。

【使用注意】孕妇及月经过多者慎用。

【现代研究】含三萜皂苷,牛膝甾酮,精氨酸、甘氨酸等氨基酸,生物碱和香豆素等。有加快子宫收缩,抗生育,抗早孕,扩张血管,轻度利尿,降低全血黏度,降低红细胞聚集指数等作用。

16 巴戟天

【古籍原文】气味甘、微温,无毒。主大风邪气,阴痿不起,强筋骨,安五脏,补中增志益气。(酒焙。)

陈修园曰:巴戟天气微温,禀天春升之木气而入足厥阴肝;味辛甘无毒,得地金土二味入足阳明燥金胃。虽气味有木土之分,而其用则统归于温肝之内。《佛经》以风轮主持大地,即是此义。《本经》以"主大风"三字提纲两见:一见于巴戟天,一见于防风。阴阳造化之机,一言逗出。《金匮》云:"风能生万物,亦能害万物。"防风主除风之害,巴戟天主得风之益,不得滑口读去。盖人居大块之中,乘气以行,鼻息呼吸,不能顷刻去风。风即是气,风气通于肝,和风生人,疾风杀人。其主大风者,谓其能化疾风为和风也。邪气者,五行正气不得风而失其和。木无风则无以遂其条达之情,火无风则无以遂其炎上之性,金无风则无以成其坚劲之体,水无风则潮不上,土无风则植不蕃。一得巴戟天之用,则到处皆春而邪气去矣。邪气去而五脏安,自不待言也。况肝之为言敢也,肝阳之气,行于宗筋而阴痿起;行于肾脏,肾藏志而志增,肾主骨而骨强;行于脾脏,则震坤合德,土木不害而中可补。"益气"二字,又总结通章之义。气即风也,逐而散之。风散即为气散,生而亦死;益而和之,气和即为风和,死可回生。非明于生杀消长之道者,不可以语此。

叶天士云：淫羊藿治阴虚阴痿，巴戟天治阳虚阴痿。

【药物来源】为茜草科植物巴戟天 *Morinda officinalis* How 的干燥根。

【植物形态特征】藤状灌木。根肉质肥厚，圆柱形，不规则地断续膨大，呈念珠状。茎有细纵条棱。叶对生，长椭圆形，先端短渐尖，基部钝或圆形，全缘，下面沿中脉上被短粗毛；叶柄有褐色粗毛；托叶膜质，鞘状。头状花序生于小枝顶端；花冠肉质，白色，多数3深裂；雄蕊4枚，花丝短；子房下位，4室。核果近球形，熟后红色。小核内有种子4颗。花期4—7月，果期6—11月。

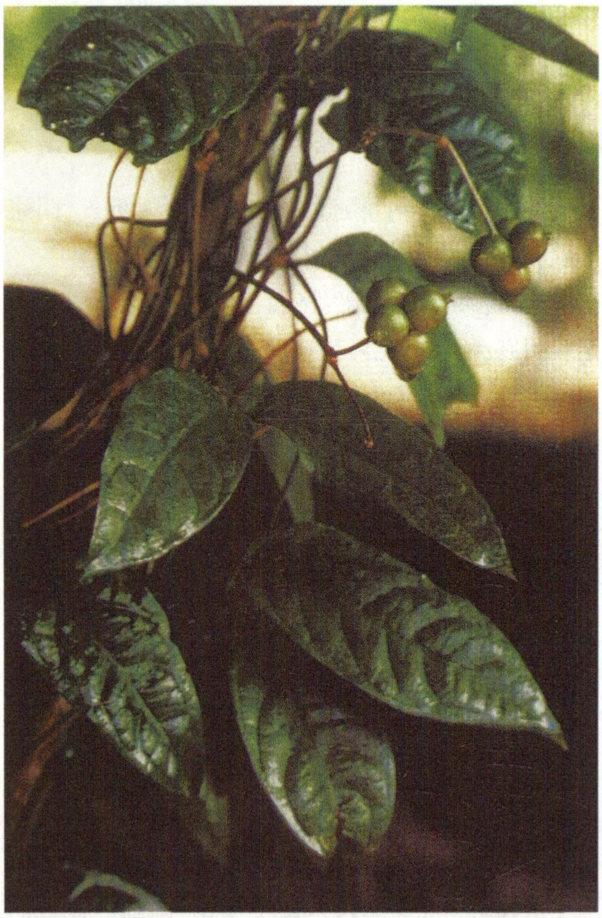

【性味功效】味甘、辛，性微温。补肾阳，强筋骨，祛风湿。

【古方选录】《医方类聚·卷十》巴戟天散：巴戟天半两（去心），茴香一两（微炒），胡桃仁一两（汤浸，去皮，研）。用法：上为散，与胡桃仁再研令匀，每服二钱，食前温酒调下。如不吃酒，煎曲汤调下。主治：膀胱气块入腹或下坠，满闷疼痛。

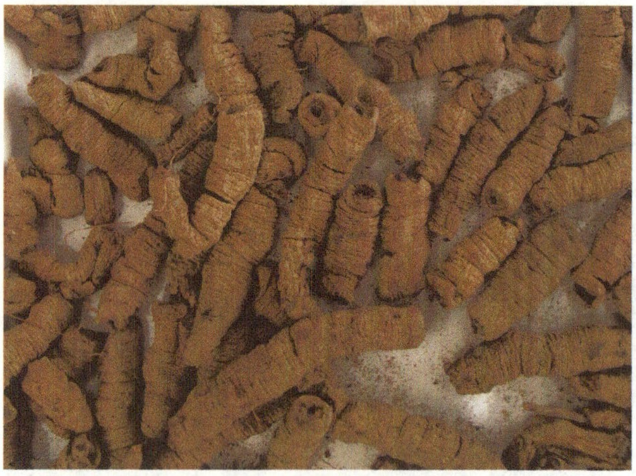

【用法用量】煎服，3～10 g；或入丸、散。补肾多以盐水炙用。

【使用注意】阴虚火旺者慎用。

【现代研究】含甲基异茜草素，大黄素甲醚，β－谷甾醇，四乙酰车叶草苷，水晶兰苷，棕榈酸，维生素C及铁、锌、钙、镁、锰、钾、锶、铅等。有增体重，抗疲劳，抑制胸腺萎缩，增加血中白细胞计数和促肾上腺皮质激素等作用。

17 石斛

【古籍原文】气味甘、平，无毒。主伤中，除痹，下气，补五脏虚劳羸瘦，强阴益精。久服厚肠胃。

叶天士曰：石斛气平入肺，味甘无毒入脾。甘平为金土之气味，入足阳明胃、手阳明大肠。阴者中之守也，阴虚则伤中，甘平益阴，故主伤中。痹者，脾病也，风、寒、湿三气而脾先受之，石斛甘能补脾，故能除痹。上气，肺病也，火气上逆则为气喘，石斛平能清肺，故能下气。五脏皆属于阴，而脾名至阴，为五脏之主，石斛补脾而荫及五脏，则五脏之虚劳自复，而肌肉之消瘦自生矣。阴者宗筋也，精足则阴自强。精者阴气之精华也，纳谷多而精自储。肠者，手阳明大肠也；胃者，足阳明胃也。阳明属燥金，久服甘平清润，则阳明不燥而肠胃厚矣。（《新订》）

张隐庵曰：石斛生于石上，得水长生，是禀水石之专精而补肾。味甘色黄，不假土力，是夺中土之气化而补脾。斛乃量名，主出主入，能运行中土之气而愈诸病也。

【药物来源】为兰科植物铁皮石斛 *Dendrobium candidum*

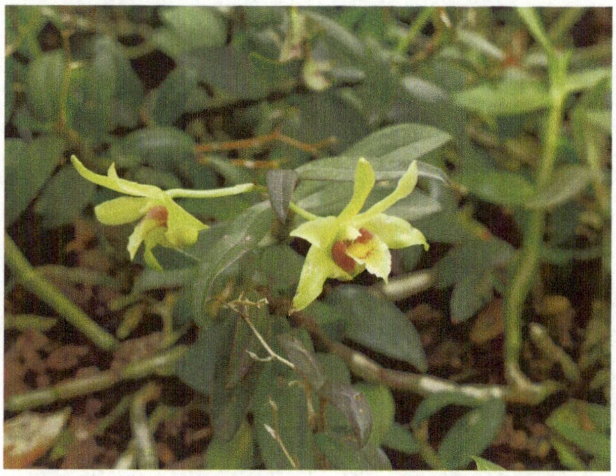

Wall. ex Lindl. 等的栽培品及其同属植物近似种的新鲜或干燥茎。

【植物形态特征】多年生附生草本，高 30 ~ 50 cm。茎丛生，直立，黄绿色，多节。叶无柄，近革质；叶片长圆形或长圆状披针形。总状花序自茎节生出，花 2 ~ 3 朵；苞片膜质；花大，下垂；花萼及花瓣白色，末端呈淡红色；萼片 3 枚；花瓣卵状长圆形或椭圆形；雄蕊圆锥状。蒴果。花期 5—6 月。

【性味功效】味甘，性微寒。益胃生津，滋阴清热。

【古方选录】《圣济总录 · 卷一一零》石斛散：石斛（去根）一两，仙灵脾（锉）一两，苍术（米泔浸，切，焙）半两。用法：上为散，每服三钱匕，空心米饮调下，日二次。主治：雀目，昼视精明，暮夜昏暗，视不见物。

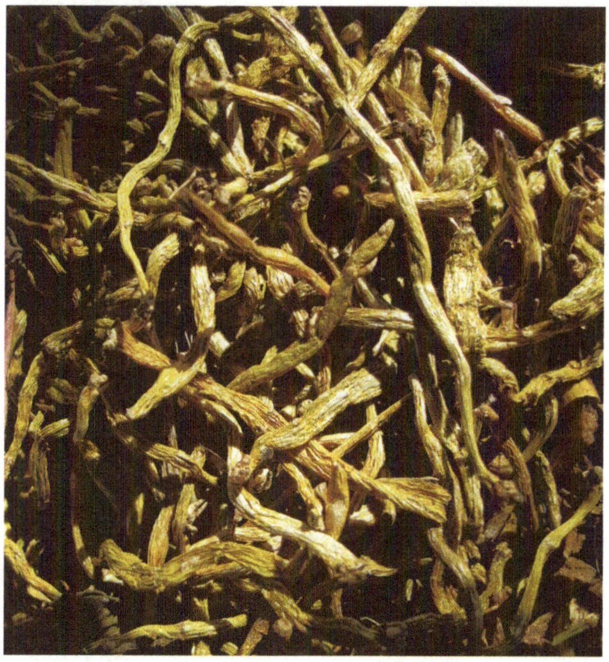

【用法用量】煎服，6 ~ 12 g，鲜品可用至 15 ~ 30 g；或入丸、散。

【使用注意】脾胃虚寒者不宜。温热病不宜早用。

【现代研究】含生物碱，酚类，挥发油，β－谷甾醇，葡萄糖苷，多糖和氨基酸等。有抑制心脏功能，降低心肌收缩力，降血压，抑制呼吸，抗衰老，扩张血管等作用。

18 泽泻

【古籍原文】气味甘、寒，无毒。主风寒湿痹，乳难，养五脏，益气力，肥健，消水。久服耳目聪明，不饥，延年，轻身，面生光，能行水上。

陈修园曰：泽泻气寒，水之气也；味甘无毒，土之味也。生于水而上升，能启水阴之气上滋中土也。其主风、寒、湿痹者，三气以湿为主，此能启水气上行而复下，其痹即从水气而化矣。其主乳难者，能滋水精于中土而为汁也。其主“养五脏，益气力，肥健”等句，以五脏主藏阴，而脾为五脏之原，一得水精之气则能灌溉四旁，俾五脏循环而受益，不特肥健消水不饥，见本脏之功；而肺得水精之气而气益，心得水精之气而力益，肝得水精之气而目明，肾得水精之气而耳聪，且形得水精之气而全体轻，色得水精之气而面生光泽，一生得水精之气而延年。所以然者，久服之功，能行在下之水而使之上也。此物形圆，一茎直上，无下行之性，故其功效如此。今人以盐水拌炒，则反掣其肘矣。

【药物来源】为泽泻科植物泽泻 *Alisma orientale* (Sam.) Juzep. 的干燥块茎。

【植物形态特征】多年生沼泽植物，高 50 ~ 100 cm。地下块茎球形，外皮褐色，密生多数须根。叶根生，叶柄长；叶片椭圆形至卵形，先端急尖或短尖，基部广楔形、圆形或心形；全缘。花茎由叶丛中生出，圆锥花序轮生，小花梗伞状排列；花瓣 3 片，白色；雄蕊 6 枚；雌蕊多数；子房倒卵形。瘦果多数，扁平，背部有 2 条浅沟，褐色，花柱宿存。花期 6—8 月，果期 7—9 月。

【性味功效】味甘、淡，性寒。利水渗湿，泻热，化浊降脂。

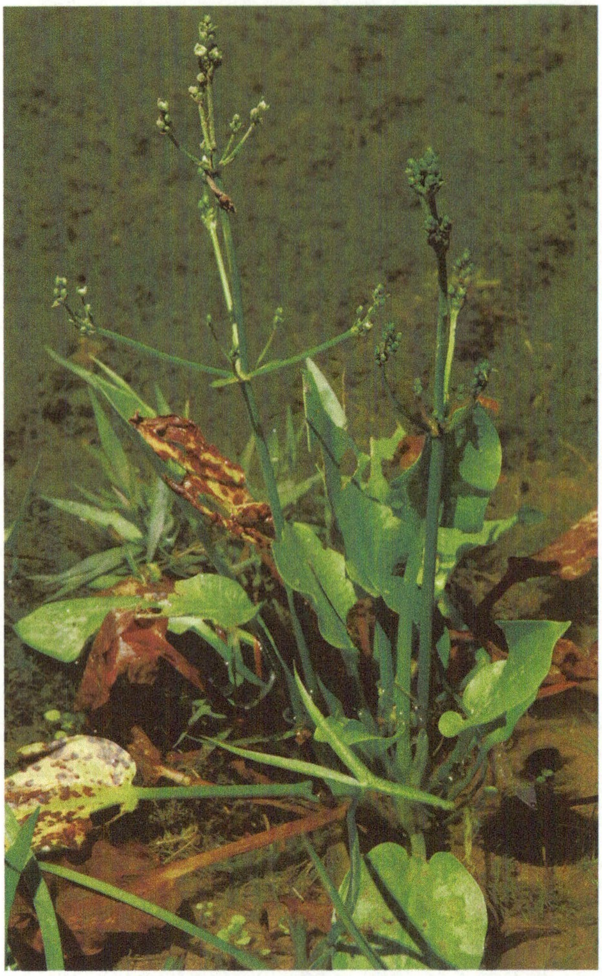

【古方选录】《金匮要略·卷中》泽泻汤：泽泻五两，白术二两。用法：上二味，以水二升，煮取一升，分温再服。主治：饮停心下，头目眩晕，胸中痞满，心下有支饮，其人苦冒眩；坚大如盘，下则小便不利；饮水太过，肠胃不能传送；咳逆难睡，其形如肿。

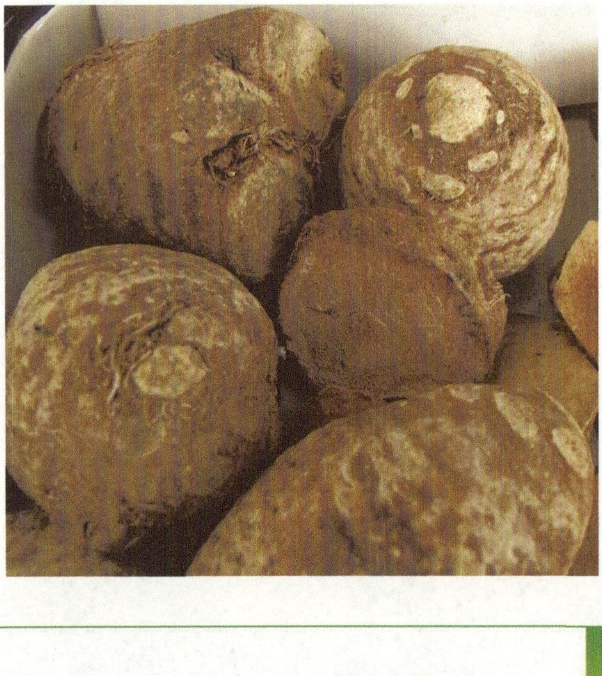

【用法用量】煎服，6～10 g；或入丸、散。

【使用注意】肾虚滑精及无湿热者忌用。

【现代研究】含泽泻醇A，泽泻醇B，泽泻醇C，泽泻醇D，挥发油，生物碱，天门冬素，甾醇苷，蛋白质和树脂等。有利尿，降血脂，降胆固醇和抗动脉粥样硬化，增加冠状动脉血流量，抗血小板聚集，降血压，抗炎和抑菌等作用。

19 五味子

【古籍原文】气味酸、温，无毒。主益气，咳逆上气，劳伤羸瘦，补不足，强阴，益男子精。

陈修园曰：五味子气温味酸，得东方生长之气而主风。人在风中而不见风，犹鱼在水中而不见水。人之鼻息出入，顷刻离风则死，可知人之所以生者，风也。风气通于肝，即人身之木气。庄子云："野马也，尘埃也，生物之息以相吹也。""息"字有二义：一曰"生息"，一曰"休息"。五味子温以遂木气之发荣，酸以敛木气之归根。生息、休息，皆所以益其生生不穷之气。倘其气不治（治，安也），咳逆上气者，风木挟火气而乘金也。为劳伤，为羸瘦，为阴痿，为精虚者，则《金匮》所谓虚劳诸不足，风气百疾是也。风气通于肝，先圣提出虚劳大眼目，惜后人不能申明其义。五味子益气中大具开阖升降之妙，所以概主之也。唐、宋以下诸家有谓其具五味而兼治五脏者，有谓其酸以敛肺，色黑入肾，核似肾而补肾者，想当然之说，究非定论也。然肝治五脏，得其生气而安，为《本经》言外之正旨，仲景佐以干姜，助其温气，俾气与味相得而益彰，是补天手段。

【药物来源】为木兰科植物五味子 *Schisandra chinensis* (Turcz.) Baill. 的干燥成熟果实。

【植物形态特征】落叶木质藤本。茎皮灰褐色，小枝红褐色，稍具棱角。叶互生，膜质；叶柄细长；叶片薄，倒卵形至阔椭圆形，先端尖，基部楔形，边缘有腺状细齿，上面绿色，下面淡黄色。花多为单性，雌雄异株；雄花具长梗，花被6～7片；雌花花被6～9片，雌蕊多数，螺旋状排列于花托上，子房倒梨形。小浆果球形，成熟时深红色。种子1～2枚，肾形，淡褐色，有光泽。花期5—6月，果期8—9月。

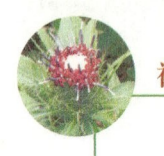

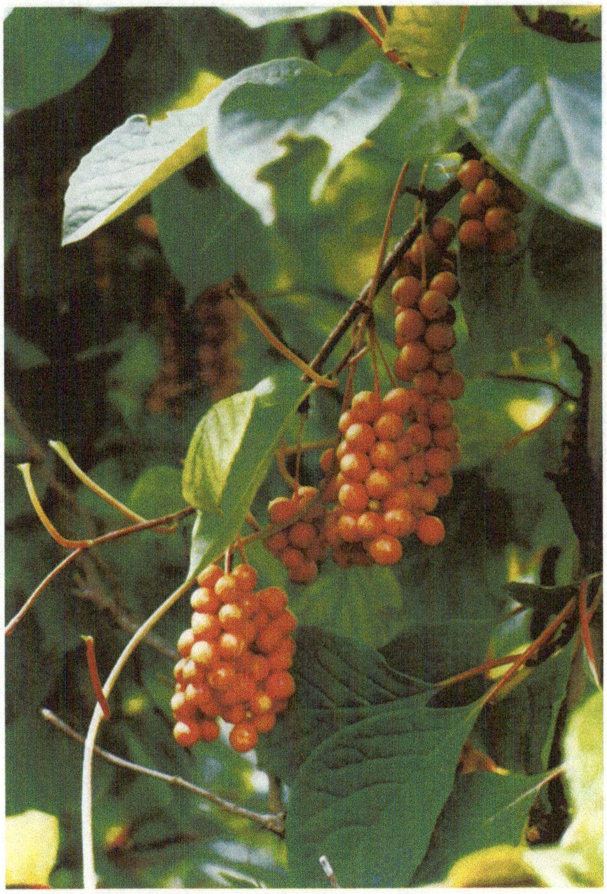

【性味功效】味酸、甘，性温。收敛固涩，益气生津，补肾宁心。

【古方选录】《是斋百一选方·卷五》细辛五味子汤：细辛一两，白茯苓一两，白术一两，人参一两，甘草（炙）一两，干姜（炮）一两，五味子三两。用法：上为饮子，每服三钱，水一大盏，煎至八分，去滓，食后服。主治：痰饮。

【用法用量】煎服，2～6 g；或入丸、散。

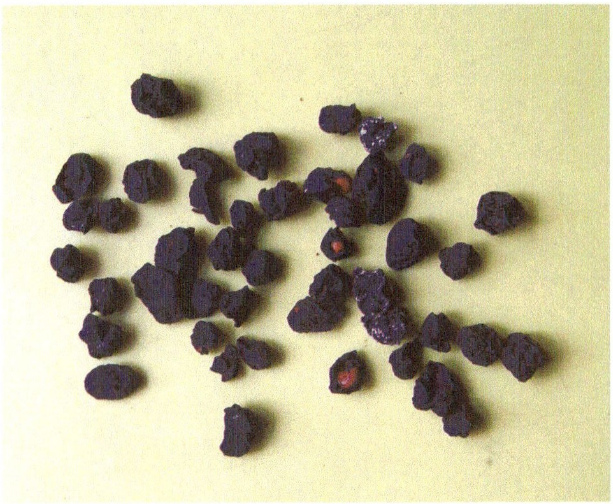

【使用注意】外有表邪、内有实热、咳嗽、麻疹初起均不宜使用。

【现代研究】干果含柠檬酸，苹果酸，酒石酸，单糖和树脂等。种子含脂肪油，挥发油，叶绿素，β－谷甾醇，柠檬酸，维生素，鞣质及少量糖类等。有兴奋中枢神经，镇咳，祛痰，强心，降血压，抗肝损伤，降低血清转氨酶水平，增强免疫功能，抑制金黄色葡萄球菌、肺炎杆菌、肠道沙门菌等作用。

20 薏苡仁

【古籍原文】气味甘、微寒，无毒。主筋急拘挛，不可屈伸，久风湿痹，下气。久服轻身益气。

陈修园曰：薏苡仁夏长秋成，味甘色白，禀阳明金土之精。金能制风，土能胜湿，故治以上诸证。久服轻身益气者，以湿行则脾健而身轻，金清则肺治而气益也。

【药物来源】为禾本科植物薏苡 *Coix lacryma-jobi* L. var. *mayuen*（Roman.）Stapf 的干燥成熟种仁。

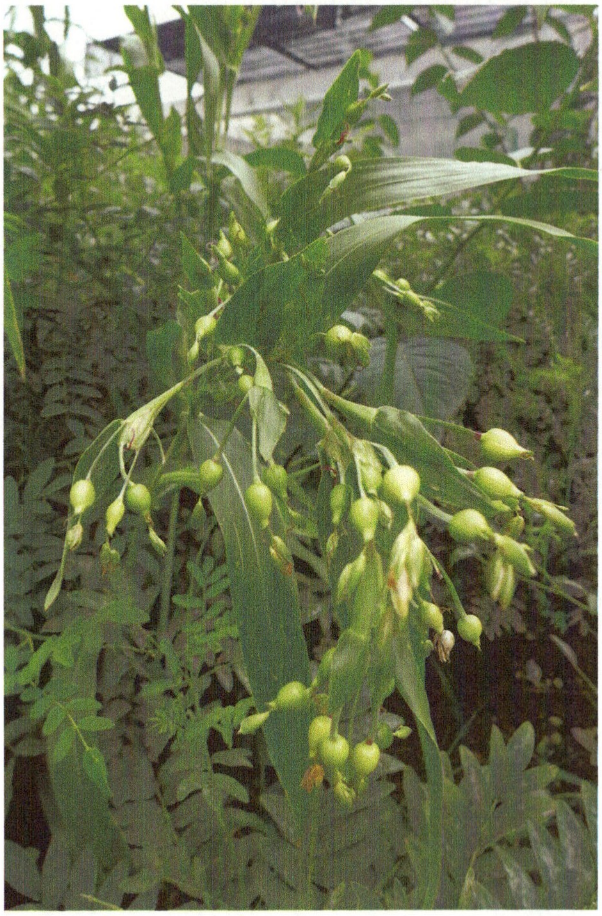

【植物形态特征】一年生或多年生草本，高 1～1.5 m。须根较粗。秆直立，约具 10 节。单叶互生，叶片线状披针形，先端渐尖，基部宽心形，中脉粗厚而明显，边缘粗糙；叶鞘光滑。总状花序腋生成束；雌小穗位于花序下部，外包以骨质念珠状总苞；雄蕊 3 枚，退化；雌蕊具长花柱；雄小穗常 2～3 枚生于第 1 节。颖果外包坚硬的总苞，卵形或近球形。花期 7—9 月，果期 9—10 月。

【性味功效】味甘、淡，性凉。利水渗湿，健脾止泻，除痹，排脓，解毒散结。

【古方选录】《金匮要略・卷上》麻黄杏仁薏苡甘草汤：麻黄（去节）半两（汤泡），甘草一两（炙），薏苡仁半两，杏仁十个（去皮尖，炒）。用法：上锉，如麻豆大，每服四钱，以水一盏半，煎至八分，去滓温服。有微汗避风。主治：汗出当风或久伤取冷所致风湿，一身尽疼，发热，日晡所剧者。

【用法用量】煎服，9～30 g。清利湿热宜生用，健脾

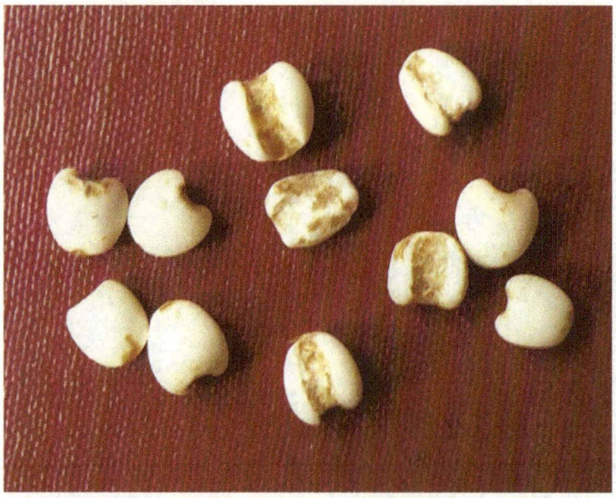

止泻宜炒用。

【使用注意】孕妇慎用。

【现代研究】含薏苡仁油，薏苡仁酯，薏苡仁素，甘油三酯，蛋白质，脂肪油，薏苡多糖及磷、钙、铁等。有抑制肌肉收缩，镇静，抑制多突触反射，降体温，解热，镇痛，降血糖，抑制金黄色葡萄球菌、链球菌、白喉杆菌等作用。

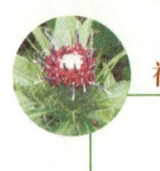

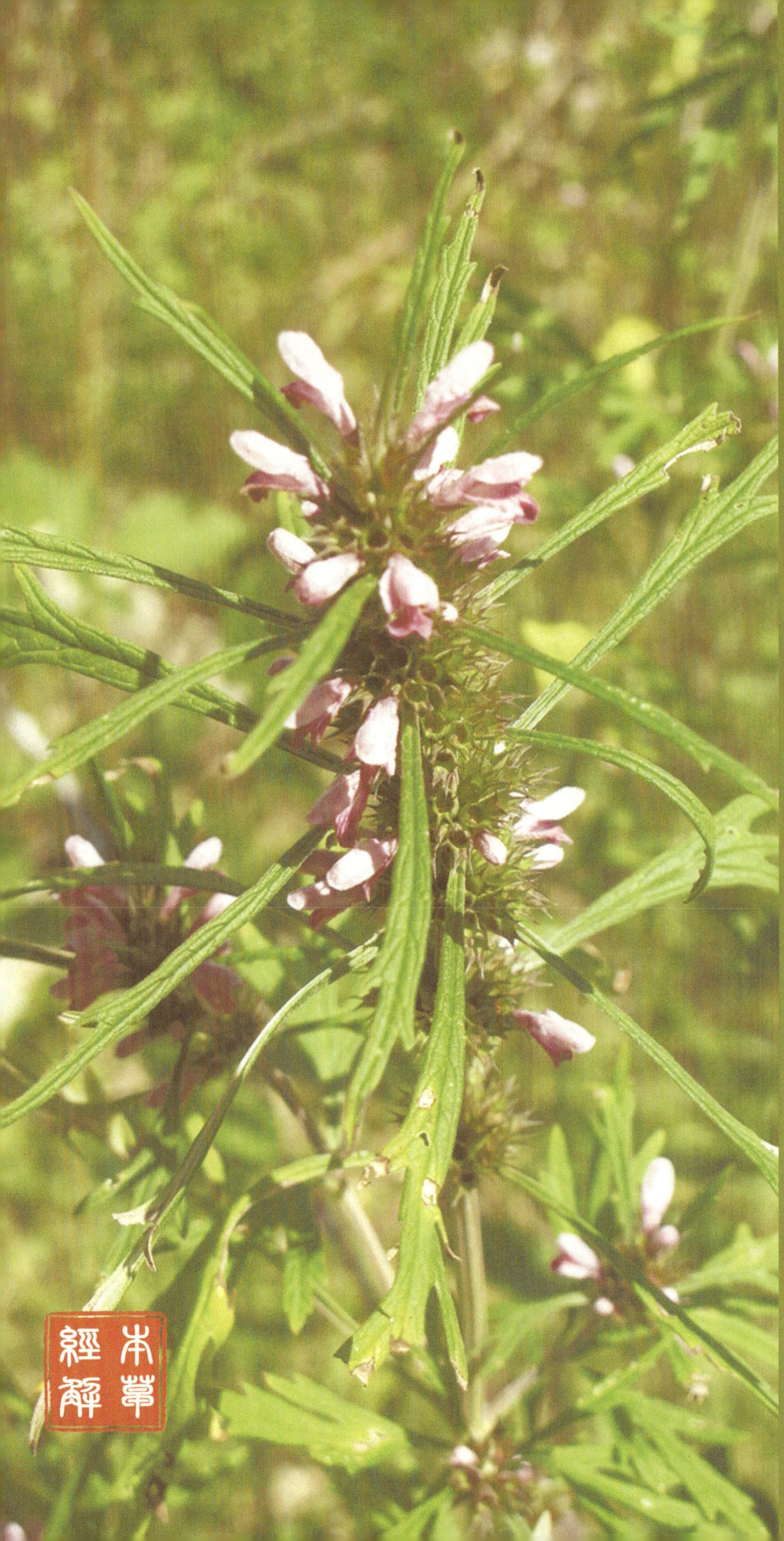

卷之二

上　品

21 菟丝子

【古籍原文】气味辛、平，无毒。主续绝伤，益气力，补不足，肥健人，汁去面皯。久服明目，轻身，延年。

陈修园曰：菟丝气平禀金气，味辛得金味，肺药也，然其用在肾而不在肺。子中脂膏最足，绝类人精，金生水也。主续绝伤者，子中脂膏如丝不断，善于补续也。补不足者，取其最足之脂膏，以填补其不足之精血也。精血足，则气力自长，肥健自增矣。汁去面皯者，言不独内服得其填补之功，即外用亦得其滑泽之效也。久服，肾水足则目明，肾气壮则身轻。华元化云：肾者，性命之根也。肾得补则延年。

【药物来源】为旋花科植物南方菟丝子 *Cuscuta australis* R. Br. 或菟丝子 *Cuscuta chinensis* Lam. 的干燥成熟种子。

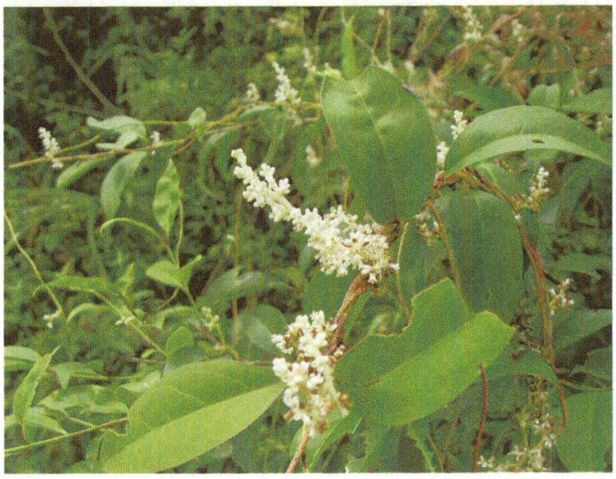

【植物形态特征】(1)南方菟丝子：一年生寄生草本。茎缠绕，金黄色，无叶。花萼基部连合；花冠乳白色或淡黄色，杯状，直立；雄蕊着生于花冠裂片弯缺处；子房扁球形。蒴果扁球形，成熟时不规则开裂。通常有4粒种子。花期7—9月，果期8—10月。

(2)菟丝子：一年生寄生草本。茎缠绕，黄色，无叶。花萼中部以下连合，裂片三角状，顶端钝；花冠白色，壶形，顶端锐尖或钝，向外反折；雄蕊着生花冠裂片弯缺微下处；子房近球形。蒴果球形，成熟时整齐周裂。种子2～4粒。花期7—9月，果期8—10月。

【性味功效】味辛、甘，性平。补益肝肾，固精缩尿，安胎，明目，止泻。外用消风祛斑。

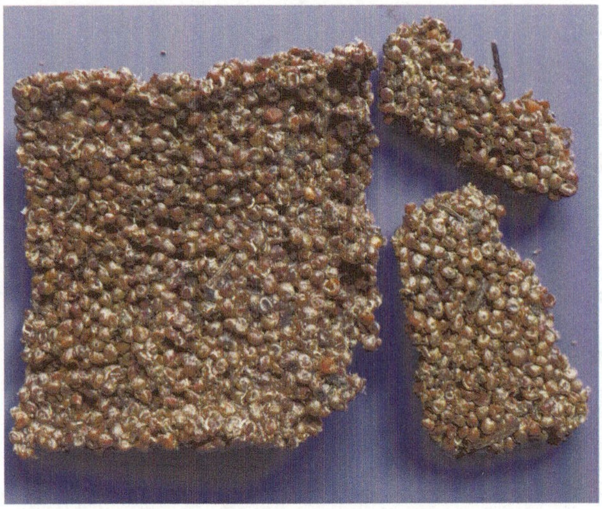

【古方选录】《太平圣惠方》神仙饵菟丝子方：菟丝子一斗(以酒一斗，浸良久，漉出晒干；又浸，令酒尽为度)。用法：上为细散，每服二钱，温酒调下，后吃三五匙水饭压之，每日三次，至三七日更加至三钱。功用：令人光泽，三年后老变为少，去风冷，益颜色，久服延年。

【用法用量】煎服，6～12 g；或入丸、散。外用适量。

【使用注意】阴虚火旺、大便燥结、小便短赤者不宜使用。

【现代研究】主要含黄酮类，糖苷，氨基酸，微量元素，胆甾醇，芸苔甾醇，谷甾醇，豆甾醇，三萜酸类，生物碱，香豆素，鞣酸等。有增强心肌收缩力，类雌激素样活性，保胎，抗氧化，抗衰老，延缓大鼠白内障形成等作用。

22 葳蕤(玉竹)

【古籍原文】气味甘、平，无毒。主中风暴热，不能动摇，跌筋结肉，诸不足。久服去面黑皯，好颜色，润泽，轻身不老。

张隐庵曰：葳蕤气味甘平，质多津液，禀太阴湿土之精以资中焦之汁。主中风暴热不能摇动者，以津液为邪热所灼也。跌筋者，筋不柔和也。结肉者，肉无膏泽也。诸不足者，申明以上诸证皆属津液不足也。久服则津液充满，故去面上之黑皯，好颜色而肌肤润泽，且轻身不老也。

又曰：阴柔之药岂堪重用？古人除治风热以外，绝不敢用。自李时珍有不寒不燥用代参芪之说，时医信为补剂，虚证服此，百无一生，咎其谁职耶？

【药物来源】为百合科植物玉竹 *Polygonatum ordoratum* (Mill.) Druce 的干燥根茎。

【植物形态特征】多年生草本。地下根茎横走，黄白色，密生多数细小的须根。茎具 7 ~ 12 片叶；叶互生，椭圆形至卵状矩圆形，先端尖，下面带灰白色，下面脉上平滑至呈乳头状粗糙。花序具 1 ~ 4(~ 8)朵花；花腋生，花被筒状，白色，先端 6 裂，裂片卵圆形或广卵形，带淡绿色；雄蕊 6 枚，着生于花被筒的中央；子房上位。浆果球形，紫黑色。种子 7 ~ 9 粒。花期 4—5 月，果期 8—9 月。

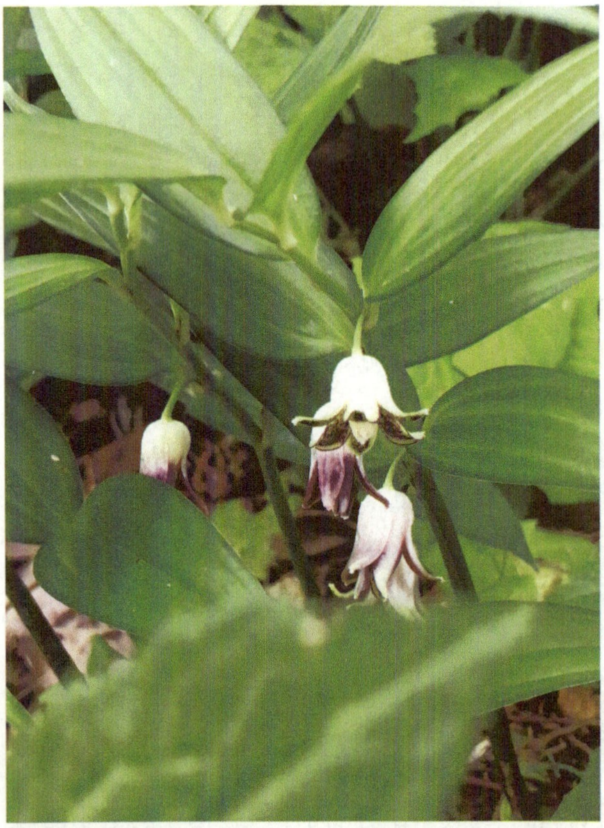

【性味功效】味甘，性微寒。养阴润燥，生津止渴。

【古方选录】《温病条辨》玉竹麦门冬汤：玉竹三钱，麦冬三钱，沙参二钱，生甘草一钱。用法：水五杯，煮取二杯，分二次服。主治：燥伤胃阴。

【用法用量】煎服，6 ~ 12 g；或入丸、散。

【使用注意】脾胃虚弱有痰湿气滞者忌服。

【现代研究】含铃兰苦苷，铃兰苷，山柰酚苷，槲皮醇苷，皂苷，白屈菜酸，黏液质，门冬酰胺，葡萄糖，阿拉伯糖和甘露醇等。小剂量可使离体蛙心搏动迅速增强，大剂量则使心跳减弱甚至停止；对家兔静脉注射可使血压缓慢上升；对大鼠高血糖有抑制作用；对实验性高脂血症家兔的甘油三酯、胆固醇及 β - 脂蛋白有降低作用。

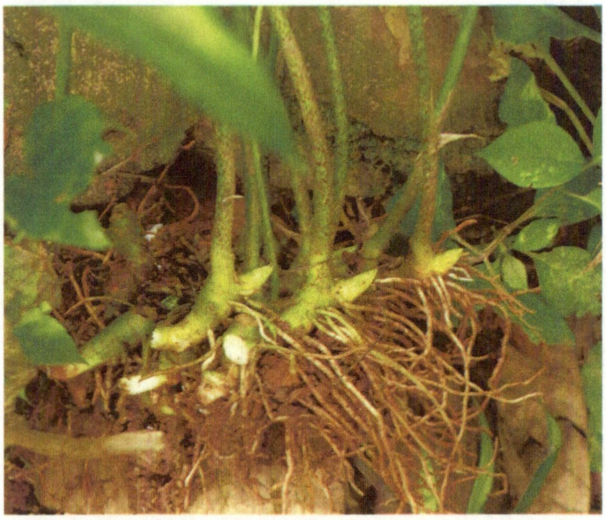

23 沙参（南沙参）

【古籍原文】气味苦、微寒，无毒。主血结，惊气，除寒热，补中，益肺气。

参叶天士：沙参气微寒，禀水气而入肾；味苦无毒，得火味而入心。谓其得水气，以泻心火之有余也。心火亢，则所主之血不行而为结，而味之苦可以攻之；心火亢，则所藏之神不宁而生惊，而气之寒可以平之。心火禀炎上之性，火郁则寒，火发则热，而苦寒能清心火，故能除寒热也。阴者，所以守中者也，苦寒益阴，所以补中，补中则金得土生，又无火克，所以益肺气也。

【药物来源】为桔梗科植物轮叶沙参 *Adenophora tetraphylla* (Thunb.) Fisch. 或沙参 *Adenophora stricta* Miq. 的干燥根。

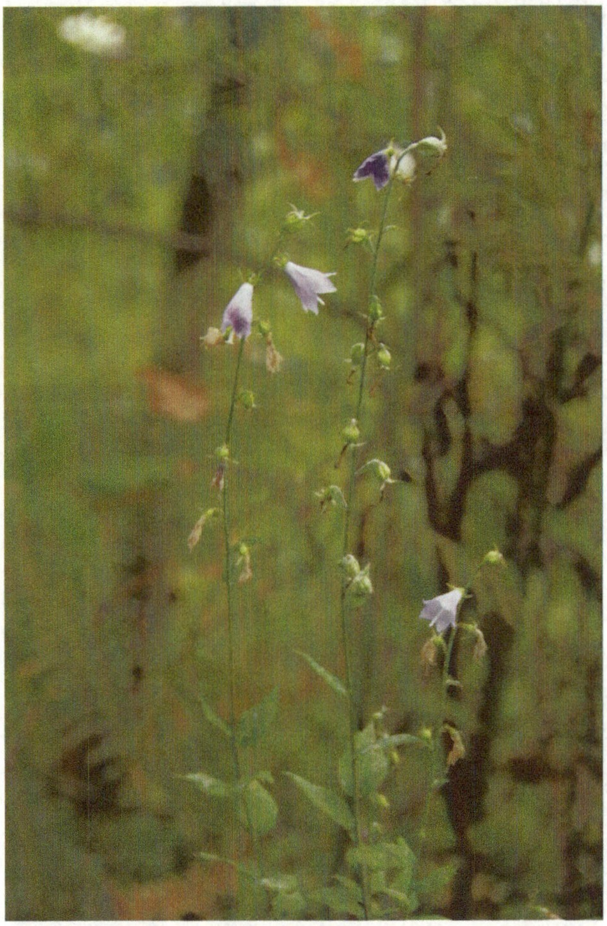

【植物形态特征】(1)轮叶沙参:多年生草本。茎无毛或少有毛,全体有白色乳汁。茎生叶轮生,叶片卵圆形至披针形,两面疏被短柔毛。狭圆锥状花序;花萼无毛,裂片钻形;花冠筒状细钟形,蓝色或蓝紫色,无毛;花柱明显伸出花冠外。蒴果球状圆锥形或卵圆状圆锥形。花期7—9月。

(2)沙参:茎叶被短毛,茎生叶互生,叶片椭圆形或狭卵形。圆锥花序不分枝或少分枝;花萼被极密硬毛;花柱常略长于花冠。蒴果近球形。花期、果期8—10月。

【性味功效】味甘,性微寒。养阴清肺,益胃生津,化痰,益气。

【古方选录】《圣济总录·卷九十四》沙参散:沙参一两半,桂(去粗皮)半两,桃仁五十枚(去皮尖双仁,炒,研)。用法:上为散,每服二钱匕,以温酒调下,不拘时候。主治:阴疝牵引疼痛。

【用法用量】煎服,9~15 g;或入丸、散。

【使用注意】不宜与藜芦同用。

【现代研究】轮叶沙参的根中含三萜皂苷,淀粉,多糖,蒲公英萜酮,胡萝卜苷,β-谷甾醇和脂肪酸。沙参的根中含皂苷,香豆素,胡萝卜苷,蒲公英萜酮,多糖,二十八烷酸和β-谷甾醇。有祛痰,强心,抗真菌,提高细胞免疫功能和非特异性免疫功能,明显升高白细胞,抗辐射损伤等作用。

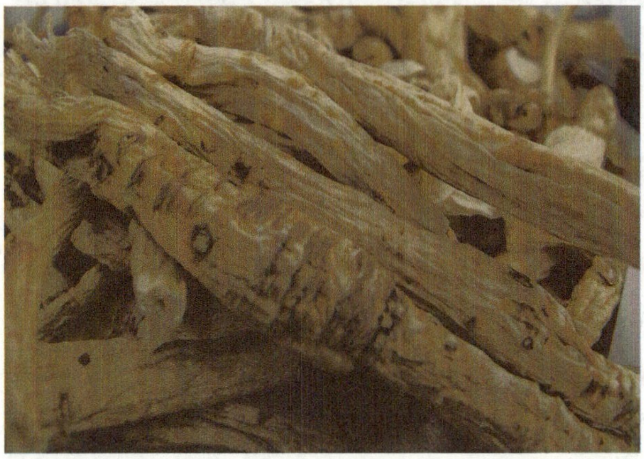

24 远　志

【古籍原文】气味苦、温,无毒。主咳逆伤中,补不足,除邪气,利九窍,益智慧,耳目聪明,不忘,强志,倍力。久服轻身不老。

按:远志气温,禀厥阴风木之气,入手厥阴心包;味苦,得少阴君火之味,入手少阴心。然心包为相火,而主之者心也。火不刑金,则咳逆之病愈;火归土中,则伤中之病愈。主明则下安,安则不外兴利除弊两大事,即"补不足,除邪气"之说也。心为一身之主宰,凡九窍耳目之类,无一不待其使令,今得远志以补之,则九窍利,智慧益,耳聪目明,善记不忘,志强力壮,所谓天君泰,百体从令者此也。又云"久服轻身不老"者,即《内经》所谓"主明则下安,以此养生则寿"之说也。夫曰养生,曰久服,言其为服食之品,不可以之治病,故经方中绝无此味。今人喜服药丸为补养,久则增气而成病。唯以补心之药为主,又以四脏之药为佐,如四方诸侯,皆出所有以贡天子,即乾纲克振,天下皆宁之道也。诸药皆偏,唯专于补心则不偏。《抱朴子》谓:陵阳子仲服远志二十七年,有子三十七人,开书所视,记而不忘,著其久服之效也。若以之治病,则大失经旨矣。

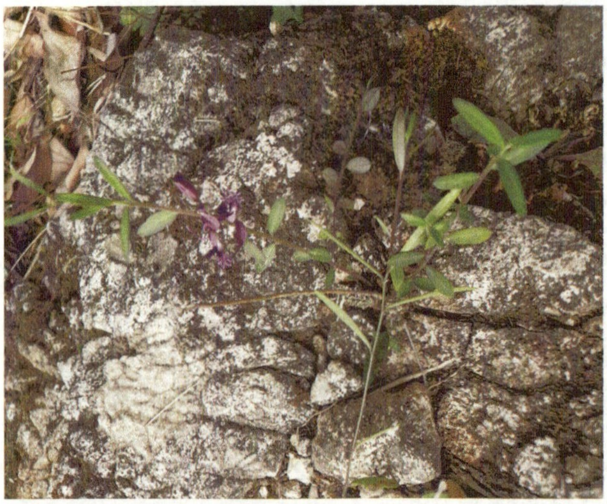

【药物来源】为远志科植物远志 *Polygala tenuifolia* Willd. 或卵叶远志 *Polygala sibirica* L. 的干燥根。

【植物形态特征】(1)远志:多年生草本,高 15 ~ 50 cm。主根粗壮,韧皮部肉质。叶互生,近无毛,近无柄。总状花序通常呈扁侧状生于小枝顶端,稍俯垂;花较小;龙骨瓣背面无毛;花药无柄,中间 2 枚分离。蒴果近圆形,具狭翅。花期 5—7 月,果期 6—8 月。

(2)卵叶远志:多年生草本,高 10 ~ 30 cm。根木质。叶互生,两面被短柔毛。总状花序腋外生或假顶生,具少数花;花蓝紫色;龙骨瓣背面被柔毛;花药顶孔开裂。蒴果近倒心形,具狭翅及短缘毛。花期 5 月,果期 6 月。

【性味功效】味苦、辛,性温。安神益智,交通心肾,祛痰,消肿。

【古方选录】《外科集腋》消痈益志丹:远志肉(米泔浸洗、晒、炒)。用法:上为末,每服三钱,热酒送下。主治:痈疽,未溃即散,已溃即敛。

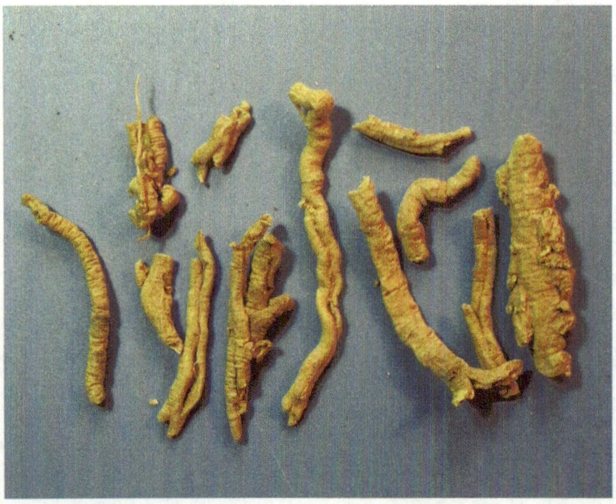

【用法用量】煎服,6 ~ 10 g;或入丸、散。

【使用注意】胃炎及胃溃疡患者应慎用。

【现代研究】含远志皂苷 A,远志皂苷 B,远志皂苷 C,远志皂苷 D,远志皂苷 E,远志皂苷 F,远志皂苷 G,远志酮Ⅰ,远志酮Ⅱ,细叶远志皂苷,远志醇,细叶远志定碱,脂肪油,树脂等。有祛痰,镇静,抗惊厥,降血压,溶血,抗肿瘤,兴奋子宫等作用。对淋巴细胞性白血病亦有抑制作用。

25 菖蒲(石菖蒲)

【古籍原文】气味辛、温,无毒。主风寒湿痹,咳逆上气,开心窍,补五脏,通九窍,明耳目,出声音;主耳聋,痈疮,温肠胃,止小便利。久服轻身,不忘,不迷惑,延年,益心智,高志不老。

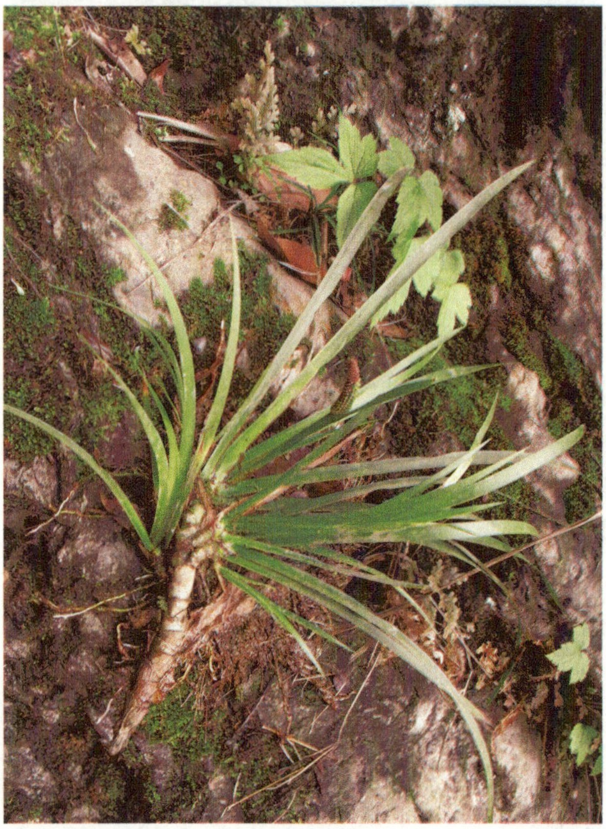

陈修园曰:菖蒲性用略同远志,但彼苦而此辛,且生于水石之中,得太阳寒水之气。其味辛,合于肺金而主表;其气温,合于心包络之经,通于君火而主神。其主风寒湿痹、咳逆上气者,从肺驱邪以解表也。“开心窍”至末句,皆言补心之效,其功同于远志。声音不出,此能入心而转舌,入肺以开窍也。疮痈为心火，而此能宁之。心火下济而光明，故能温肠胃而止小便利也。但菖蒲禀水精之气，外通九窍，内濡五脏，其性自下以行于上，与远志自上以行于下者有别。

【药物来源】为天南星科植物石菖蒲 *Acorus tatarinowii* Schott 的干燥根茎。

【植物形态特征】多年生丛生状草本。根茎芳香，根肉质，具多数须根。叶无柄，叶片线形，基部对折。叶状佛焰苞为肉穗花序长的 2～5 倍或更长；肉穗花序圆柱状，上部渐尖，直立或稍弯；花白色。幼果绿色，成熟时黄绿色或黄白色。花期 6—7 月，果期 8 月。

【性味功效】味辛、苦，性温。开窍豁痰，醒神益智，化湿开胃。

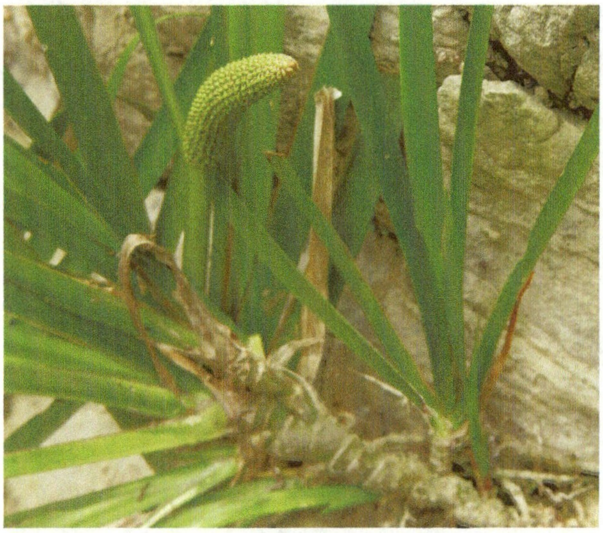

【古方选录】《补缺肘后方》菖蒲根丸：菖蒲根一寸，巴豆一粒（去皮心）。用法：二物合捣，筛，分作七丸，绵裹，卧即塞，夜易之。主治：耳聋。

【用法用量】煎服，3～10 g；或入丸、散。

【使用注意】阴虚阳亢、烦躁汗多、咳嗽、吐血、精滑者慎服。

【现代研究】含 β－细辛醚、α－细辛醚、石竹烯、α－葎草烯、石菖醚、细辛醛、榄香素等挥发油，糖类，有机酸，氨基酸等。有镇静，降体温，扩张血管，抗真菌，平喘，镇咳，促进消化液的分泌，制止胃肠异常发酵，缓解肠管平滑肌痉挛等作用。

26 赤箭（附天麻）

【古籍原文】气味辛、温，无毒。主杀鬼精物，蛊毒恶风。久服益气力，长阴，肥健，轻身增年。

张隐庵曰：赤箭气味辛温，其根名天麻者，气味甘平。盖赤箭辛温属金，金能制风，而有弧矢之威，故主杀鬼精物。天麻甘平属土，土能胜湿，而居五运之中，故能治蛊毒恶风。天麻形如芋魁，有游子十二枚周环之，以仿十二辰。十二子在外，应六气之司天。天麻如皇极之居中，得气运之全，故功同五芝，力倍五参，为仙家服食上品，是以久服益气力，长阴，肥健。

李时珍曰：补益上药，天麻第一，世人止用之治风，良可惜也。

【药物来源】为兰科植物天麻 *Gastrodia elata* Bl. 的干燥茎。

【植物形态特征】多年生寄生草本，植株高 30～100 cm。块茎肥厚，椭圆形至近哑铃形，肉质，具较密的节，节上被许多三角状宽卵形的鞘。茎直立，无绿叶，下部被数枚膜质鞘。总状花序通常具 30～50 朵花；花梗和子房略短于花苞片；花扭转，橙黄色、淡黄色、蓝绿色或黄白色，近直立。蒴果倒卵状椭圆形。花期 6—7 月，果期 7—8 月。

【性味功效】味辛，性温。息风止痉，补虚，祛风通络。

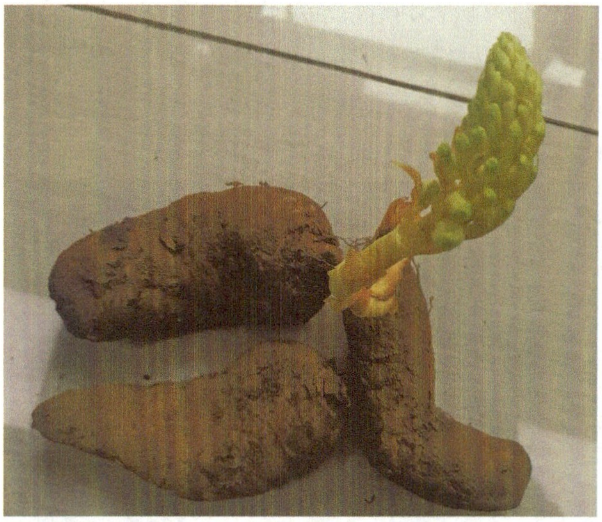

【古方选录】《卫生总微·卷六》赤箭汤：赤箭一两，僵蚕（去丝嘴，微炒）半两，白附子半两，独活（去芦）半两，麻黄（去根节）半两，白花蛇（酒浸，去皮骨）半两，杏仁三十个（麸炒，去皮尖，研，后入）。用法：上为末，每服一钱，水八分煎，入石榴皮少许，煎五分，温服，不拘时候。主治：中风，半身不遂。

【用法用量】煎服，3～10 g。

【使用注意】血虚甚者慎服。

【现代研究】含天麻素，对羟基苯甲醇，对羟基苯甲酸甲酯，β－谷甾醇，胡萝卜苷，苯甲酸，对苯二酚，肉桂酸等。有降血压，抑菌，镇痛，镇静，抗惊厥，抗炎，延缓衰老等作用。

附：天麻

【药物来源】为兰科植物天麻 *Gastrodia elata* Bl. 的块茎。

【植物形态特征】同"赤箭"。

【性味功效】味甘，性平。息风止痉，平抑肝阳，祛风通络。

【古方选录】《普济方》天附散：天麻一两，附子半两，防风一两，甘草半两。用法：上为末，以熟汤调服。主治：小儿一切风疾。

【用法用量】煎服，3～10 g；或入丸、散；或切片炖汤饮服。

【使用注意】血虚甚者慎服。

【现代研究】含天麻素，对羟基苯甲醇，β－谷甾醇，胡萝卜苷，柠檬酸，香荚兰醇，香荚兰醛，维生素 A，抗真菌蛋白及微量元素等。有镇痛，镇静，抗惊厥，抗炎，降血压，明目，增智，延缓衰老等作用。

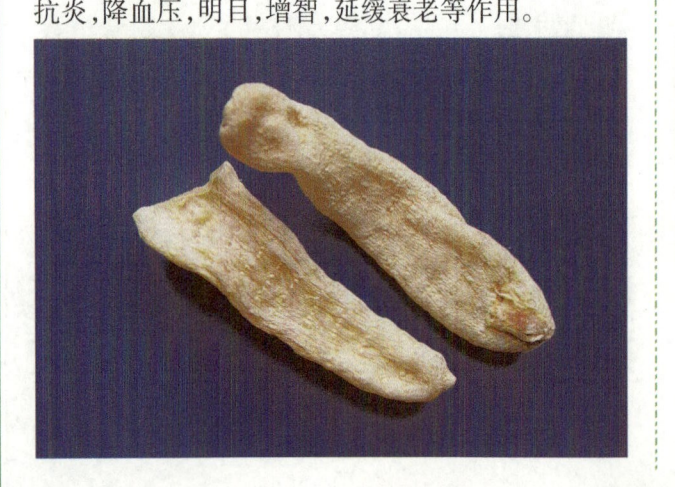

27 车前子

【古籍原文】气味甘、寒，无毒。主气癃，止痛，利水道，通小便，除湿痹。久服轻身耐老。

张隐庵曰：车前草，《本经》名当道，《毛诗》名芣苡。

乾坤有动静，夫坤其静也翕，其动也辟。车前好生道旁，虽牛马践踏不死，盖得土气之用，动而不静者也。气癃，膀胱之气闭也，闭则痛，痛则水道不利。车前得土气之用，土气行则水道亦行而不癃，不癃则不痛，而小便长矣。土气行则湿邪散，湿邪散则湿痹自除矣。久服土气升而水气布，故能轻身耐老。

《神仙服食经》云：车前，雷之精也，震为雷为长男。诗言"采采芣苡"，亦欲妊娠而生男也。

【药物来源】为车前科植物车前 *Plantago asiatica* L. 或平车前 *Plantago depressa* Willd. 的干燥成熟种子。

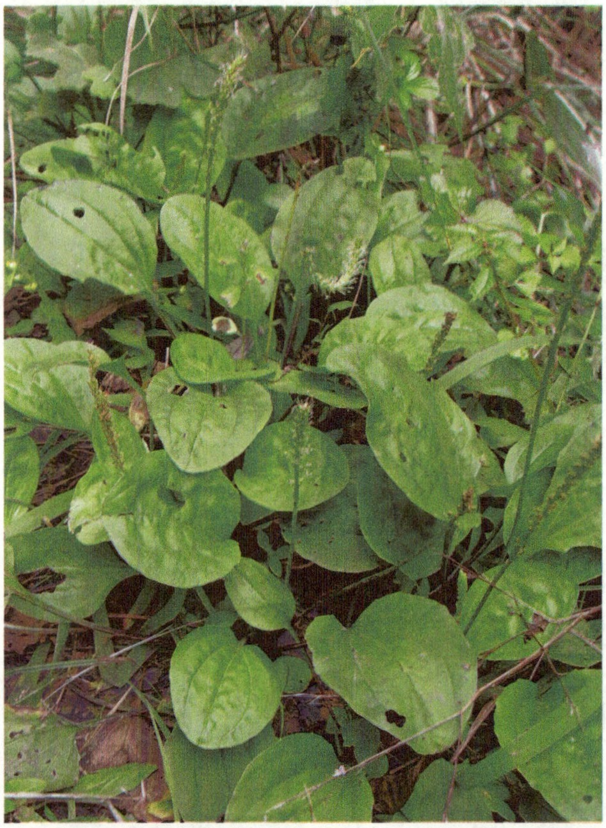

【植物形态特征】（1）车前：二年生或多年生草本。须根多数。根茎短，稍粗。叶片薄纸质或纸质，宽卵形至宽椭圆形，先端钝圆至急尖。花茎数个；穗状花序，淡绿色花；花萼 4 枚；花冠小，裂片三角形；雄蕊

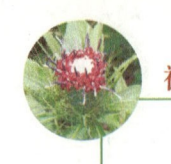

4 枚。蒴果卵状圆锥形。种子熟时黑色。花期 6—9 月，果期 7—10 月。

（2）平车前：一年生或二年生草本。直根长，具多数侧根，多少肉质。根茎短。叶片纸质，椭圆形、椭圆状披针形或卵状披针形，先端急尖或微钝。蒴果。花期 5—9 月，果期 6—10 月。

【性味功效】味甘，性寒。清热利尿通淋，渗湿止泻，明目，祛痰。

【古方选录】《仙拈集》麻前饮：升麻、车前子（炒）各二钱。用法：以黄酒二钟，煎八分服。主治：大小便闭。

【用法用量】煎服，9 ~ 15 g，包煎；或入丸、散。

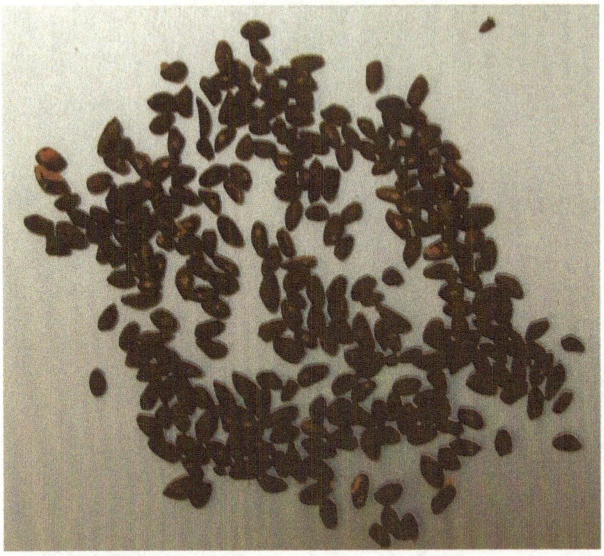

【使用注意】凡内伤劳倦、阳气下陷、肾虚精滑、内无湿热者慎服。

【现代研究】含黏液质，车前子酸，车前子苷，车前烯醇酸，琥珀酸，腺嘌呤，胆碱，梓醇，蛋白质，脂肪酸，酸性黏多糖等。有利尿、祛痰、镇咳、缓泻等作用，能促使家兔关节囊滑膜结缔组织增生，其酒精提取物有拟胆碱作用。

28 羌活（附独活）

【古籍原文】气味苦、甘、辛，无毒。主风寒所击，金疮，止痛，奔豚，止痫痓，女子疝瘕。久服轻身耐老。（一名独活。）

陈修园曰：羌活气平，禀金气而入肺；味苦甘无毒，得火味而入心，得土味而入脾。其主风寒所击者，入肺以御皮毛之风寒，入脾以御肌肉之风寒，入心助太阳之气以御营卫之风寒也。其主金疮止痛者，亦和营卫、长肌肉、完皮毛之功也。奔豚乃水气上凌心火，此能入肺以降其逆，补土以制其水，入心以扶心火之衰，所以主之。痫痓者，木动则生风，风动则挟木势而害土，土病则聚液而成痰，痰迸于心则为痓为痫。此物禀金气以制风，得土味而补脾，得火味以宁心，所以主之。女子疝瘕，多经行后血假风湿而成，此能入肝以平风，入脾以胜湿，入心而主宰血脉之流行，所以主之。久服轻身耐老者，著其扶阳之效也。

张隐庵曰：此物生苗，一茎直上，有风不动，无风自动，故名独活。后人以独活而出于西羌者，名羌活；出于中国，处处有者，名独活。今观肆中所市，竟是二种。有云羌活主上，独活主下，是不可解也。

【药物来源】为伞形科植物羌活 *Notopterygium incisum* Ting ex H. T. Chang 或宽叶羌活 *Notopterygium franchetii* H. de Boiss. 的干燥根茎和根。

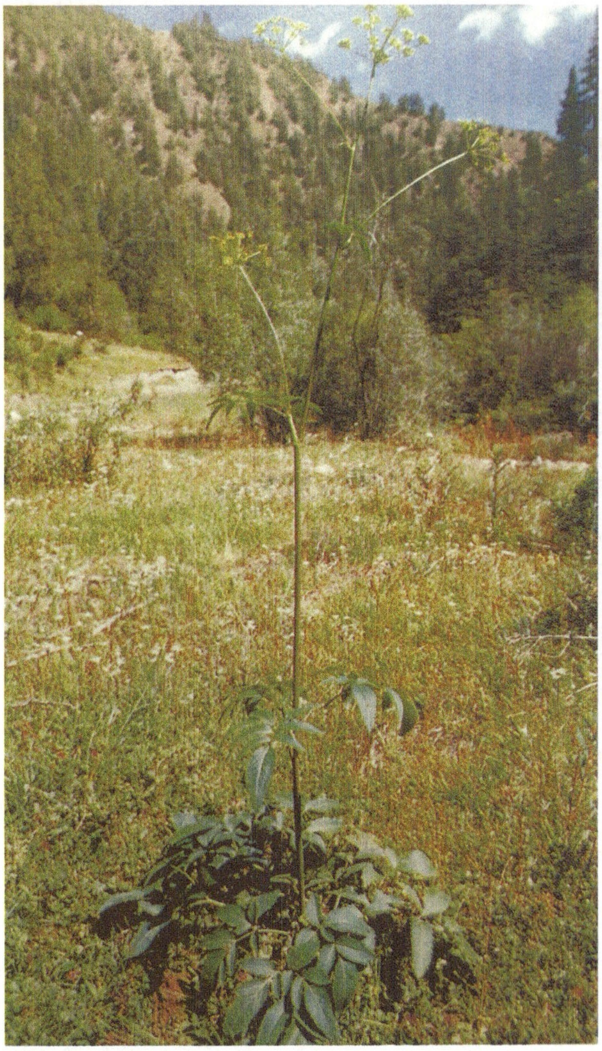

【植物形态特征】（1）羌活：多年生草本，高1 m以上。根茎粗壮，呈竹节状。茎直立。基生叶及茎下部叶下部有膜质叶鞘；羽状复叶，边缘缺刻状浅裂至羽状深裂；茎上部叶无柄，叶鞘膜质，长而抱茎。复伞形花序；总苞片3～6枚；小总苞片6～10枚；花瓣白色。分生果长圆状。花期8—9月，果期9—10月。

（2）宽叶羌活：多年生草本，高80～100 cm。根茎发达。茎直立，少分枝。基生叶及茎下部叶下部有抱茎的叶鞘；茎上部叶少数，膜质。复伞形花序顶生和腋生；花瓣淡黄色。分生果近圆形。花期、果期7—8月。

【性味功效】味辛、苦，性温。解表散寒，祛风除湿，止痛。

【古方选录】《济生方》羌附汤：羌活（去芦）、附子（炮，去皮脐）、白术、甘草（炙）等份。用法：每服四钱，水一盏半、生姜五片，煎至七分，去滓，温服不拘时候。主治：风湿相搏，身体疼烦，掣痛不可屈伸，或身微肿不仁。

【用法用量】煎服，3～10 g；或入丸、散。

【使用注意】血虚痹痛者忌服。

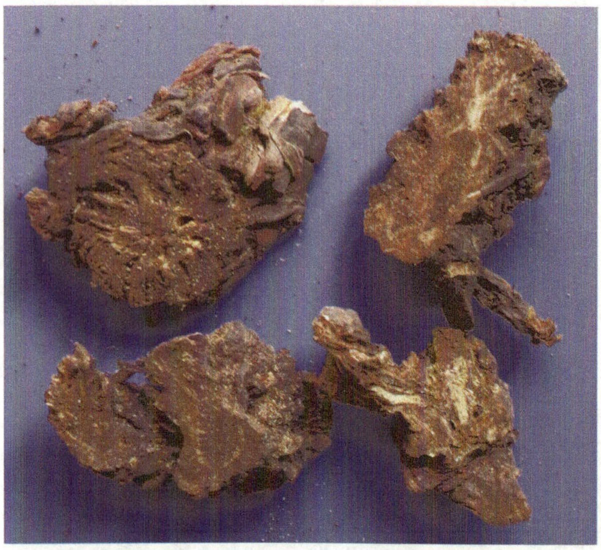

【现代研究】含香豆素，挥发油，脂肪酸，氨基酸，糖类等。有解热、抗炎、镇痛、抗心律失常、抗心肌缺血、抗过敏、抗休克等作用，对痢疾杆菌、大肠杆菌、伤寒杆菌、绿脓杆菌和金黄色葡萄球菌等均有明显抑制作用。

附：独活

【药物来源】为伞形科植物重齿毛当归 *Angelica pubescens* Maxim. f. *biserrata* Shan et Yuan 的干燥根。

【植物形态特征】多年生高大草本。根类圆柱形，有特殊香气。茎光滑或稍有浅纵沟纹，上部有短糙毛。叶2回3出羽状全裂。复伞形花序顶生和侧生；伞形花序有花17～28（～36）朵；花白色。果实椭圆形。花期7—9月，果期9—10月。

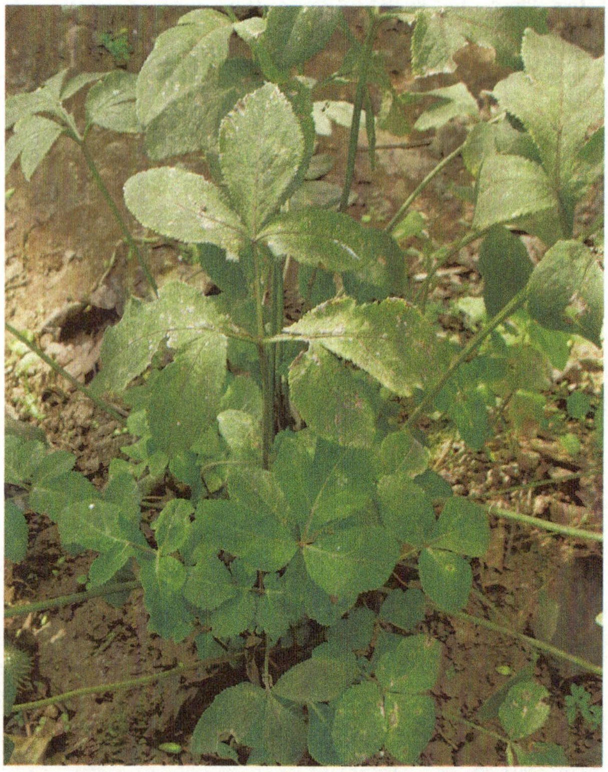

【性味功效】味辛、苦，性微温。祛风除湿，通痹止痛，解表。

【古方选录】《普济方》独活散：独活（去芦头）一两。用法：上为散，每服二钱匕，以水、酒各半盏，煎至七分，去滓，空心服。时用水浸椒，煮令热，以布裹熨之。主治：风聋。

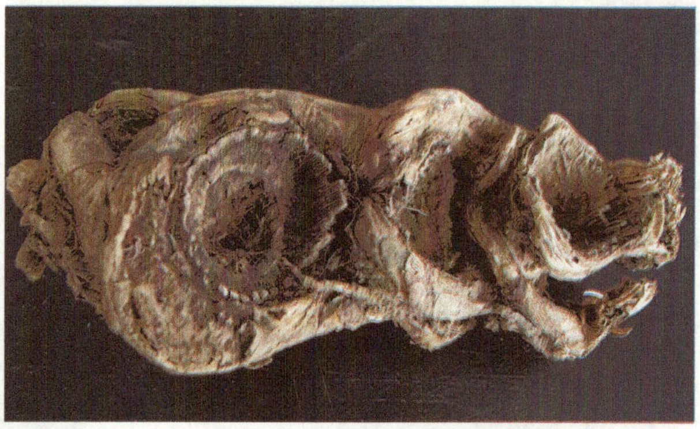

【用法用量】煎服,3~10 g;或入丸、散。

【使用注意】阴虚血燥者慎服。

【现代研究】含当归醇,当归素,佛手柑内酯,欧芹酚甲醚,伞形花内酯,东莨菪素,当归酸,巴豆酸,棕榈酸,硬脂酸,油酸,亚麻酸,甾醇,葡萄糖和少量挥发油等。有镇静,催眠,镇痛,抗炎,抗菌,解痉,降血压,抗心律失常,抑制血栓形成等作用。

29 升麻

【古籍原文】气味甘、平、苦、微寒,无毒。主解百毒,杀百精老物殃鬼,辟瘟疫瘴气邪气,蛊毒入口皆吐出,中恶腹痛,时气毒疠,头痛寒热,风肿诸毒,喉痛口疮。久服不夭,轻身延年。

张隐庵曰:升麻气味甘、苦、平,甘者土也,苦者火也,主从中土而达太阳之气,太阳标阳本寒,故微寒。盖太阳禀寒水之气而行于肤表,如天气之下连于水也。太阳在上,则天日当空,光明清湛,清湛故主解百毒,光明故杀百精老物殃鬼。太阳之气行于肤表,故辟瘟疫瘴气邪气。太阳之气行于地中,故蛊毒入口皆吐出;治蛊毒,则中恶腹痛自除;辟瘟疫瘴气邪气,则时气毒疠、头痛寒热自散;寒水之气滋于外而济于上,故治风肿诸毒、喉痛口疮。久服则阴精上滋,故不夭;阳气盛,故轻身;阴阳充足,则长年矣。

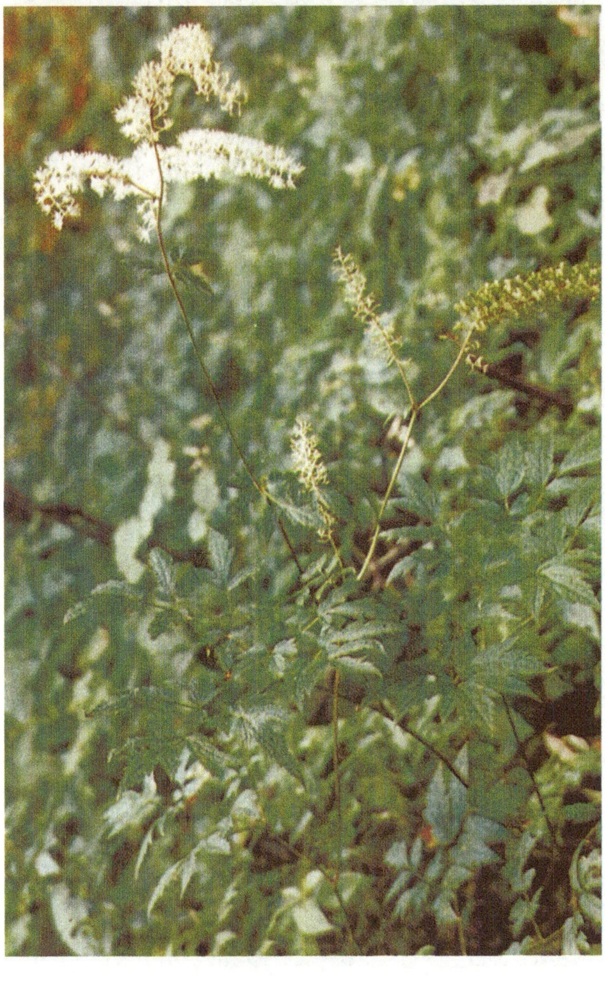

尝考:凡物纹如车辐者,皆有升转循环之用。防风、秦艽、乌药、防己、木通、升麻,皆纹如车辐,而升麻更觉空通,所以升转甚捷也。

【药物来源】为毛茛科植物升麻 *Cimicifuga foetida* L.、兴安升麻 *Cimicifuga dahurica* (Turcz.) Maxim. 或大三叶升麻 *Cimicifuga heracleifolia* Kom. 的干燥根茎。

【植物形态特征】(1)升麻:多年生草本,高 1~2 m。根茎呈不规则块状,须根多而长。茎微具槽,分枝,被短柔毛。叶为 2~3 回 3 出羽状复叶;茎下部叶片三角形;顶生小叶菱形,常浅裂,边缘有锯齿;侧生小叶具短柄或无柄。花序具分枝 3~20 条,花两性;退化雄蕊宽椭圆形;心皮 2~5 枚。种子椭圆形。花期 7—8 月,果期 9 月。

(2)兴安升麻:多年生草本。根茎粗大,有明显的洞状茎痕及多数须根。茎直立,密被柔毛。2 回 3 出复叶;小叶片卵形至卵圆形,边缘有深锯齿,两面均被柔毛。复总状花序;花单性,雌雄异株;每花下有一小形苞片;雄花萼片 5 枚,倒卵形,有 3 条脉;雄蕊多数。蓇葖果 5 枚。种子多数。花期 7—8 月,果期 9 月。

(3)大三叶升麻:多年生草本。根茎粗大,多须根。茎直立,光滑或被疏柔毛。2 回 3 出复叶;小叶片卵形至广卵形,边缘有粗大锯齿,两面均被柔毛;茎上部的叶较小。复总状花序;总花梗及小花梗均被灰色柔毛;花两性;花萼 5 枚,广卵形,早落;雄蕊多数。蓇葖果 3~5 枚。花期 7—8 月,果期 8—9 月。

【性味功效】味辛、微甘,性微寒。发表透疹,清热解毒,升举阳气。

【古方选录】《普济方》升麻散:升麻、黄连各半两。用法:上为末,干掺之。主治:小儿口疮。

【用法用量】煎服,3~10 g;或入丸、散。

【使用注意】上盛下虚、阴虚火旺及麻疹已透者忌服。

【现代研究】含阿魏酸,异阿魏酸,咖啡酸,齿阿米素，去甲齿阿米素，齿阿米醇，北升麻萜，升麻苷等。有降血压，抑制心肌痉挛，减慢心率，抗菌，镇静，抗惊厥，解热降温，止血，抗凝血，抑制离体肠管与妊娠子宫痉挛，防止肝损伤等作用。

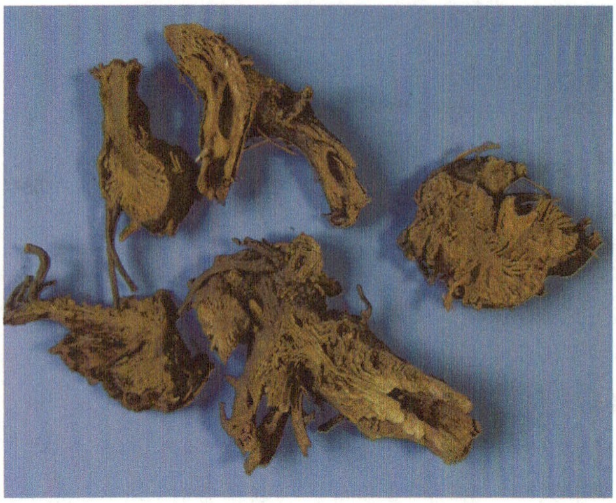

30 茵陈蒿（茵陈）

【古籍原文】气味苦、平、微寒，无毒。主风湿寒热邪气，热结黄疸。久服轻身，益气，耐老，面白悦，长年。白兔食之成仙。

张隐庵曰：经云“春三月，此为发陈”，茵陈因旧苗而春生，盖因冬令水寒之气，而具阳春生发之机。主治风湿寒热邪气，得生阳之气，则外邪自散也。结热黄疸，得水寒之气，则内热自除也。久服则生阳上升，故轻身益气耐老。因陈而生新，故面白悦，长年。兔乃纯阴之物，喜食阳春之气，故白兔食之成仙。

【药物来源】为菊科植物滨蒿 *Artemisia scoparia* Waldst. et Kit. 或茵陈蒿 *Artemisia capillaris* Thunb. 的干燥地上部分。

【植物形态特征】（1）滨蒿：多年生半灌木。有垂直或歪斜的根。茎直立，多分枝，当年枝顶端有叶丛生，被密绢毛。叶2回羽状分裂，下部叶裂片较宽短；中部以上叶长裂片细，条形；上部叶羽状分裂。头状花序多数排列成复总状；总苞球形，顶端尖，边缘膜质，背面稍绿色；花黄色，能育。瘦果矩圆形，无毛。花期8—9月，果期9—10月。

（2）茵陈蒿：多年生半灌木状草本。基生叶2～3回羽状全裂；中部叶宽卵形、近圆形或卵圆形，2回羽状全裂，小裂片狭线形或丝线形。头状花序卵球形，多数，常排成复总状花序。瘦果长圆形，无毛。花期9—10月，果期11—12月。

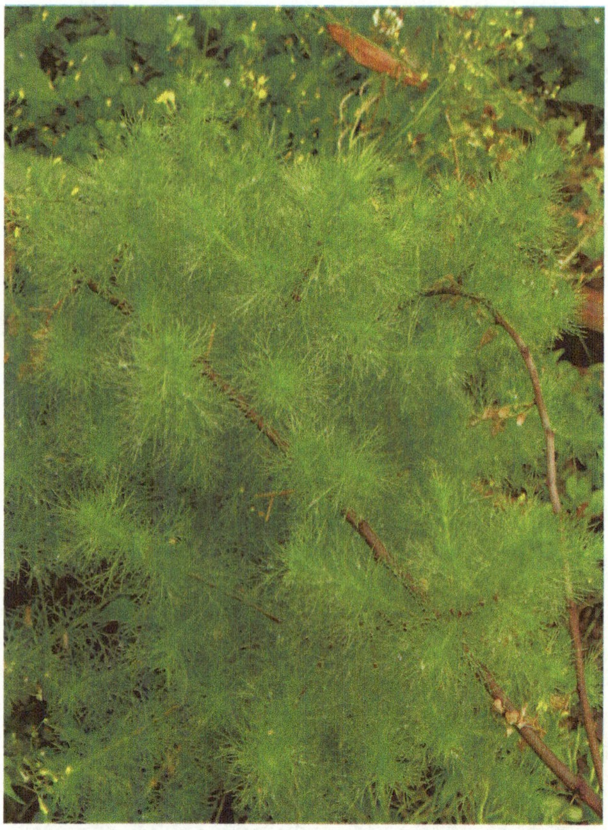

【性味功效】味苦、辛，性微寒。清利湿热，利胆退黄。

【古方选录】《圣济总录》茵陈汤：茵陈蒿、白鲜皮各一两。用法：上二味粗捣筛，每服三钱匕，水一盏，煎至六分，去滓，食前温服，日三。主治：病人身如金色，不多语言，四肢无力，好眠卧，口吐黏液。

【用法用量】煎服，6～15 g。外用适量，煎汤熏洗。

【使用注意】蓄血发黄者忌用，血虚萎黄者慎用。

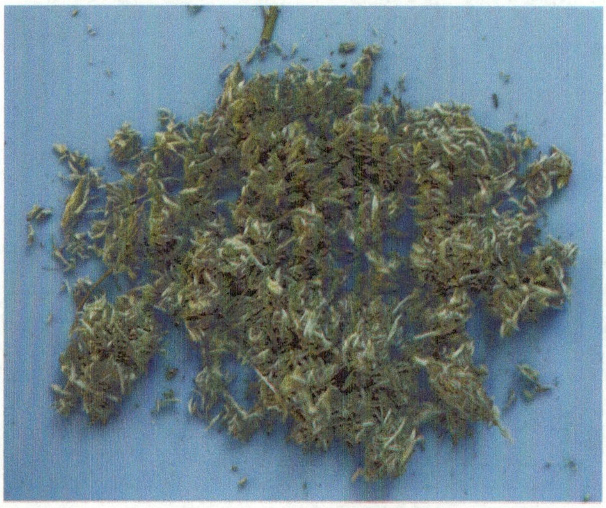

【现代研究】含蒿属香豆素，东莨菪内酯，茵陈炔内酯，香豆酸，挥发油，色原酮类和黄酮类等。有利胆，保肝，解热，镇痛，消炎，抑菌，降血压，利尿，平喘，提高免疫力等作用。

31 甘菊花（菊花）

【古籍原文】气味苦、平，无毒。主诸风头眩肿痛，目欲脱，泪出，皮肤死肌，恶风，湿痹。久服利血气，轻身耐老延年。

徐灵胎曰：凡芳香之物，皆能治头目肌表之疾。但香则无不辛燥者，惟菊得天地秋金清肃之气而不甚燥烈，故于头目风火之疾尤宜焉。

【药物来源】为菊科植物菊 *Chrysanthemum morifolium* Ramat. 的头状花序。

【植物形态特征】多年生草本，高 50～140 cm，全体密被白茸毛。叶互生，卵形或卵状披针形，边缘羽状深裂，两面密被白茸毛。头状花序顶生或腋生；舌状花雌性，白色；管状花两性，黄色，先端 5 裂。瘦果矩圆形。花期 9—11 月，果期 10—11 月。

【性味功效】味甘、苦，性微寒。散风清热，平肝明目，清热解毒。

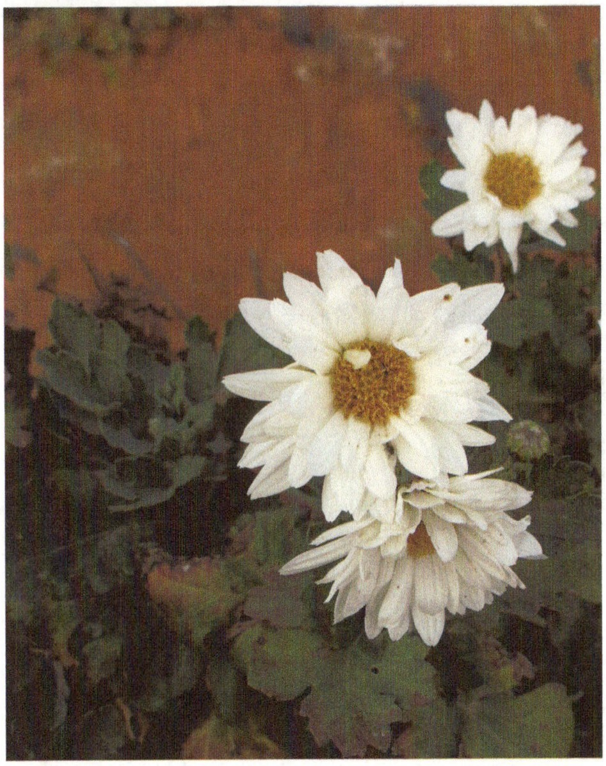

【古方选录】《普济方》菊芎散：薄荷二两，菊花、甘草、川芎各一两，防风七钱，白芷半两。用法：研为细末，食后用少许沸汤泡点眼。如伤风，酒调服尤效。主治：暴赤眼。

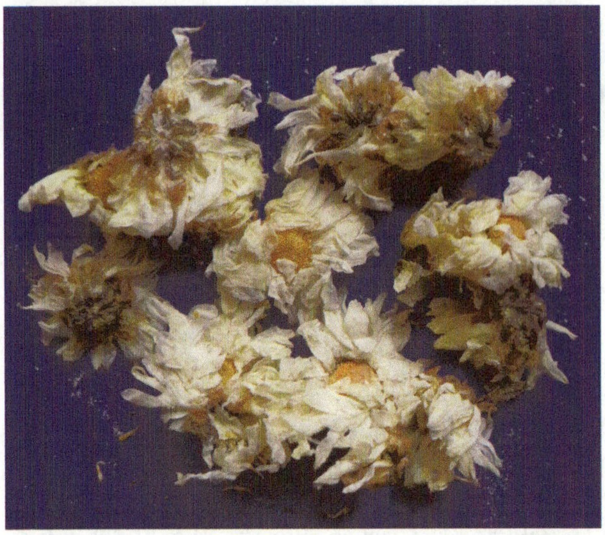

【用法用量】煎服，5～10 g；或入丸、散。疏散风热多用黄菊花，平肝明目多用白菊花。

【使用注意】阳虚或头痛而恶寒者，均应忌用。

【现代研究】含挥发油，菊苷，芹菜素，槲皮苷，腺嘌呤，胆碱，水苏碱，微量维生素 A，维生素 B_1，氨基酸及刺槐素等。有镇静，解热，降血压，抗炎，抑制多种致病性细菌及流感病毒等作用。

32 龙胆（龙胆草）

【古籍原文】气味苦、涩、大寒，无毒。主骨间寒热，惊痫邪气，续绝伤，定五脏，杀蛊毒。

张隐庵曰：龙乃东方之神，胆主少阳甲木，苦走骨，故主骨间寒热；涩类酸，故除惊痫邪气。胆主骨，肝主筋，故续绝伤。五脏六腑皆取决于胆，故定五脏。山下有风曰蛊，风气升而蛊毒自杀矣。

【药物来源】为龙胆科植物条叶龙胆 *Gentiana manshurica* Kitag.、龙胆 *Gentiana scabra* Bge.、三花龙胆 *Gentiana triflora* Pall. 或坚龙胆 *Gentiana rigescens* Franch. 的干燥根和根茎。

【植物形态特征】（1）条叶龙胆：多年生草本，高 20～30 cm。根茎短缩。花枝单生，条棱光滑。茎下部叶中部以下连合成鞘状抱茎。花 1～2 朵，顶生或腋生；花冠蓝紫色或紫色；裂片先端渐尖；雄蕊着生于冠筒下部；子房长 6～7 mm。蒴果柄长约 2 cm。种子褐色。花期、果期 8—11 月。

（2）龙胆：多年生草本，高 30～60 cm。根茎短缩或长约 5 cm。花枝单生，条棱具乳突。枝下部叶中部以下连合成筒状抱茎。花多数，簇生；花冠蓝紫色，有时喉部具多数黄绿色斑点；裂片先端有尾尖；雄蕊着生冠筒中部；子房长 1.2～1.4 cm。蒴果柄长约 1.5 cm。种子褐色。花期、果期 5—11 月。

（3）三花龙胆：多年生草本，高 35～80 cm。根茎短缩或长约 4 cm。花枝单生，细条棱光滑。茎下部叶中部以下连合成筒状抱茎。花多数，簇生；花冠蓝紫色；裂片先端钝圆；雄蕊着生于冠筒中部；子房长 8～10 mm。蒴果柄长约 1 cm。种子褐色。花期、果期 8—9 月。

（4）坚龙胆：多年生草本，高 30～50 cm。主茎粗壮，发达，有分枝；花枝丛生，无莲座状叶丛；茎生叶多对。花多数，簇生；花冠蓝紫色或蓝色，冠檐具多数深蓝色斑点；裂片先端具尾尖；雄蕊着生冠筒下部；子房长 11～13 mm。蒴果柄长约 15 mm。种子黄褐色。花期、果期 8—12 月。

【性味功效】味苦，性寒。清热燥湿，泻肝胆火。

【古方选录】《普济方》粉龙丸：龙胆草、蚌粉。用法：上为末，每服半钱，用米饮调下。主治：小儿疳困。

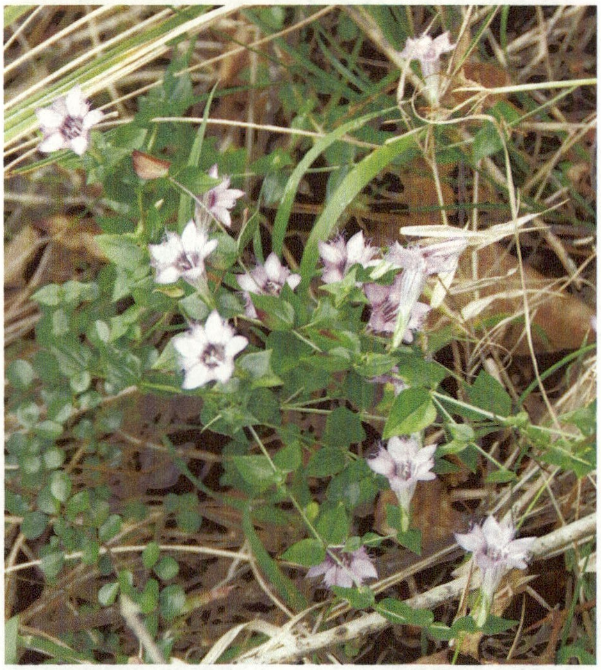

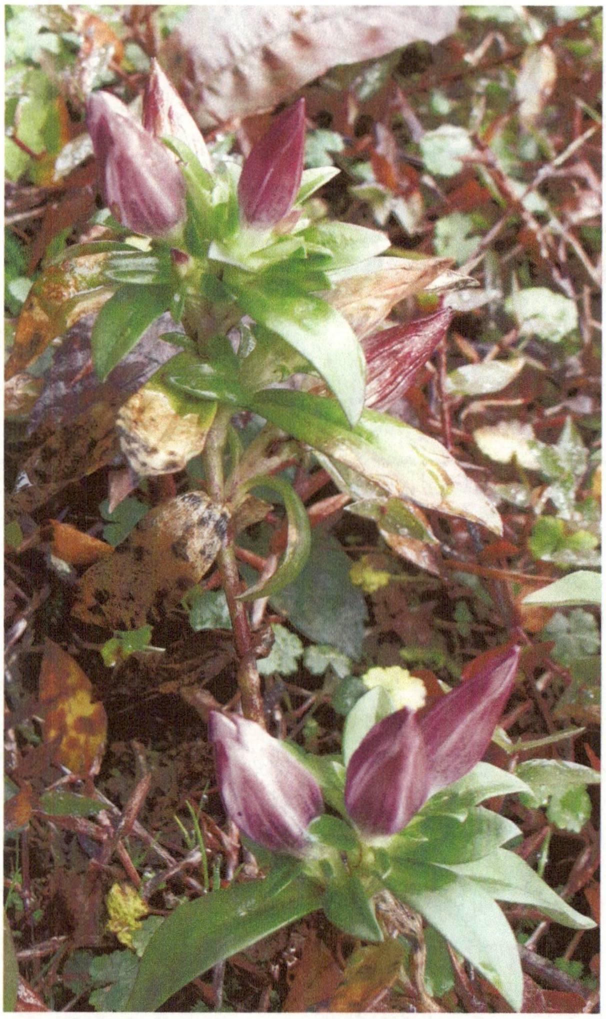

【用法用量】煎服，3～6 g；或入丸、散。外用适量。

【使用注意】脾虚寒泻及无湿热实火者忌服。

【现代研究】含龙胆苦苷，獐牙菜苦苷，当药苷，三叶苷，苦龙苷，四乙酰龙胆苦苷，苦樟苷，龙胆黄碱，龙胆碱，秦艽乙素，秦艽丙素，龙胆三糖，β－谷甾醇等。有健胃，利胆，保肝，抗菌，抗炎，抗肿瘤，镇静，降血压，抑制心脏跳动，减慢心率等作用。

33 紫苏[附紫苏子（苏子）、紫苏梗（苏梗）]

【古籍原文】气味辛、微温，无毒。主下气，杀谷除饮食，辟口臭，去邪毒，辟恶气。久服通神明，轻身耐老。

述：紫苏气微温，禀天之春气而入肝；味辛，得地之金味而入肺。主下气者，肺行其治节之令也。杀谷除饮食者，气温达肝，肝疏畅而脾亦健运也。辟口臭，去邪毒,辟恶气者,辛中带香,香为天地之正气,香能胜臭,即能解毒,又能胜邪也。久服则气爽神清,故通神明,轻身耐老。其子下气尤速;其梗下气宽胀,治噎膈、反胃,止心痛;旁小枝通十二经关窍脉络。

【药物来源】为唇形科植物紫苏 *Perilla frutescens* (L.) Britt. 的干燥叶或带叶小枝。

【植物形态特征】一年生草本,高 30 ~ 120 cm。全株具特殊芳香。茎直立,多分枝,钝四棱形,密被长柔毛。叶对生;叶片阔卵形或卵状圆形;两面紫色或仅下面紫色。轮伞花序,由 2 朵花组成偏向一侧的假总状花序;花冠唇形,白色或紫红色。小坚果近球形,灰棕色或褐色。花期 6—8 月,果期 7—9 月。

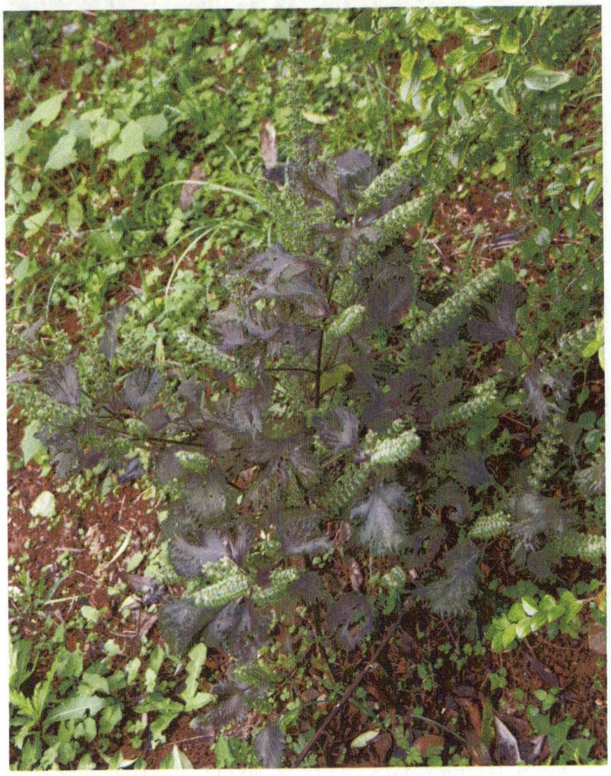

【性味功效】味辛,性温。解表散寒,行气和胃。

【古方选录】《丹台玉案》济惠饮:紫苏叶。用法:细嚼,白汤咽下。如此数次即愈。主治:飞丝入口,令人口舌生泡。

【用法用量】煎服,5 ~ 10 g,不宜久煎;或入丸、散。

【使用注意】阴虚、气虚及温病者慎用。

【现代研究】含紫苏醛、左旋柠檬烯、异白苏烯酮、α - 蒎烯、β - 蒎烯等挥发油,精氨酸,紫苏醇,薄荷酮,铜、铬、锌、镍、铁等无机元素。有抗菌,解热,镇静,镇咳,祛痰,平喘,止血,促进消化液分泌等作用。

附 1:紫苏子(苏子)

【药物来源】为唇形科植物紫苏 *Perilla frutescens* (L.) Britt. 的干燥成熟果实。

【植物形态特征】同"紫苏"。

【性味功效】味辛,性温。降气化痰,止咳平喘,润肠通便。

【古方选录】《普济本事方》麻子苏子粥:紫苏子、大麻子各半合。用法:上药洗净,为极细末,用水再研取汁一盏,分二次煮粥啜之。主治:妇人产后郁冒多汗,大便秘,及老人、诸虚人风秘。

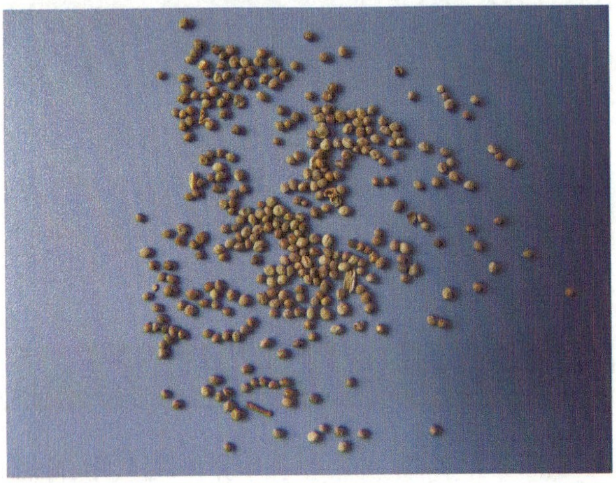

【用法用量】煎服,3 ~ 10 g;或入丸、散。

【使用注意】阴虚咳喘及脾虚便溏者慎用。

【现代研究】含脂肪油,蛋白质,维生素 B_1,氨基酸等。有降血脂,降血压,促进微循环,提高记忆力,刺激胃肠黏膜,通便等作用。

附 2:紫苏梗(苏梗)

【药物来源】为唇形科植物紫苏 *Perilla frutescens* (L.) Britt. 的干燥茎。

【植物形态特征】同"紫苏"。

【性味功效】味辛,性温。理气宽中,止痛,安胎。

【古方选录】《医略六书·卷二十八》紫苏汤:苏叶一钱半,白芍一钱半(酒炒),当归三钱,阿胶三钱(糯粉炒),人参一钱半,丹参一钱半,甘草五分(炙),苏梗三钱,大枣三枚。用法:水煎,去滓服。主治:怀妊二月,脉微滑者。

【用法用量】煎服,5 ~ 10 g;或入丸、散。

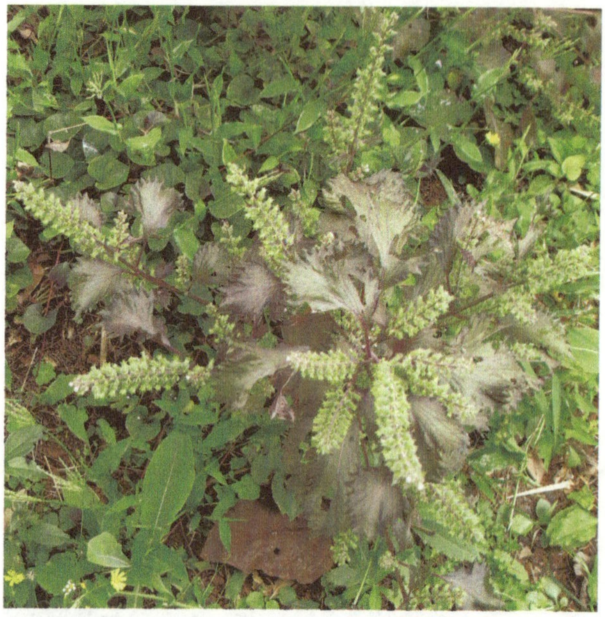

【现代研究】含紫苏酮，异白苏烯酮，紫苏烯，亚麻酸乙酯，亚麻酸，β－谷甾醇等。有类孕激素样作用，能使小鼠子宫内膜较明显增厚，促进子宫内膜腺体的增长，诱生干扰素等。

34 藕实、藕茎（莲子、藕节）

【古籍原文】气味甘、平。主补中养神，益气力，除百疾。久服轻身耐老，不饥延年。

【药物来源】为睡莲科植物莲 *Nelumbo nucifera* Gaertn. 的干燥成熟种子、根茎节部。

【植物形态特征】多年生水生草本。根状茎横生，肥厚，节间膨大，内有多数纵行通气孔道，节部缢缩，上生黑色鳞叶，下生须状不定根。叶圆形，盾状，全缘稍呈波状；叶柄粗壮，中空。花芳香；花瓣红色、粉红

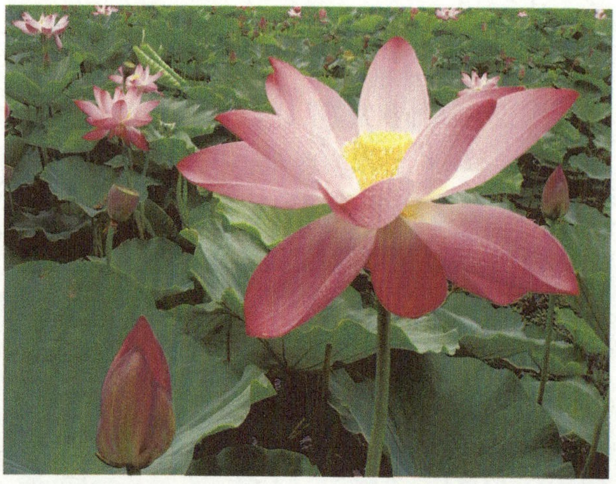

色或白色。浆果椭圆形或卵形。种子（莲子）卵形或椭圆形。花期6—8月，果期8—10月。

【性味功效】莲子：味甘、涩，性平。补脾止泻，止带，益肾涩精，养心安神。

藕节：味甘、涩，性平。收敛止血，化瘀。

【古方选录】《家藏经验方》莲子散：旱莲子。用法：上于新瓦上焙干为末，每服二钱，食前米饮调下。主治：新旧肠风脏毒，下血不止。

《杂病源流犀烛》干藕节散：干藕节。用法：上为末，每服方寸匕，酒送下，一日二次。主治：坠跌瘀血，积在胸腹，吐血无数者。

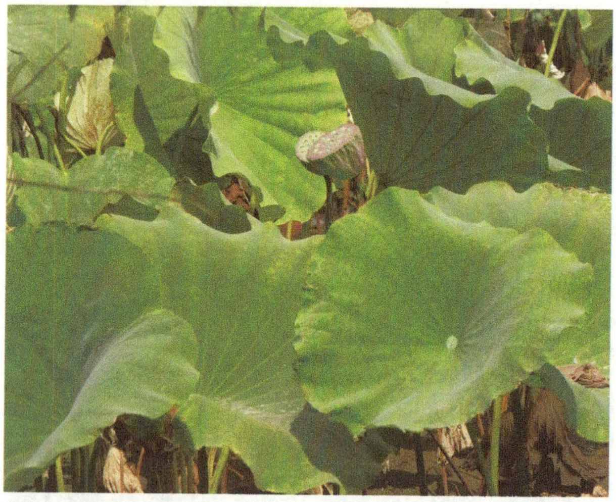

【用法用量】煎服：莲子6～15 g；藕节9～15 g。或入丸、散。

【使用注意】中满痞胀及大便燥结者忌服。

【现代研究】莲子含淀粉，棉籽糖，蛋白质，脂肪，碳水化合物，钙、磷、铁，β－谷甾醇，脂肪酸酯，棕榈酸，维生素C，葡萄糖，叶绿素等。有镇静，强心，抗衰老，抗氧化，增强免疫力，降血糖，促进脂肪分解，双向调节胃肠功能等作用。

藕节含鞣质，天门冬酰胺，棉籽糖，水苏糖，葡萄糖，果糖，蔗糖及黄酮类等。有止血，抗氧化，延缓衰老，抗疲劳，抗肿瘤，增强免疫力等作用。

35 鸡头实（芡实）

【古籍原文】气味甘、平。主湿痹，腰脊膝痛，补中，除暴疾，益精气，强志，令耳目聪明。久服轻身不饥，耐老，神仙。

【药物来源】为睡莲科植物芡 *Euryale ferox* Salisb. 的干燥成熟种仁。

【植物形态特征】一年生大型水生草本。沉水叶长 4～10 cm，两面无刺；浮水叶直径 10～130 cm，两面在叶脉分枝处有锐刺；叶柄及花梗粗壮，皆有硬刺。花瓣紫红色，成数轮排列，向内渐变成雄蕊。浆果球形，外面密生硬刺。种子球形，黑色。花期 7—8 月，果期 8—9 月。

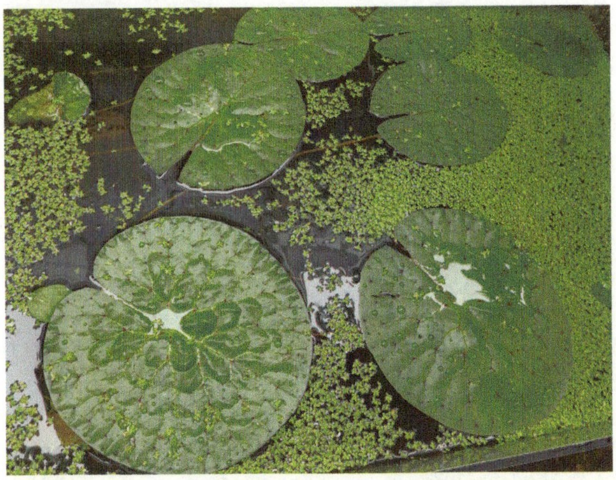

【性味功效】味甘、涩，性平。益肾固精，补脾止泻，除湿止带。

【古方选录】《女科切要》分清饮：芡实、茯苓各等份。用法：炼蜜为丸，如梧桐子大，每服十丸，淡盐汤送下。主治：小便浊。

【用法用量】煎服，9～15 g；或入丸、散。

【使用注意】大小便不利者不宜使用。

【现代研究】含淀粉，蛋白质，氨基酸，脂肪，维生素及多种微量元素等。有抗氧化，清除自由基，降血糖，镇痛，抗心肌缺血，抗血栓，降低尿蛋白，抑菌，防治胃黏膜损伤等作用。

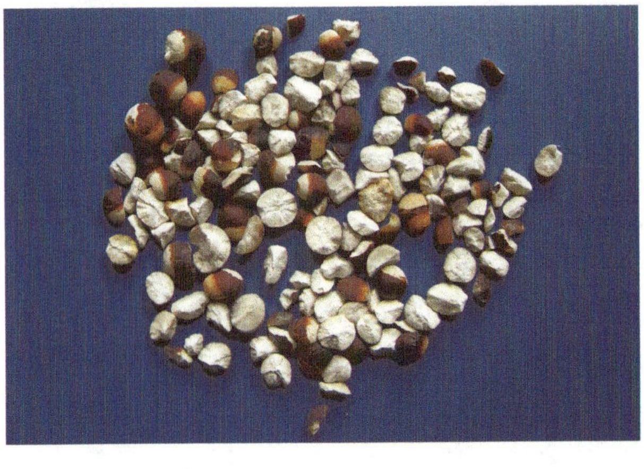

36 黑芝麻（黑脂麻、胡麻仁）

【古籍原文】气味甘、平，无毒。主伤中虚羸，补五内，益气力，生长肌肉，填髓脑。久服轻身不老。色黑者良。

【药物来源】为胡麻科植物脂麻 *Sesamum indicum* L. 的干燥成熟种子。

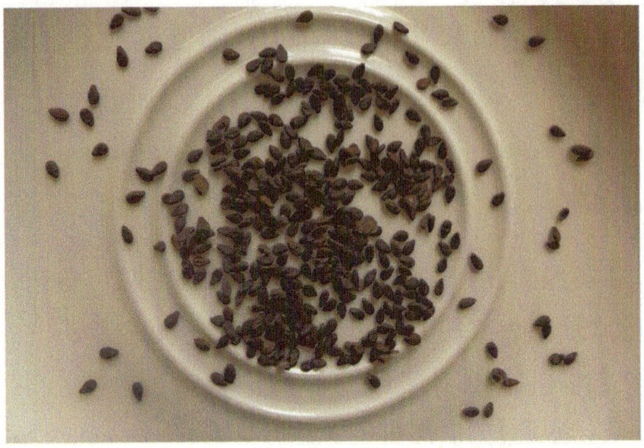

【植物形态特征】一年生直立草本。高 60～150 cm，分枝或不分枝，微有毛。叶矩圆形或卵形，下部叶掌状 3 裂，中部叶有齿缺，上部叶近全缘。花单生或 2～3 朵同生于叶腋内；花冠白色而常有紫红色或黄色的彩晕；雄蕊 4 枚；子房上位，4 室。蒴果矩圆形，有纵棱，被毛。种子有黑白之分。花期 6—8 月，果期 8—9 月。

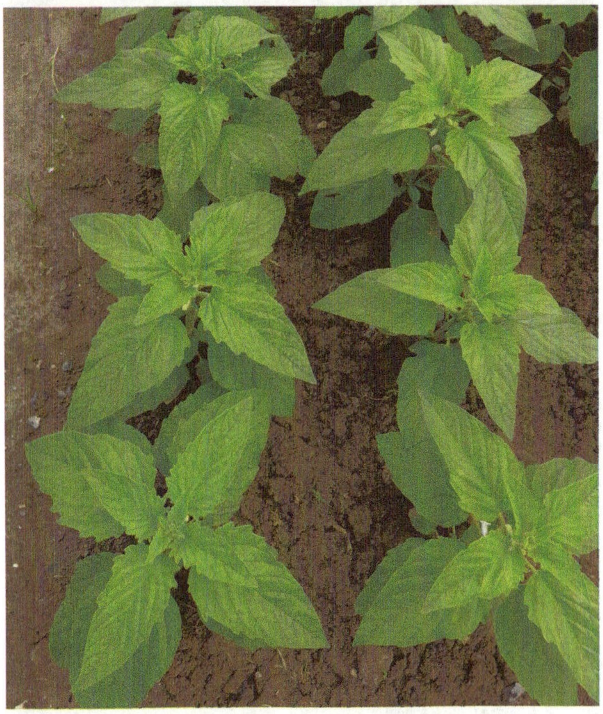

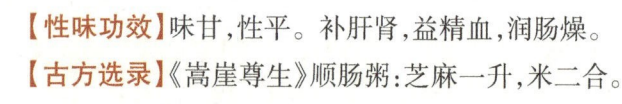

【性味功效】味甘，性平。补肝肾，益精血，润肠燥。

【古方选录】《嵩崖尊生》顺肠粥：芝麻一升，米二合。用法：煮粥食。主治：妇人产后大便日久不通。

【用法用量】煎服，9 ~ 15 g；或入丸、散。

【使用注意】脾虚大便溏薄者慎用。

【现代研究】含油酸、亚油酸、棕榈酸、花生酸等脂肪油，甘油酯，甾醇，芝麻素，芝麻酚，芝麻林素，维生素E，叶酸，烟酸，卵磷脂，戊聚糖，蛋白质和多量微量元素等。有抗衰老，降血糖，抗炎，通便，降低胆固醇等作用。

37 益母草子（茺蔚子）

【古籍原文】气味辛、甘、微温，无毒。主明目益精，除水气。久服轻身延年。（今人奉为女科专药，往往误事，且其独具之长反掩。）

【药物来源】为唇形科植物益母草 *Leonurus japonicus* Houtt. 的干燥成熟果实。

【植物形态特征】一年生或二年生草本。茎直立，四棱形。叶对生；基生叶具长柄，叶片略呈圆形；茎中部叶3全裂；最上部叶不分裂，线形。轮伞花序腋生，

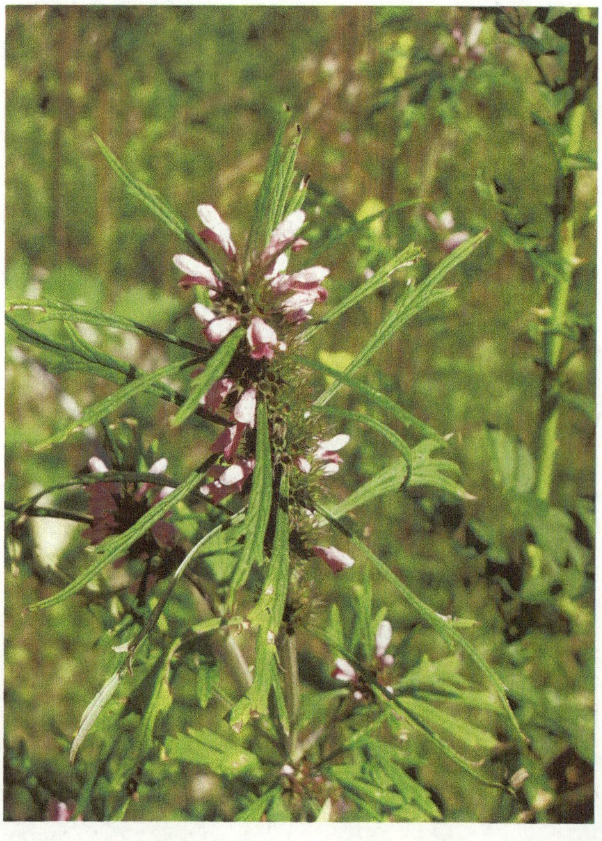

具花8 ~ 15朵；花冠唇形，淡红色或紫红色；雄蕊4枚；雌蕊1枚。坚果褐色，三棱形，先端较宽而平截，基部楔形。花期6—9月，果期7—10月。

【性味功效】味辛、苦，性微寒。活血调经，清肝明目。

【古方选录】《太平圣惠方》益母草子散：益母草子半两，刘寄奴半两，芸薹子二分（微炒），肉桂三分（去粗皮），没药半分，当归半两（锉，微炒）。用法：上为细散，每服二钱，以水、酒各半中盏，煎至五分，和滓热服，不拘时候。主治：产后恶血，腹内绞痛，口干心烦。

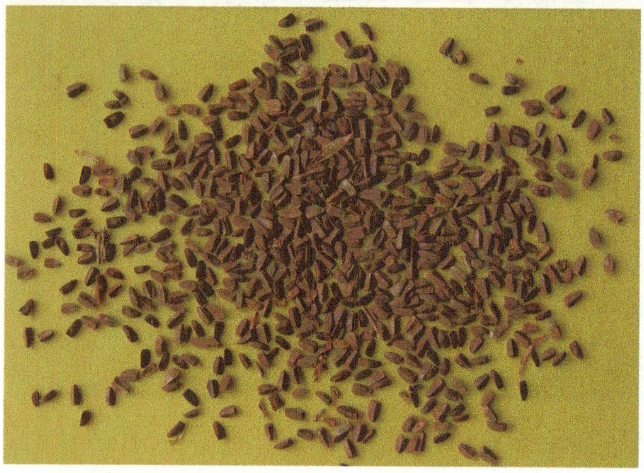

【用法用量】煎服，5 ~ 10 g；或入丸、散。

【使用注意】瞳孔散大者慎用。

【现代研究】含益母草宁，水苏碱，环型多肽益母草宁，亚油酸，γ-亚麻酸，油酸，1-辛烯-3-醇，反式石竹烯，草烯，环己酮，柏木脑，氨基酸，矿物质等。有收缩子宫，降血压，调节血脂，抗氧化等作用。

38 茜草（茜根）

【古籍原文】气味苦、寒，无毒。主寒湿风痹，黄疸，补中。

陈修园曰：气味苦寒者，得少阴之气化也。风、寒、湿三气合而为痹，而此能入手足少阴，俾上下交通而旋转，则痹自愈矣。上下交通则中土自和，斯有补中之效矣。中土和则湿热之气自化，而黄疸愈矣。又《素问》以芦茹一两、乌鲗鱼骨四两，丸以雀卵，饮以鲍鱼汁，治气竭肝伤，脱血，血枯，妇人血枯经闭，丈夫阴痿精伤，名曰四乌鲗骨一芦茹丸。芦茹即茜

草也，亦取其入少阴以生血，补中宫以统血。汁可染绛，似血而能行血欤。后人以此三味入乌骨白丝毛鸡腹内，以陈酒、童便煮烂，烘干为丸。以百劳水下五七十丸，治妇人倒经血溢于上，男子咳嗽吐血，左手关脉弦，背上畏寒，有瘀血者。

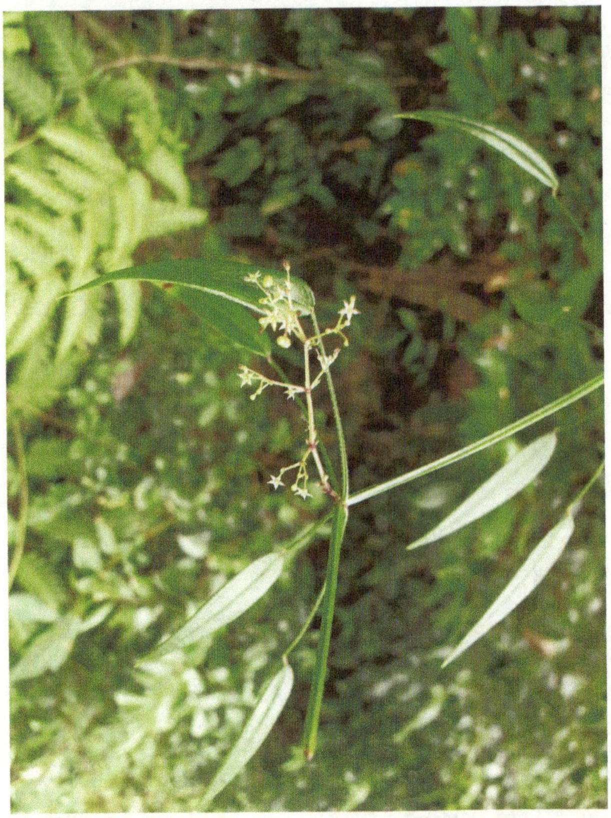

【药物来源】为茜草科植物茜草 *Rubia cordifolia* L. 的干燥根和根茎。

【植物形态特征】多年生草质攀缘藤本。根状茎及节上须根均为红色。茎数条，4 棱，棱上生倒生皮刺。叶通常 4 片轮生，披针形或长圆状披针形。聚伞花序腋生和顶生，有花 10 余朵，花冠淡黄色。果球形。花期 8—9 月，果期 10—11 月。

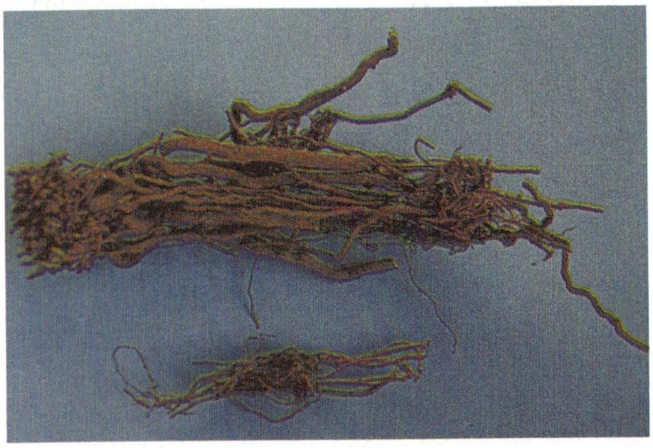

【性味功效】味苦，性寒。凉血，祛瘀，止血，通经。

【古方选录】《普济本事方》茜梅丸：茜草根、艾叶各一两，乌梅肉（焙干）半两。用法：上为细末，炼蜜为丸，如梧桐子大，每服三十丸，乌梅汤送下。主治：衄血无时。

【用法用量】煎服，6 ~ 10 g；或入丸、散。

【使用注意】脾胃虚寒及无瘀滞者忌服。

【现代研究】含茜草酸，大叶茜草素，葡萄糖，紫茜素，伪紫茜素，茜草色素等。有止血，抗病原微生物，抗炎，止咳，祛痰，抗肿瘤，抗氧化等作用。

39 茯　苓

【古籍原文】气味甘、平，无毒。主胸胁逆气，忧恚惊邪恐悸，心下结痛，寒热烦满，咳逆，口焦舌干，利小便。久服安魂养神，不饥延年。

陈修园曰：茯苓气平入肺，味甘入脾。肺能通调，脾能转输，其功皆在于“利小便”一语。胸为肺之部位，胁为肝之部位，其气上逆则忧恚惊邪恐悸，七情之用因而弗调。心下为太阳之部位，水邪停留则结痛；水气不化则烦满；凌于太阴则咳逆；客于营卫则发热恶寒；内有宿饮则津液不升，为口焦舌干。唯得小便一利，则水行而气化，诸疾俱愈矣。久服安魂养神，不饥延年者，以肺金为天，脾土为地，位一身之天地，而明其上下交和之效也。

【药物来源】为多孔菌科真菌茯苓 *Poria cocos* (Schw.) Wolf 的干燥菌核。

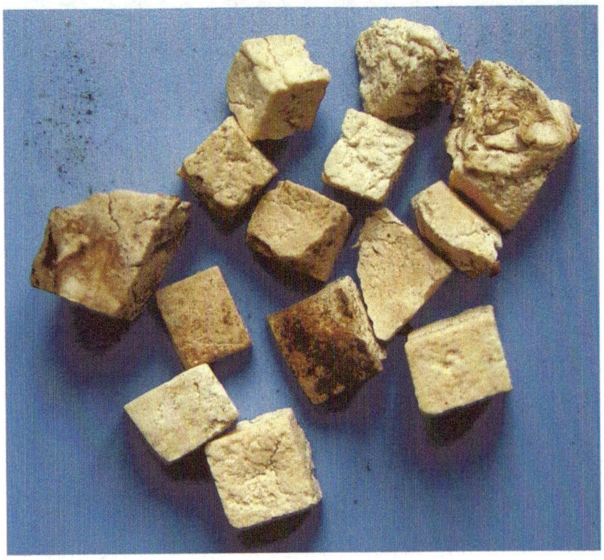

【药材特征】药材呈类球形、椭圆形、扁圆形或不规则团块，大小不一。外皮薄而粗糙，棕褐色至黑褐色，有明显的皱缩纹理。体重，质坚实，断面颗粒性，有的具裂隙，外层淡棕色，内部白色，少数淡红色，有的中间抱有松根。气微，味淡，嚼之黏牙。

【性味功效】味甘、淡，性平。利水渗湿，健脾，宁心。

【古方选录】《医学入门》二苓丸：赤茯苓、白茯苓各等份。用法：水澄，为末，别用生地汁同酒熬膏为丸，如弹子大，每空心嚼一丸，盐汤送下。主治：心肾俱虚，神志不定，小便淋沥不禁。

【用法用量】煎服，10～15 g；或入丸、散。

【现代研究】含茯苓聚糖，三萜类化合物如茯苓酸、三萜羧酸等，脂肪酸，麦角甾醇，甾醇，卵磷脂，腺嘌呤，胆碱等。有利尿，镇静，抗肿瘤，抗氧化，抗炎，降血糖，调节免疫功能，保肝，降低转氨酶，抗病毒，诱生和促诱生干扰素，减轻放射反应等作用。

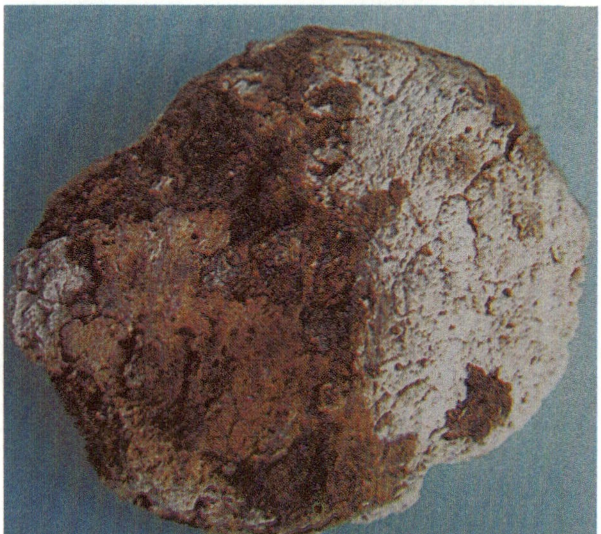

40 猪　苓

【古籍原文】气味甘、平，无毒。主痎疟，解毒，蛊疰不祥，利水道。久服轻身耐老。

陈修园曰：猪苓气平，禀金气而入肺；味甘无毒，得土味而入脾。肺主治节，脾主转输，所以能利水道。又考此物，出土时带甘，久则淡然无味，无味则归于膀胱。膀胱为太阳，其说有二：一曰经络之太阳，一曰六气之太阳。何谓经络之太阳？其腑在下而主水，得上焦肺气之化，中焦脾气之运，则下焦愈治。所谓上焦如雾，中焦如沤，下焦如渎，俾决渎之用行于州都，则州都中自有云行雨施之景象，利水如神，有由来也，且不独利水道也。六气之太阳名曰巨阳，应天道居高而卫外，乃心君之藩篱也。凡风寒初感，无非先入太阳之界，治不得法，则留于膜原而为疟，久则为痎。即伤寒杂病似疟非疟者，皆在此例。但得猪苓之通利水道，水行气化，水精四布，溱溱汗出，则营卫和而诸邪俱解。仲景五苓散、桂枝去桂加茯苓白术汤非于此得其悟机乎？若阳明之渴欲饮水，小便不利；少阴之咳呕而渴，心烦不眠，热疟多兼此症。总于利水道中，布达太阳之气，使天水循环，滋其枯燥，即仲景猪苓汤之义也。且太阳为天，光明清湛，清湛则诸毒可解，光明则蛊疰不祥自除。又云“久服轻身耐老”者，溺得阳气之化而始长，溺出不能远射，阳气衰于下也；溺出及溺已时头摇者，头为诸阳之会，从下以验其上之衰也。此皆老态，得猪苓助太阳之气而可耐之。然此特圣人开太阳之治法，非谓猪苓之淡可赖也。

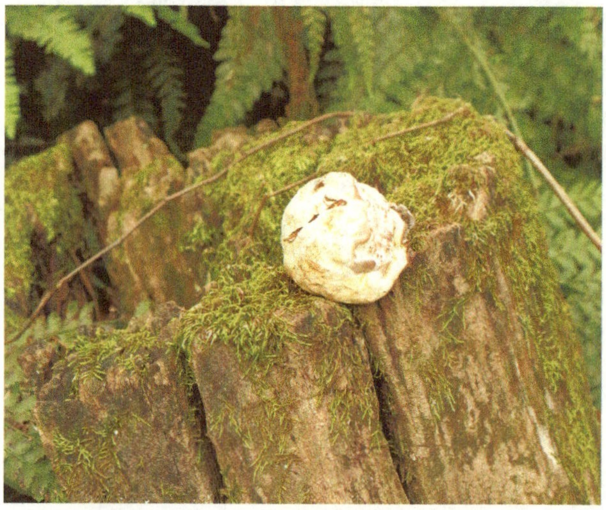

【药物来源】为多孔菌科真菌猪苓 *Polyporus umbellatus* (Pers.) Fries 的干燥菌核。

【药材特征】药材呈条形、类圆形或扁块状，有的有分枝，长 5～25 cm，直径 2～6 cm。表面黑色、灰黑色或棕黑色，皱缩或有瘤状突起。体轻，质硬，断面类白色或黄白色，略呈颗粒状。气微，味淡。

【性味功效】味甘、淡，性平。利水渗湿。

【古方选录】《普济方·卷一八〇》沉苓丸：白茯苓半斤（去皮净），猪苓五两。用法：将茯苓锉成大块，猪苓为皮片，用瓦器煮，以猪苓沉为度，取白茯苓以蜡为丸，如弹子大。每服一丸，用小瓦瓶煮清粥候沸，搅匀，空心啜服。主治：渴浊，有浊无渴。

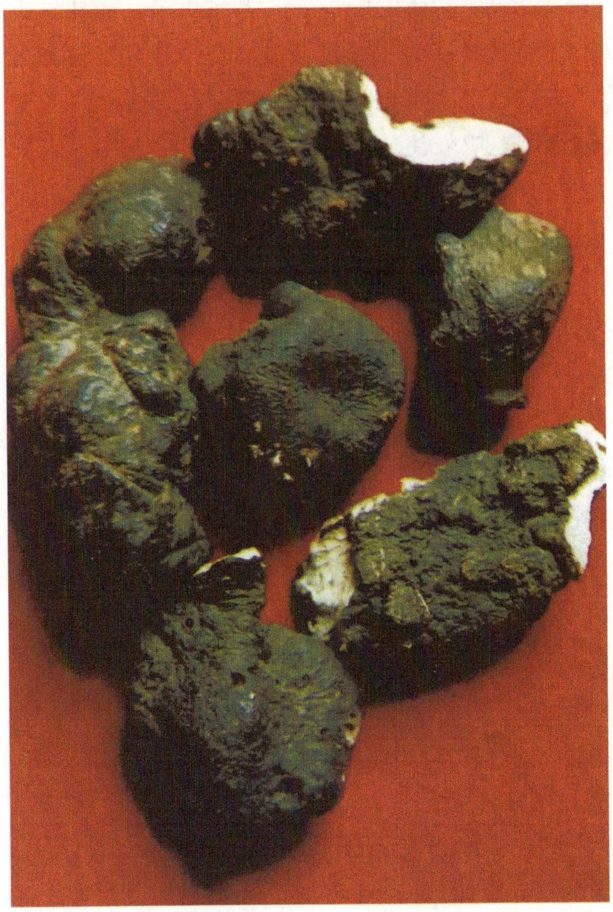

【用法用量】煎服，6～12 g；或入丸、散。

【使用注意】无水湿者忌用。

【现代研究】含粗蛋白，醚溶性浸出物，粗纤维，可溶性糖，2－羟基二十四烷酸，麦角甾醇等。有利尿，抗肿瘤，保肝，促进免疫功能，抗辐射损伤，抗衰老等作用。

41 牡桂(桂枝、薄桂皮)

【古籍原文】气味辛、温，无毒。主上气咳逆，结气喉痹，吐吸，利关节，补中益气。久服通神，轻身不老。

牡，阳也。牡桂者，即今之桂枝、桂皮也，菌根也。菌桂即今之肉桂、厚桂也。然生发之机在枝干，故仲景方中所用俱是桂枝，即牡桂也。时医以桂枝发表，禁不敢用，而所用肉桂，又必刻意求备，皆是为施治不愈，卸罪巧法。

张隐庵曰：桂本凌冬不凋，气味辛温，其色紫赤，水中所生之木火也。肺肾不交，则为上气咳逆之证，桂启水中之生阳，上交于肺，则上气平而咳逆除矣。结气喉痹者，三焦之气不行于肌腠，则结气而为喉痹。桂禀少阳之木气，通利三焦，则结气通而喉痹可治矣。吐吸者，吸不归根即吐出也。桂能引下气与上气相接，则吸入之气直至丹田而后出，故治吐吸也。关节者，两肘、两腋、两髀、两腘皆机关之室，周身三百六十五节，皆神气之周行。桂助君火之气，使心主之神而出入于机关，游行于骨节，故利关节也。补中益气者，补中焦而益上下之气也。久服则阳气盛而光明，故通神明。三焦通会元真于肌腠，故轻身不老。

徐忠可曰：近来肾气丸、十全大补汤俱用肉桂，盖杂温暖于滋阴药中，故无碍。至桂枝汤，因作伤寒首方，又因有春夏禁用桂枝之说，后人除有汗发热恶寒一证，他证即不用，甚至春夏则更守禁药不敢用矣。不知古人用桂枝，取其宣通血气，为诸药向导。即肾气丸古亦用桂枝，其意不止于温下也。他如《金匮》论虚损十方，而七方用桂枝。孕妊用桂枝汤安胎；又桂苓丸去症；产后中风面赤，桂枝、附子、竹叶并用；产后乳子烦乱，呕逆，用竹皮大丸，内加桂枝，治热烦；又附方于建中加当归为内补。然则，桂枝岂非通用之药？若肉桂则性热下达，非下焦虚寒者不可用，而人反以为通用，宜其用之而多误矣。余自究心《金匮》以后，其用桂枝取效，变幻出奇，不可方物，聊一拈出以破时人之惑。

陈修园曰：《金匮》谓气短有微饮，宜从小便去之，桂苓甘术汤主之，肾气丸亦主之。喻嘉言注：呼气短，宜用桂苓甘术汤以化太阳之气；吸气短，宜用肾气丸以纳少阴之气。二方俱借桂枝之力，市医不晓也。第桂枝为上品之药，此时却蹇于遇，而善用桂枝之人亦与之同病。癸亥岁，司马某公之媳，孀居数载，性好静，长日闭户独坐，得咳嗽病，服生地、麦冬、百合之类，一年余不效。延余诊之，脉细小而弦紧，纯是阴霾四布、水气滔天之象，断为水饮咳嗽，此时若不急治，半月后水肿一作，卢扁莫何！言之未免过激，诊一次后，即不复与商。嗣肿病大作，医者用槟榔、牵牛、葶苈子、厚朴、大腹皮、萝卜子为主，加焦白术、熟地炭、肉桂、附子、茯苓、车前子、牛膝、当归、芍药、海金沙、泽泻、木通、赤小豆、商陆、猪苓、枳壳之类，出入加减。计服二个月，其肿全消，人瘦如柴，下午气陷脚肿，次早亦消，见食则呕，冷汗时出，子午二时，烦躁不宁，咳嗽辄晕。医家以肿退为效，而病人时觉气散不能自支。又数日，大汗，呕逆，气喘欲绝，又延余诊之，脉如吹毛，指甲黯，四肢厥冷。余惊问其少君曰："前此直言获咎，以致今日病不可为，余实不能辞其责也。但尊大人于庚申夏间将入都，沾恙一月，余进药三剂全愈，迄今三载，尚守服旧方，精神逾健，岂遂忘耶？兹两次遵命而来，未准一见，此证已束手无策，未知有何面谕？"渠少君云：但求气喘略平，所以然者，非人力也。余不得已，以《金匮》桂苓甘术汤小剂应之：茯苓二钱，白术、桂枝、炙甘草各一钱。次日又延，余知术拙不能为力，固辞之，别延医治。后一日殁。旋闻医辈私议，桂苓甘术汤为发表之剂，于前证不宜。夫桂苓甘术汤岂发表剂哉？只缘汤中之桂枝一味由来被谤，余用桂枝，宜其招谤也。噫！桂枝之屈于不知已，将何时得以大申其用哉？

桂枝性用，自唐宋以后，罕有明其旨者。叔父引张隐庵之注，字字精确；又引徐忠可之论，透发无遗。

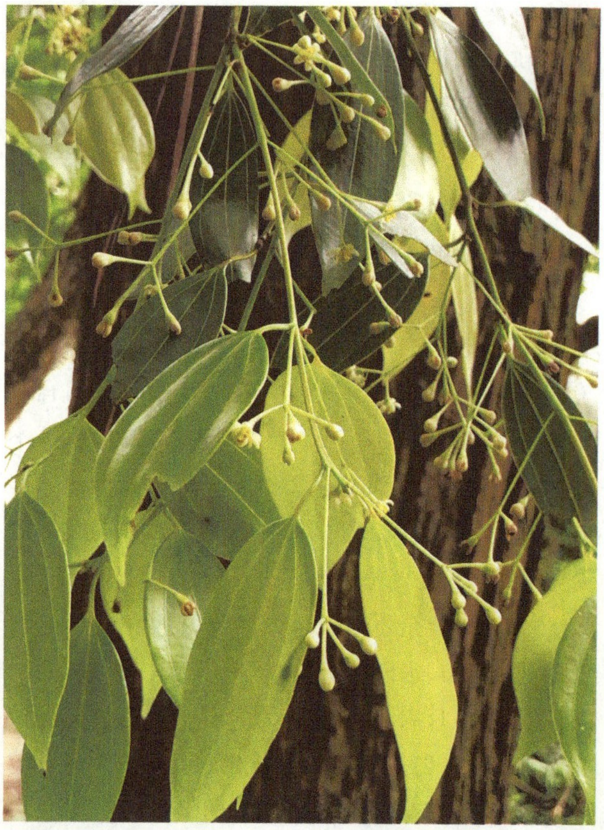

附录近日治案，几于痛哭垂涕而道之。其活人无已之心，溢于笔墨之外。吾知桂枝之功用，从此大彰矣！又按：仲景书桂枝条下，有"去皮"二字，叶天士《医林指南》方中每用桂枝末，甚觉可笑。盖仲景所用之桂枝，只取梢尖嫩枝，内外如一，若有皮骨者去之，非去枝上之皮也。诸书多未言及，特补之。（受业侄凤腾、鸣岐注。）

【药物来源】为樟科植物肉桂 *Cinnamomum cassia* Presl 的干燥嫩枝。

【植物形态特征】中等大乔木。树皮灰褐色，老树皮厚达 13 mm。一年生枝条圆柱形，黑褐色，略被短柔毛；当年生枝条近四棱形，黄褐色，密被灰黄色短茸毛。叶互生或近对生，长椭圆形至近披针形；叶柄粗壮。圆锥花序腋生或近顶生；花白色，退化雄蕊 3 枚；子房卵球形。果椭圆形。花期 6—8 月，果期 10—12 月。

【性味功效】味辛、甘，性温。发汗解肌，温通经脉，助阳化气，平冲降气。

【古方选录】《伤寒论》桂枝附子汤：桂枝（去皮）四两，附子（炮，去皮）三枚，生姜（切）三两，大枣（擘）十二枚，甘草（炙）二两。用法：以水六升，煮取二升，去滓温服，一日三次。主治：伤寒八九日，风湿相搏，身体疼烦，不能自转侧，不呕，不渴，脉浮虚而涩者。

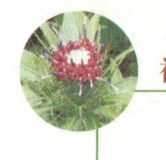

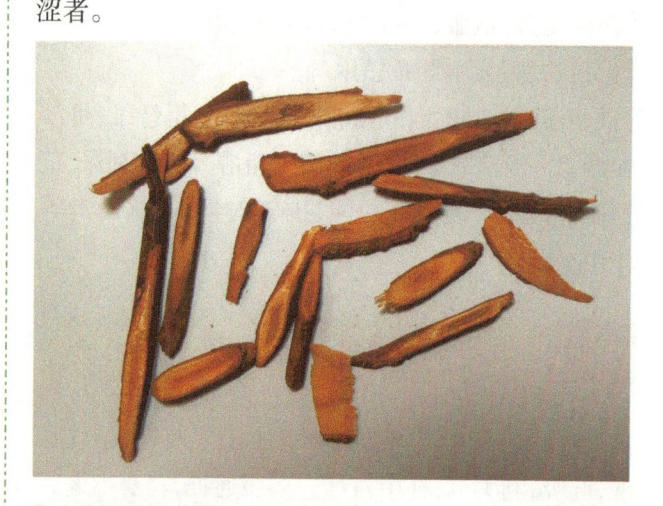

【用法用量】煎服，3 ~ 10 g；或入丸、散。

【使用注意】温热病患者及阴虚阳盛、血热妄行者忌用。孕妇及月经过多者慎用。

【现代研究】含桂皮醛，反式桂皮酸，香豆素，β - 谷甾醇，原儿茶酸，3 -（2 - 羟基苯基）丙酸等。有镇静，镇痛，解热，抗惊厥，抗菌，抗病毒，利尿，抗炎，抗过敏，祛痰，止咳，健胃，抗肿瘤等作用。

42 菌桂（肉桂）

【古籍原文】气味辛、温，无毒。主百病，养精神，和颜色，为诸药先聘通使。久服轻身不老，面生光华，媚好常如童子。

陈修园曰：性用同牡桂。养精神者，内能通达脏腑也；和颜色者，外能通利血脉也；为诸药先聘通使者，辛香能分达于经络，故主百病也。与牡桂有轻重之分、上下之别。凡阴邪盛与药相拒者，非此不能入。

【药物来源】为樟科植物肉桂 *Cinnamomum cassia* Presl 的干燥树皮。

【植物形态特征】同"牡桂"。

【性味功效】味辛、甘，性大热。补火助阳，引火归元，散寒止痛，温通经脉。

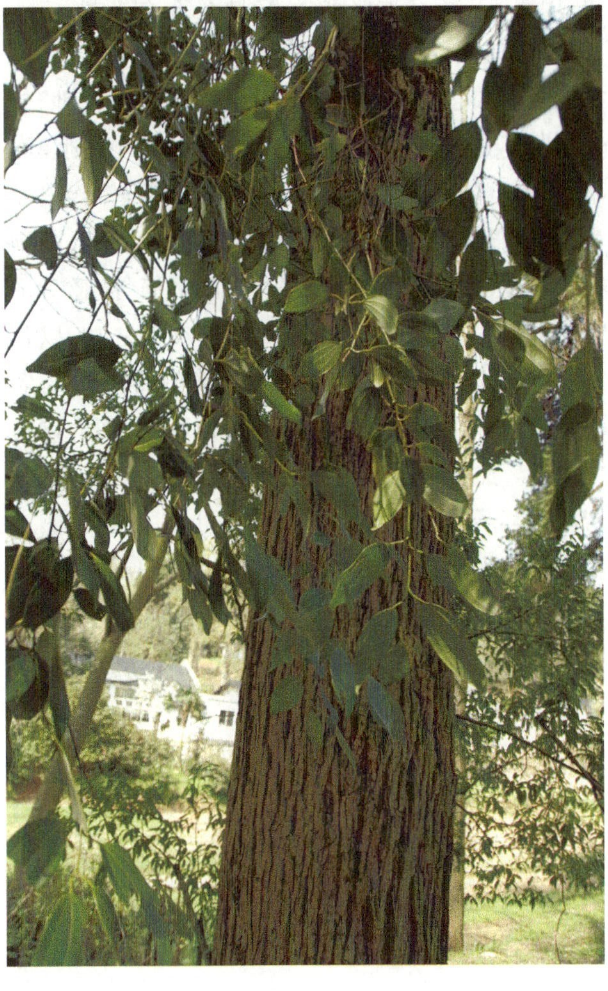

【古方选录】《济阴纲目》姜桂散：肉桂五钱，姜汁三合。用法：上锉，同煎，服三合。以大火炙手，摩令背热，时时涂药汁尽妙。主治：产后咳逆，三日不止，欲死。

【用法用量】煎服，1～5 g；或入丸、散。

【使用注意】阴虚火旺者忌用，有出血倾向者及孕妇慎用。不宜与赤石脂同用。

【现代研究】含桂皮醛，乙酸桂皮酯，乙酸苯丙酯，黏液质，鞣质，微量生物素及多种二萜类成分。有镇静，镇痛，解热，扩张血管，降血压，健胃，抗溃疡，杀菌，抗凝血，抗补体，预防血吸虫病等作用。

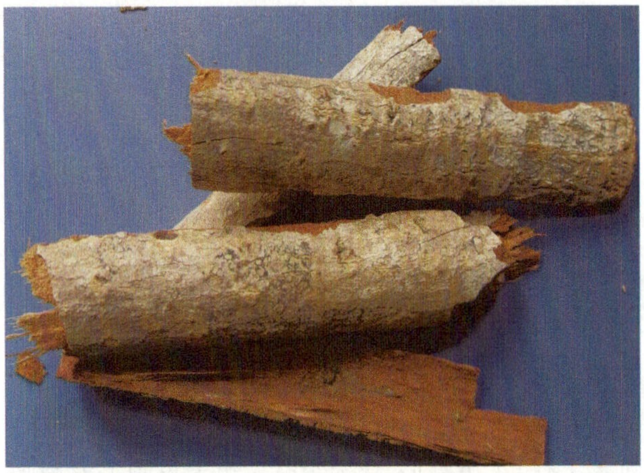

43 橘皮（陈皮）

【古籍原文】气味苦辛、温，无毒。主胸中瘕热逆气，利水谷。久服去臭，下气通神。

陈修园曰：橘皮气温，禀春气而入肝；味苦入心，味辛入肺。胸中为肺之部位，唯其入肺，所以主胸中之瘕热逆气；疏泄为肝之专长，唯其入肝，所以能利水谷；心为君主之官，唯其入心，则君火明而浊阴之臭气自去。又推其所以得效之神者，皆其下气之功也。总结上三句，古人多误解。

又曰：橘皮筋膜似脉络，皮形似肌肉，宗眼似毛孔。人之伤风咳嗽，不外肺经。肺主皮毛，风之伤人，先于皮毛，次入经络而渐深。治以橘皮之苦以降气，辛以发散，俾从脾胃之大络，而外转于肌肉毛孔之外，微微从汗而解也。若削去筋膜，只留外皮，名曰橘红，意欲解肌止嗽，不知汗本由内而外，岂能离肌肉经络而直走于外？雷敩去白、留白之分，东垣因之，何不通之甚也！至于以橘皮制造为酱，更属无知安作。查其制法：橘皮用水煮三次极烂，嚼之无辛苦味，晒干，外用甘草、麦冬、青盐、乌梅、元明粉、硼砂，熬浓汁浸晒多次，以汁干为度；又以人参、贝母研末拌匀，收贮数月后用之。据云能化痰疗嗽，顺气止渴生津，而不知全失橘皮之功用。橘皮治嗽，妙在辛以散之，今以乌梅之酸收乱之；橘皮顺气，妙在苦以降之，今以麦冬、人参、甘草之甘壅乱之；橘皮妙在温燥，故能去痰宽胀，今以麦冬、贝母、元明粉、硼砂、青盐之咸寒乱之。试问橘皮之本色何在乎？余尝究俗人喜服之由，总由入口之时得甘酸之味，则满口生津；得咸寒之性，则坚痰暂化。一时有验，彼此相传，而阴被其害者不少也。法制半夏，亦用此药浸造，罨发黄衣收贮，贻害则一。

【药物来源】为芸香科植物橘 *Citrus reticulata* Blanco 及其栽培变种的干燥成熟果皮。

【植物形态特征】常绿小乔木或灌木，高 3 ~ 4 m。枝有刺。叶互生；叶片披针形或椭圆形，先端渐尖，基部楔形。花单生或数朵丛生于枝端或叶腋；花萼杯状，5 裂；花瓣 5 片，白色；雄蕊 15 ~ 30 枚；雌蕊 1 枚；子房圆形，柱头头状。柑果近圆形或扁圆形，果皮薄而宽。种子卵圆形，白色。花期 3—4 月，果期 10—12 月。

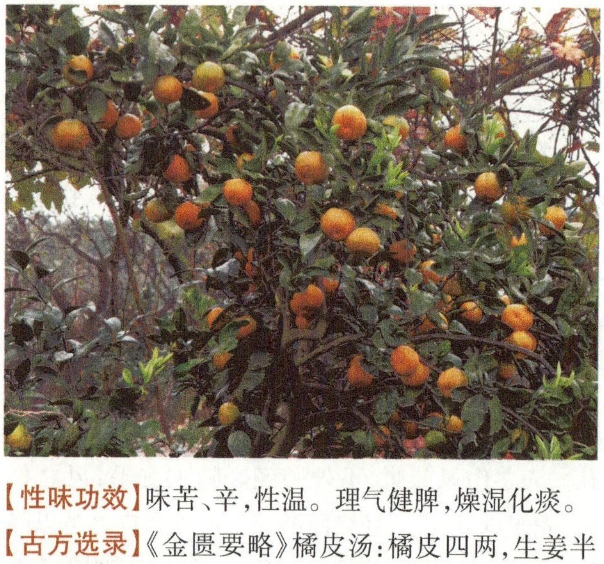

【性味功效】味苦、辛，性温。理气健脾，燥湿化痰。

【古方选录】《金匮要略》橘皮汤：橘皮四两，生姜半斤。用法：水煎，以水七升，煮取三升，温服一升，下咽即愈。主治：干呕，哕，若手足厥者。

【用法用量】煎服，3 ~ 10 g；或入丸、散。

【使用注意】阴虚舌红少津及内有实火者慎用。

【现代研究】含柠檬烯，橙皮苷，新橙皮苷，橙皮素，柚皮苷等。有调节胃肠运动，促进胃液分泌，抗溃疡，保肝，利胆，抗过敏，降血脂，抗血小板聚集，抗氧化，祛痰，平喘，抗菌，抗肿瘤等作用。

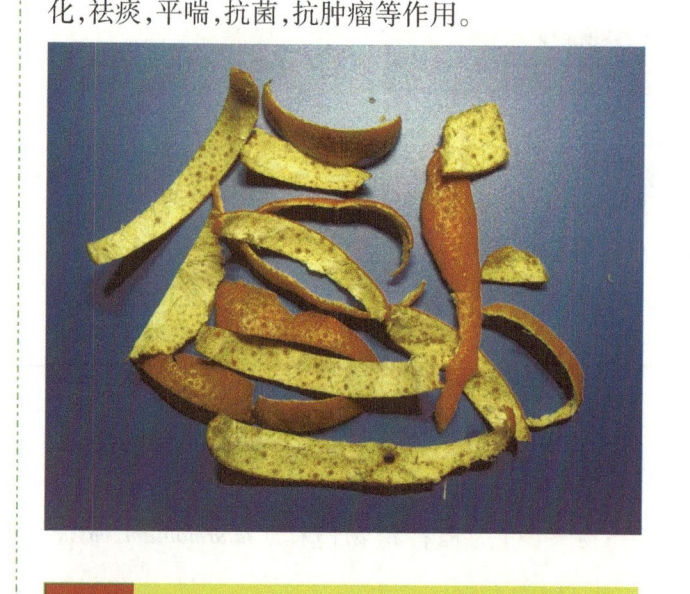

44 枸杞（枸杞子）

【古籍原文】气味苦、寒，无毒。主五内邪气，热中消渴，周痹风湿。久服坚筋骨，轻身不老，耐寒暑。

陈修园曰：枸杞气寒，禀水气而入肾；味苦无毒，得火味而入心。五内，即五脏。五脏为藏阴之地，热气伤阴即为邪气，邪气伏于中则为热中，热中则津液不足，内不能滋润脏腑而为消渴，外不能灌溉经络而为周痹。热甚则生风，热郁则成湿，种种相因，唯枸杞之苦寒清热可以统主之。“久服坚筋骨，轻身不老，耐寒暑”三句，则又申言其心肾交补之功，以肾字从坚，补之即所以坚之也。坚则身健而轻，自忘老态；况肾水足可以耐暑，心火宁可以耐寒，洵为饮食之上剂。然苦寒二字，《本经》概根、苗、花、子而言。若单论其子，严冬霜雪之中，红润可爱，是禀少阴水精之气兼少阴君火之化，为补养心肾之良药，但性缓不可以治大病、急病耳。

【药物来源】为茄科植物宁夏枸杞 *Lycium barbarum* L. 的干燥成熟果实。

【植物形态特征】落叶灌木，高约 1 m。蔓生，茎秆细长，外皮灰色，有棘刺生于叶腋。叶互生或数片丛生，卵状菱形至卵状披针形，全缘。花单一或数朵簇生于叶腋；萼钟状，3 ~ 5 裂；花冠漏斗状，先端 5 裂；雄蕊 5 枚；雌蕊 1 枚。浆果卵形或长圆形，成熟时红

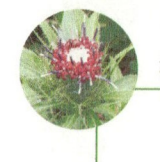

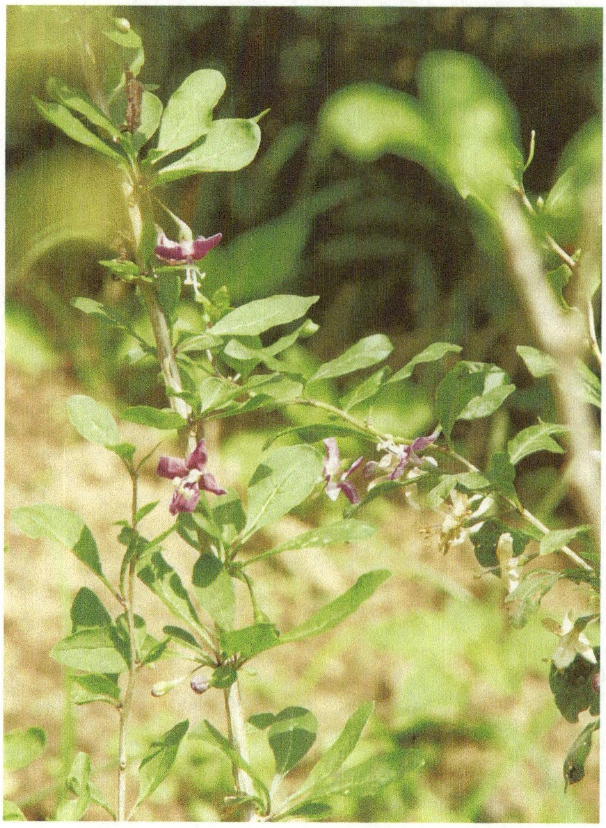

色。花期5—10月,果期6—10月。

【性味功效】味甘,性平。滋补肝肾,益精明目。

【古方选录】《麻疹全书》杞菊地黄丸:熟地黄八钱,山茱萸、干山药各四钱,泽泻、牡丹皮、茯苓、枸杞子、菊花各三钱。用法:上为细末,炼蜜为丸,如梧桐子大,每服三钱,空腹服。主治:肝肾阴虚证;两目昏花,视物模糊,或眼睛干涩,迎风流泪等。

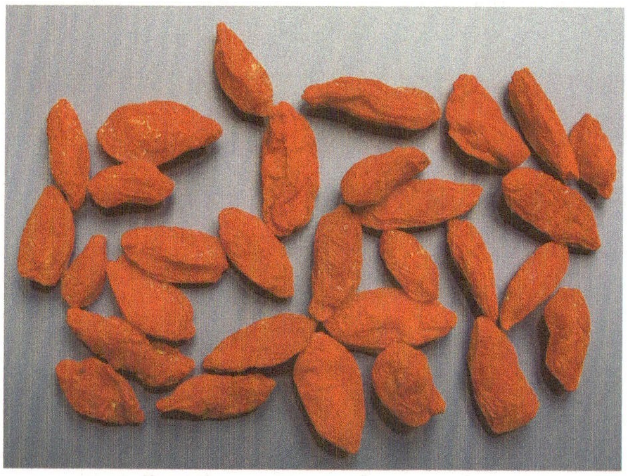

【用法用量】煎服,3~10 g;或入丸、散;或浸酒。

【使用注意】脾虚便溏者不宜使用。

【现代研究】含枸杞多糖,甜菜碱,枸杞素A,枸杞素B,胡萝卜素,莨菪亭,多种氨基酸,微量元素等。有增强免疫力,延缓衰老,降血压,降血糖,降血脂,抗肿瘤,抗疲劳,提高视力,抗辐射损伤,抑菌等作用。

45 木　香

【古籍原文】气味辛、温,无毒。主邪气,辟毒疫瘟鬼,强志,主淋露。久服不梦寤魇寐。

张隐庵曰:木香其数五,气味辛温,上彻九天,禀手足太阴天地之气化,主交感天地之气,上下相通。治邪气者,地气四散也。辟毒疫瘟鬼者,天气光明也。强志者,天生水,水生则肾志强。主淋露者,地气上腾,气腾则淋露降。天地交感,则阴阳和,开阖利,故久服不梦寤魇寐。梦寤者,寤中之梦;魇寐者,寐中之魇也。

【药物来源】为菊科植物木香 *Aucklandia lappa* Decne. 的干燥根。

【植物形态特征】多年生草本,高100~200 cm。主根粗壮,圆柱形,具特殊香气。基生叶具长柄,叶片三角状卵形,叶缘浅裂或波状;茎生叶阔椭圆形,基部下延成具翅的柄。头状花序单生或数个丛生于枝顶;花筒状,暗紫色;雄蕊5枚;子房下位。瘦果线形。花期7—9月,果期8—10月。

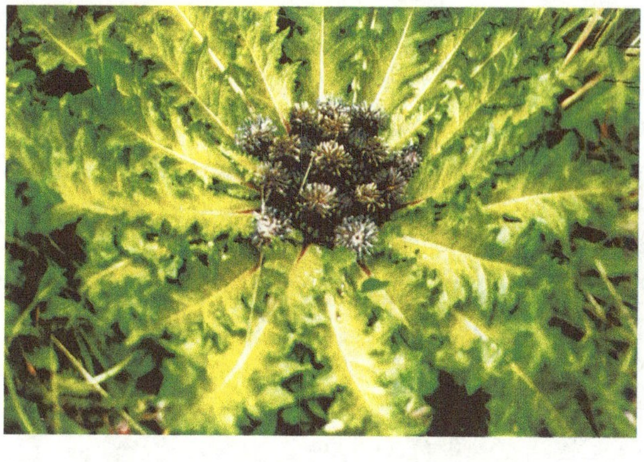

【性味功效】味辛、苦,性温。行气止痛,健脾消食。

【古方选录】《太平惠民和剂局方》木香汤:木香、青皮各三两,姜黄、炒麦芽各五两,炒甘草、炒盐各十两,莪术四两。用法:研细末,每服一钱,不拘时,开水点服。主治:中焦气滞所致的胸膈痞闷,心腹刺痛,胁肋胀满,饮食减少,嗳气吞酸等。

【用法用量】煎服,3~6 g;或入丸、散。生用行气力强,煨用行气力缓而止泻。

【使用注意】阴虚火旺及无气滞者慎服。

【现代研究】含挥发油，其成分为紫杉烯、α-紫罗兰酮、木香烯内酯、木香烃、木香内酯、木香醇等，有机酸成分有棕榈酸、天台乌药酸，另有甘氨酸、瓜氨酸等氨基酸及胆胺、木香碱等。对胃肠道有双向调节作用，能促进消化液分泌，加快胃肠蠕动，促进胃排空。还有利胆，松弛气管平滑肌，抑菌，利尿，促进纤维蛋白溶解等作用。

46 杜 仲

【古籍原文】气味辛、平，无毒。主腰膝痛，补中益精气，坚筋骨，强志，除阴下痒湿，小便余沥。久服轻身耐老。

参张隐庵：杜仲气味辛平，得金之气味；而其皮黑色而属水，是禀阳明、少阴金水之精气而为用也。腰为肾府，少阴主之，膝属大筋，阳明主之。杜仲禀少阴、阳明之气，故腰膝之痛可治也。补中者，补阳明之中土也；益精者，益少阴之精气也；坚筋骨者，坚阳明所属之筋，少阴所主之骨也；强志者，肾藏志，肾气得补而壮，气壮而志自强也。阳明燥气下行，故除阴下湿痒，小便余沥也。久服则金水相生，精气充足，故轻身耐老也。

【药物来源】为杜仲科植物杜仲 *Eucommia ulmoides* Oliv. 的干燥树皮。

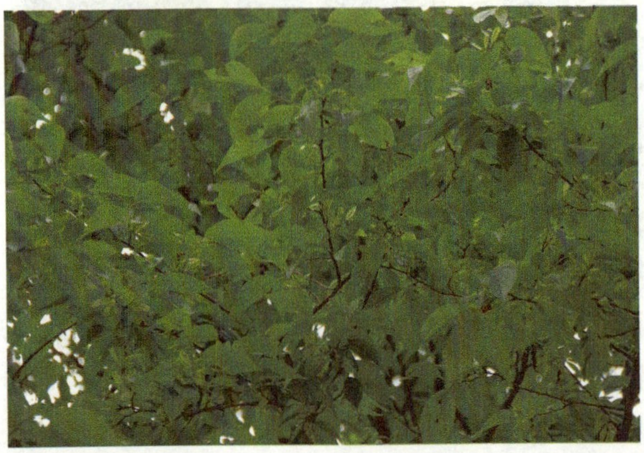

【植物形态特征】落叶乔木，高达 20 m。小枝光滑，黄褐色或较淡，具片状髓。皮、枝均含有胶质。单叶互生，叶片椭圆形或卵形，先端渐尖，基部广楔形，边缘有锯齿。花单性，雌雄异株；雄花有雄蕊 6～10 枚；雌花有 1 个裸露而延长的子房。翅果卵状长椭圆形而扁，内有种子 1 粒。花期 4—5 月，果期 7—9 月。

【性味功效】味甘，性温。补肝肾，强筋骨，安胎。

【古方选录】《证治准绳・女科》杜仲丸：杜仲（姜汁炒），续断（酒浸）各二两。用法：研细末，枣肉为丸，梧桐子大，每服七十丸，米汤送下。主治：妊娠二三月，胎动不安，腰痛如坠。

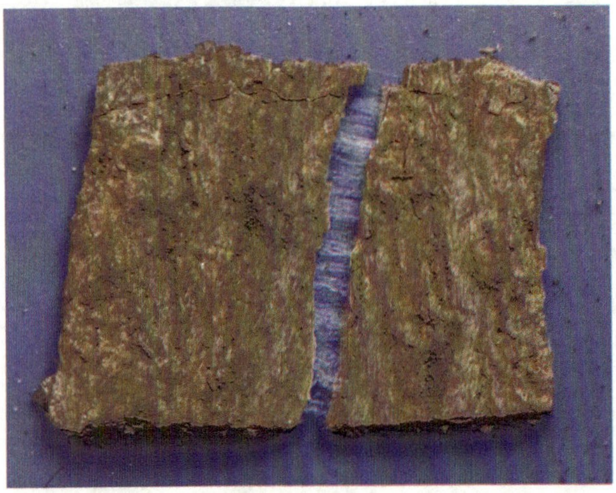

【用法用量】煎服，6～10 g；或入丸、散；或浸酒。

【使用注意】阴虚火旺者慎用。补肝肾、强筋骨宜盐炙用。

【现代研究】含杜仲胶，杜仲苷，松脂醇二葡萄糖苷，桃叶珊瑚苷，鞣质，黄酮类等。有促进骨折愈合，降血压，保肝，延缓衰老，抗应激，抗病毒，抗肿瘤，抗紫外线损伤，镇静，镇痛及对抗垂体后叶素对子宫的兴奋性等作用。

47 桑根白皮（桑白皮）

【古籍原文】气味甘、寒，无毒。主伤中，五劳六极，羸瘦，崩中绝脉，补虚益气。（旧本列为中品，今从《崇原》。）

叶天士曰：桑皮气寒，禀水气而入肾；味甘无毒，得土味而入脾。中者，中州脾也。脾为阴气之原，热则中伤，桑皮甘寒，故主伤中。五劳者，五脏劳伤真气也；六极者，六腑之气虚极也。脏腑俱虚，所以肌肉削而羸瘦也。其主之者，桑皮甘以固脾气而补不足，寒以清内热而退火邪，邪气退而脾阴充，脾主肌肉，自然肌肉丰而劳极愈矣。崩中者，血脱也；脉者，

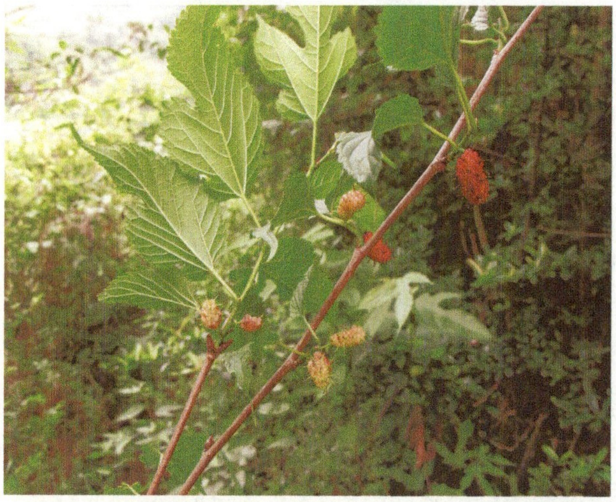

血之府，血脱故脉绝不来也。脾统血而为阴气之原，甘能益脾，所以主崩中绝脉也。火与元气势不两立，气寒清火，味甘益气，气充火退，虚得补而气受益也。

陈修园曰：今人以补养之药误认为清肺利水之品，故用多不效，且谓生用大泻肺气，宜涂蜜炙之。然此药忌火，不可不知。

张隐庵曰：桑割而复茂，生长之气最盛，故补续之功如此。

【药物来源】为桑科植物桑 *Morus alba* L. 的干燥根皮。

【植物形态特征】落叶乔木，高 3 ~ 7 m 或更高。树皮

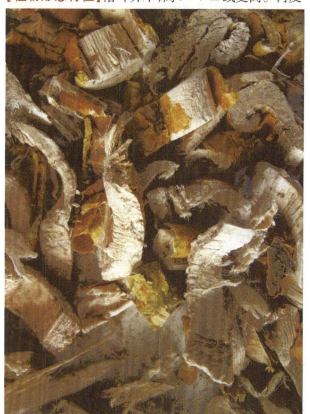

黄褐色，枝细长疏生，嫩时稍有柔毛。叶互生，卵形或椭圆形，先端锐尖，边缘有不整齐的粗锯齿或圆齿。花单性，雌雄异株；花黄绿色；成葇荑花序，萼片 4 裂，雄蕊 4 枚；雌花成穗状花序，雌花花柱 2 裂。聚合果腋生，肉质，椭圆形，深紫色或黑色。花期 4—5 月，果期 6—7 月。

【性味功效】味甘，性寒。泻肺平喘，利水消肿。

【古方选录】《医方类聚・卷十》桑白皮散：桑根白皮一两（锉细，炒），甘草（炙黄色）、大黄（锉，炒）各半两。用法：上为散，每服二钱，水一中盏，入葱白二寸，煎至六分，去滓，食后、临卧温服。主治：肺热久嗽不愈，涕唾多者。

【用法用量】煎服，6 ~ 12 g。泻肺利水宜生用，肺虚咳嗽宜蜜炙用。

【使用注意】肺寒无火及风寒咳嗽者禁服。

【现代研究】含桑根皮素、桑皮色烯素等多种黄酮类衍生物，伞形花内酯，东莨菪素等。有轻度止咳，利尿，降血压，镇静，抗惊厥，镇痛，降体温，抑菌，兴奋肠管和子宫等作用。

48 桑上寄生（桑寄生）

【古籍原文】气味苦、平，无毒。主腰痛，小儿背强，痈肿，充肌肤，坚发齿，长须眉，安胎。

张隐庵曰：寄生感桑气而寄生枝节间，生长无时，不假土力，夺天地造化之神功，故能资养血脉于空虚之地，而取效倍于他药也。主治腰痛者，腰乃肾之外候，男子以藏精，女子以系胞，寄生得桑精之气，虚系而生，故治腰痛。小儿肾形未足，似无腰痛之证，应有背强痈肿之疾，寄生治腰痛，则小儿背强痈肿亦能治之。充肌肤，精气外达也；坚发齿，精气内足也。精气外达而充肌肤，则须眉亦长；精气内足而坚发齿，则胎亦安。盖肌肤者，皮肉之余；齿者，骨之余；发与须眉者，血之余；胎者，身之余。以余气寄生之物，而治余气之病，同类相感如此。

【药物来源】为桑寄生科植物桑寄生 *Taxillus chinensis* (DC.) Danser 的干燥带叶茎枝。

【植物形态特征】多年生灌木。嫩枝、叶密被锈色星状毛，后变无毛；小枝灰褐色，具细小皮孔。叶对生

或近对生，叶片厚纸质，卵形至长圆形。伞形花序，腋生或生于小枝已落叶腋部；花通常2朵，苞片鳞片状，褐色。浆果椭圆状或近球形，果皮密生小瘤体，浅黄色。花期8—10月，果期9—10月。

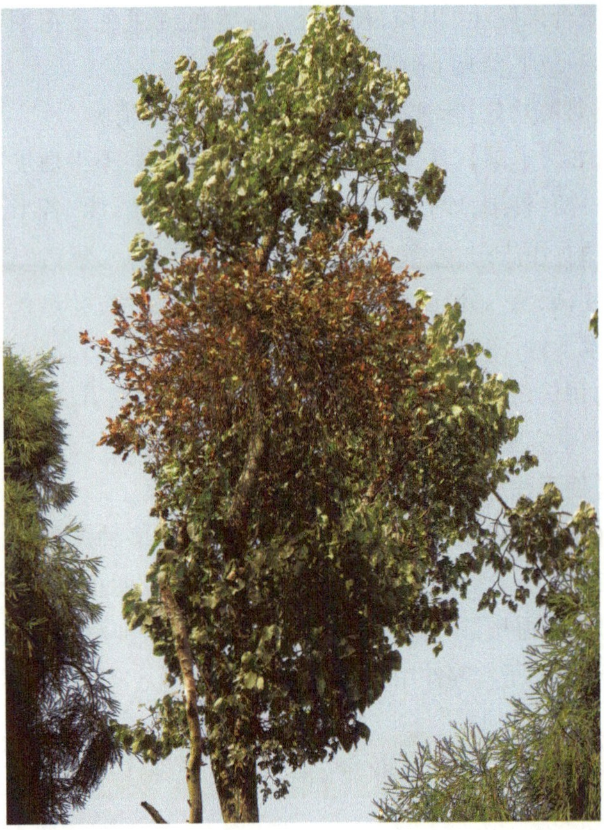

【性味功效】味苦、甘，性平。祛风湿，益肝肾，强筋骨，安胎元。

【古方选录】《圣济总录・卷一五七》桑寄生汤：桑寄生、当归（切，焙）、川芎、人参、甘草（炙）各等份。用法：上为粗末，每服四钱匕，水一盏，入葱白七寸，同煎至六分，去滓，温服。主治：妊娠胎动，数损堕者。

【用法用量】煎服，9～15 g；或入丸、散；或浸酒。

【使用注意】胃溃疡患者应慎用。

【现代研究】含槲皮素、槲皮苷、萹蓄苷等黄酮类化合物，挥发油等。有镇痛，抗炎，降血压，降血脂，扩张冠状动脉血管，减慢心率，利尿，抗病毒，抑菌，抗肿瘤等作用。

49 槐实（槐角）

【古籍原文】气味苦、寒。主五内邪气热，止涎唾，补绝伤，五痔，火疮，妇人乳瘕，子脏急痛。

【药物来源】为豆科植物槐 *Sophora japonica* L. 的干燥成熟果实。

【植物形态特征】落叶乔木，高可达25 m。树皮灰色或深灰色，粗糙纵裂，内皮鲜黄色。枝棕色，皮孔明显。奇数羽状复叶互生，叶柄基部膨大；小叶卵状长圆形或卵状披针形；先端尖，基部圆形，全缘。圆锥花序顶生；花乳白色；花萼5浅裂；花冠蝶形，旗瓣阔心形；雄蕊10枚；子房筒状。荚果，节呈珠状。种子深棕色。花期7—8月，果期10—11月。

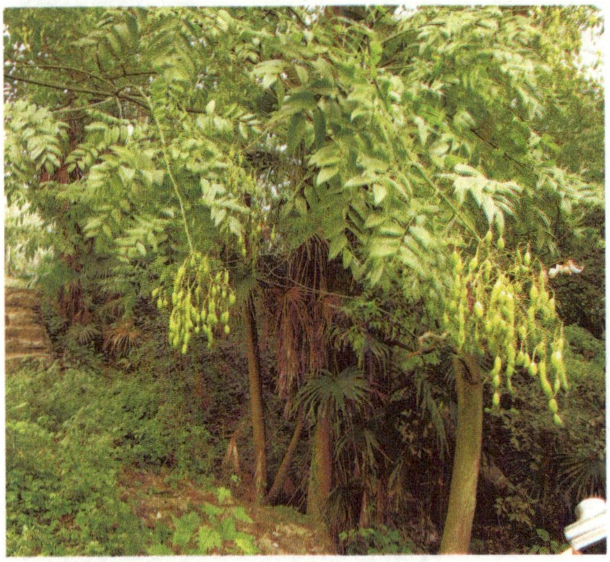

【性味功效】味苦，性寒。清热泻火，凉血止血。

【古方选录】《医略六书・卷二十五》槐角丸：槐角三两（炒），防风一两半，黄芩一两半（炒），当归三两，枳壳八钱（炒），升麻五钱，地榆三两（炒），生草五钱。用法：上为末，醋为丸，每服三钱，米饮送下。主治：肠风痔血，脉浮数者。

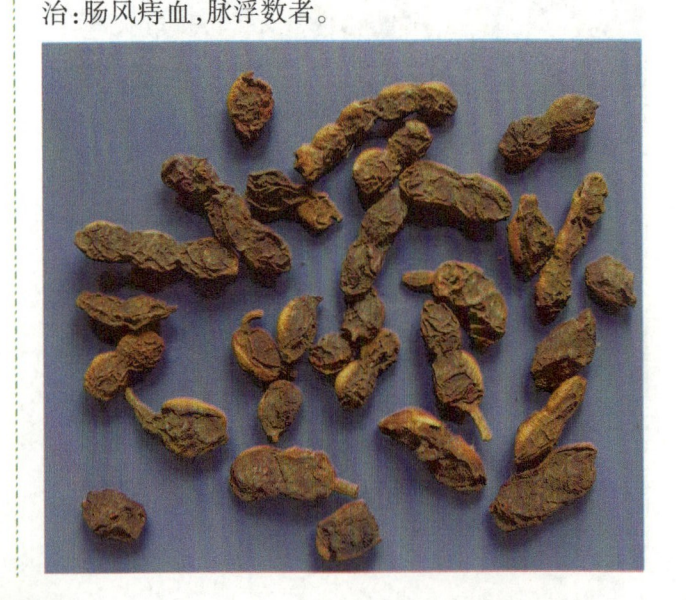

【用法用量】煎服,6～9 g;或入丸、散。

【使用注意】孕妇慎用。

【现代研究】果实含多种黄酮类化合物,种子含油酸、亚油酸和亚麻酸等。果实能缩短出血、凝血时间,炒炭后止血作用显著,还有升高血糖,不同程度抑制葡萄球菌、大肠杆菌等作用。

50 柏实(柏子仁)

【古籍原文】气味甘、平。主惊悸平(清心经之游火),安五脏(滋润之功),益气(壮火食气,火宁则气益也),除风湿痹(得秋金之令,能燥湿平肝也)。久服令人润泽美色,耳目聪明(滋润皮肤及诸窍),不饥不老,轻身延年(柏之性不假灌溉而能寿也)。

徐灵胎曰:柏得天地坚刚之性以生,不与物变迁,经冬弥翠,故能宁心神,敛心气,而不为邪风游火所侵克也。人之生理谓之仁,仁藏于心;物之生机在于实,故实亦谓之仁。凡草木之仁,皆能养心气,以类相应也。

【药物来源】为柏科植物侧柏 *Platycladus orientalis* (L.) Franco 的干燥成熟种仁。

【植物形态特征】常绿乔木,高达 20 m。树皮淡灰褐色,裂成长条状。分枝密,小枝扁平,排成一平面。鳞形叶交互对生,侧面叶呈龙骨状,覆盖在正面叶上。雌雄同株,雄球花生于下部短枝顶上,雌球花生于上部的小枝上。球果卵状椭圆形,成熟前肉质,浅蓝色,后变为木质,深褐色。种子椭圆形,淡黄色,质柔软。花期 4 月,果期 9—10 月。

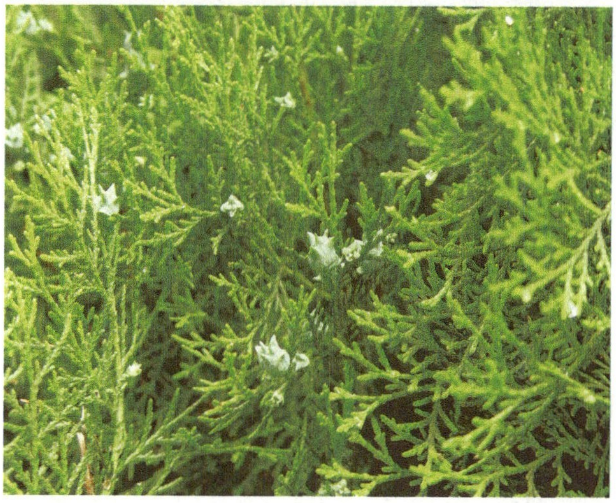

【性味功效】味甘,性平。养心安神,润肠通便,止汗。

【古方选录】《类证治裁》柏子仁汤:柏子仁、半夏曲各二两,牡蛎、人参、白术、麻黄根、五味子各一两,麦麸半两。用法:水煎服。主治:心虚盗汗。

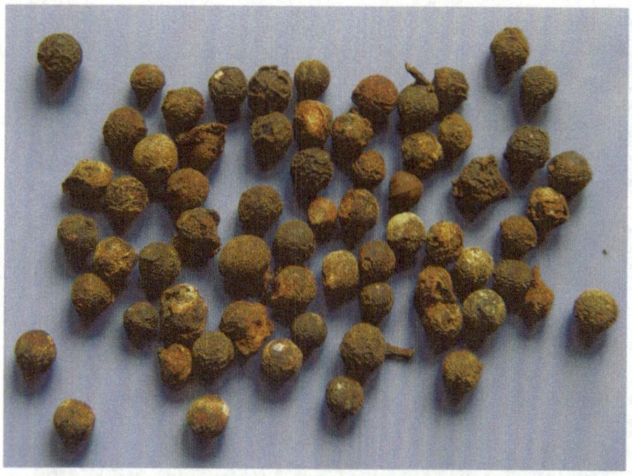

【用法用量】煎服,3～10 g;或入丸、散。便溏者宜用柏子仁霜。

【使用注意】便溏及多痰者慎用。

【现代研究】含脂肪油,挥发油,皂苷,植物甾醇,维生素 A,蛋白质等。有催眠,镇静,通便,增强记忆力等作用。

51 大枣(红枣)

【古籍原文】气味甘、平,无毒。主心腹邪气,安中,养脾气,平胃气,通九窍,助十二经,补少气、少津液,身中不足,大惊,四肢重。和百药。久服轻身延年。

陈修园曰:大枣气平入肺,味甘入脾。肺主一身之气,脾主一身之血,气血调和,故有以上诸效。

【药物来源】为鼠李科植物枣 *Ziziphus jujuba* Mill. 的成熟果实。

【植物形态特征】灌木或乔木,高达 10 m。小枝有细长的刺,刺直立或钩状。叶卵圆形至卵状披针形,有细锯齿,基生 3 脉。聚伞花序腋生;花小,黄绿色。核果大,卵形或矩圆形,成熟时深红色,味甜;核两端锐尖。花期 5—7 月,果期 8—10 月。

【性味功效】味甘,性温。补中益气,养血安神。

【古方选录】《伤寒论》十枣汤:芫花(熬)、甘遂、大戟等份。用法:上三味,分别捣为散,以水一升半,先煮大枣肥者十枚，取八合，去滓，内药末。强人服一钱匕，羸人服半钱，温服之，平旦服。若下少病不除者，明日更服加半钱。得快下利后，糜粥自养。主治：水饮内停，症见咳唾胸胁引痛，心下痞硬，干呕短气，头痛目眩，或胸背掣痛不得息，脉沉弦。

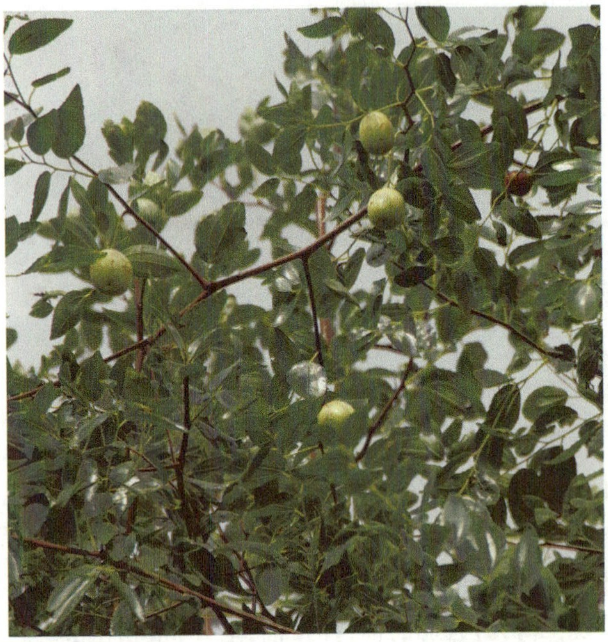

【用法用量】煎服，6 ~ 15 g，宜劈破入煎；或入丸、散；或新鲜枣采后洗净直接食用，或干燥枣片以开水泡服。

【使用注意】脾虚食少湿困者不宜单独使用。

【现代研究】含有机酸，三萜苷，生物碱，黄酮类，糖类，维生素，氨基酸，挥发油，微量元素等。有增强免疫力，延缓衰老，增强肌力，抗肿瘤，保肝等作用。

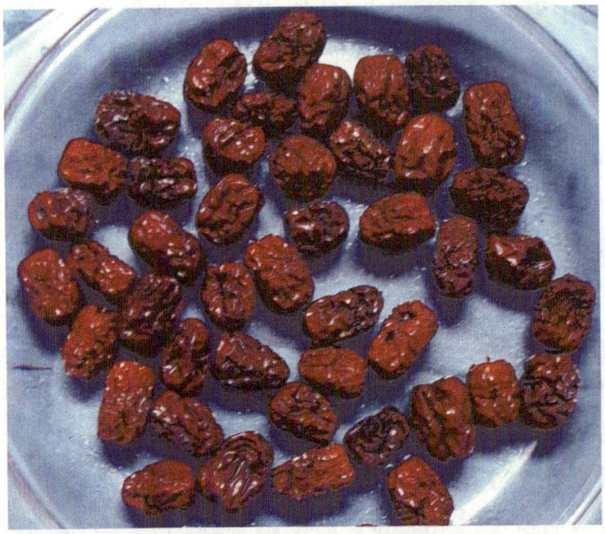

52 朴硝[附硝石（消石）]

【古籍原文】气味苦、寒，无毒。主治百病，除寒热邪气，逐五脏六腑积聚，固结留瘕。能化七十种石。炼饵服之，轻身神仙。

张隐庵曰：雪花六出，元精石六棱，六数为阴，乃水之成数也。朴硝、硝石，面上生牙，如圭角，作六棱，乃感地水之气结成，而禀寒水之气化，是以形类相同。但硝石遇火能焰，兼得水中之天气；朴硝止禀地水之精，不得天气，故遇火不焰也，所以不同者如此。

【药物来源】为硫酸盐类矿物芒硝 Mirabilite 粗制而成的结晶体。

【药材特征】呈棱柱状、长方形或不规则块状及粒状结晶。无色透明或类白色半透明。质脆，易碎，断面呈玻璃样光泽。无臭，味咸。

【性味功效】味咸、苦，性寒。泻下通便，润燥软坚，清热消肿。

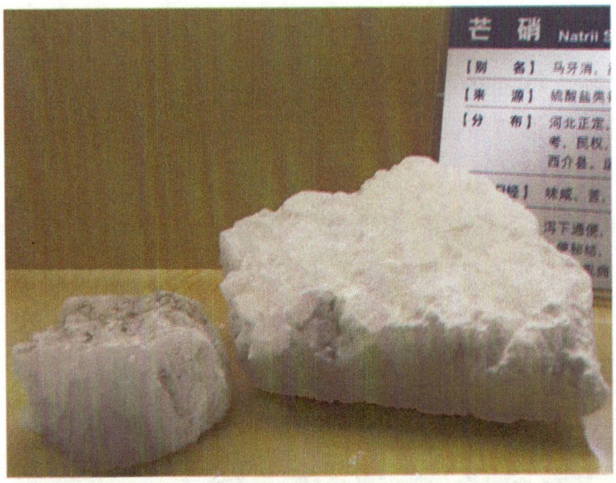

【古方选录】《圣济总录·卷二十六》厚朴汤：厚朴（去粗皮，姜汁炙）一两，柴胡（去苗）一两半，大黄（锉，炒）一两半，朴硝二两，枳实（去瓤，麸炒）三分。用法：上为粗末，每服五钱匕，水一盏，加生姜一枣大（拍碎），煎至七分，去滓，空心温服。良久再服，以通为度，未通再服。主治：伤寒五六日，大便不通，壮热头疼，谵语，肠中有结燥。

【用法用量】6 ~ 12 g，不入煎剂，冲入药汁内或开水溶化后服；或入丸、散。外用适量，研末吹喉或水化罨敷、点眼。

【使用注意】孕妇、哺乳期妇女慎用。不宜与硫黄、三棱同用。

【现代研究】主要含硫酸钠，尚含少量氯化钠、硫酸镁、硫酸钙等无机盐。能促进肠壁细胞水分分泌，引起机械性刺激，促进肠管蠕动排出粪便。还有抗肿瘤，利胆，利尿，抗感染等作用。

附：硝石（消石）

【药物来源】为硝酸盐类矿物钾硝石 Nitrokalite 经加工精制而成的结晶体或人工制品。

【药材特征】斜方晶系，常呈针状或毛发状集合体。颜色为无色、白色或灰色等。条痕为白色。光泽玻璃状或绢丝状。微透明。断口贝壳状或参差状。硬度为2。比重为2.1～2.2。性脆。味苦、凉。

【性味功效】味苦、咸，性温；有小毒。破坚散积，利尿泻下，解毒消肿。

【古方选录】《普济方·卷一〇〇》硝石丸：硝石、赤石脂各等份。用法：上为末，面糊为丸，如梧桐子大，每服三十丸，米饮送下。主治：痫夜发者。

【用法用量】内服，1.5～3 g，入丸、散。外用适量，研末点目、吹喉或水化置敷。

【使用注意】体弱者及孕妇忌服。

【现代研究】主要含硝酸钾，氯化钠，氯化钾，水等。有利尿作用，可通过疮面吸收，补充人体内一定的钾元素。

53 丹砂（朱砂）

【古籍原文】气味甘、微寒，无毒。主身体五脏百病，养精神，安魂魄，益气明目，杀精魅邪恶鬼。久服通神明不老。

陈修园曰：丹砂气微寒入肾，味甘无毒入脾，色赤入心。主身体五脏百病者，言和平之药，凡身体五脏百病，皆可用而无顾忌也。心者，生之本，神之居也；肾者，气之源，精之处也。心肾交，则精神交养。随神往来者谓之魂，并精出入者谓之魄，精神交养则魂魄自安。气者得之先天，全赖后天之谷气而昌，丹砂味甘补脾所以益气。明目者，以石药凝金之气，金能鉴物；赤色得火之象，火能烛物也。杀精魅邪恶鬼者，具天地纯阳之正色，阳能胜阴，正能胜邪也。久服通神明不老者，明其水升火降之效也。

【药物来源】为硫化物类矿物辰砂族辰砂 Cinnabar 的矿石，主要含硫化汞。

【药材特征】为粒状或块状集合体，呈颗粒状或块片状。鲜红色或暗红色，条痕红色至褐红色，具光泽。体重，质脆，片状者易破碎，粉末状者有闪烁的光泽。无臭，无味。

【性味功效】味甘，性微寒；有毒。清心镇惊，安神，明目，解毒。

【古方选录】《兰室秘藏·卷下》朱砂安神丸：朱砂四钱，黄连五钱，生甘草二钱五分。用法：上为末，汤浸蒸饼为丸，如黍米大，每服十丸，食后津唾咽下。主治：心烦懊憹，心乱怔忡，上热胸中气乱，心下痞闷，食入反出。

【用法用量】入丸、散或研末冲服，每次0.1～0.5 g，不宜入煎剂。外用适量。不宜长期食用。

【使用注意】本品有毒，内服不可过量或持续服用，以防汞中毒。孕妇及肝肾功能不全者禁用。忌火煅，火煅则析出汞，有剧毒。

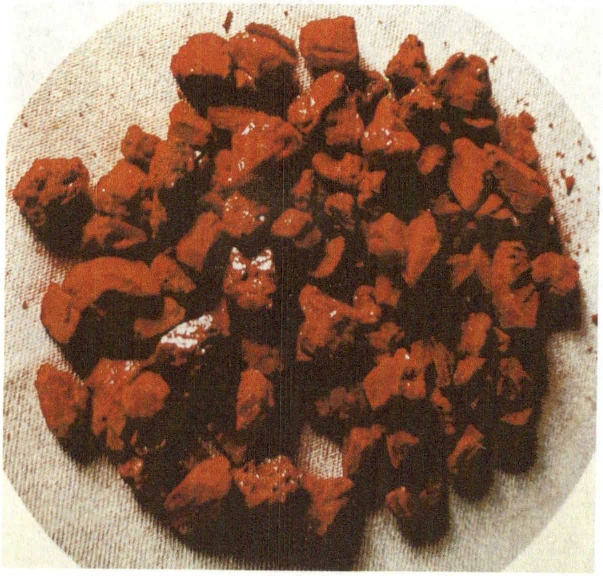

【现代研究】主要成分为硫化汞，含量不少于98%；另含铅、钡、镁、铁、锌等多种微量元素及雄黄、磷灰石、沥青质、氧化铁等杂质。能降低大脑中枢神经的兴奋性，有镇静，催眠，抗惊厥，抗心律失常，抑制生育，解毒，防腐，抑制或杀灭皮肤细菌、寄生虫等作用。

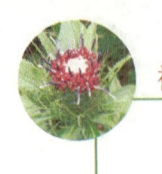

54 滑石

【古籍原文】气味甘、寒，无毒。主身热泄澼，女子乳难，癃闭，利小便，荡胃中积聚寒热，益精气。久服轻身，耐饥，长年。

按：滑石气寒，得寒水之气，入手足太阳；味甘，入足太阴，且其色白兼入手太阴。所主诸病，皆清热利水之功也。益精延年，言其性之循不比他种石药偏之为害也。读者勿泥。

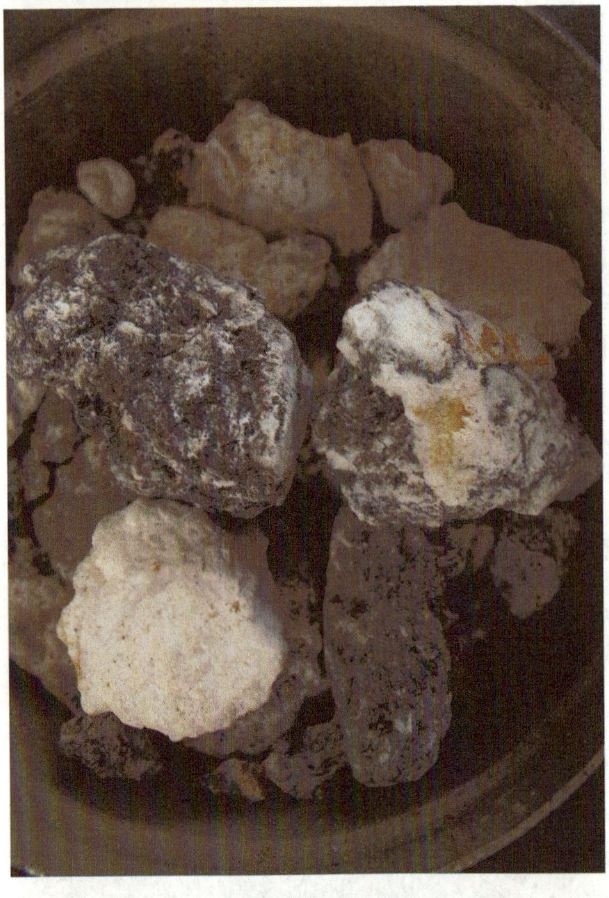

【药物来源】为硅酸盐类矿物滑石族滑石 Talcum 的块状体，主要含含水硅酸镁[$Mg_3(Si_4O_{10})(OH)_2$]。

【药材特征】晶体呈六方形或菱形板状，但完好的晶体极少见，通常为粒状和鳞片状的致密块体。淡绿色、白色或灰色。条痕白色或淡绿色。呈光泽脂肪状，解理面呈珍珠状，半透明至不透明。硬度为1，比重为2.7~2.8。性柔，有滑腻感。滑石块能被锯成任何形状，薄片能弯曲，但无弹性。

【性味功效】味甘、淡，性寒。利尿通淋，清热解暑；外用祛湿敛疮。

【古方选录】《外台秘要·卷二十七》滑石散：滑石二两，栝楼三两，石韦（去毛）二分。用法：上三味捣筛为散，以大麦粥清服方寸匕，日二。主治：热淋，膀胱中热，小便频数。

【用法用量】煎服，10~20 g，宜布包煎、先煎；或入丸、散。外用适量。

【使用注意】脾虚、热病伤津及孕妇忌用。

【现代研究】主要含含水硅酸镁，尚含有氧化铝、氧化铁、氧化钙等。有吸附和收敛作用，内服能保护肠壁。滑石粉撒布创面形成被膜，有保护创面、吸收分泌物、促进结痂等作用。

55 紫石英

【古籍原文】气味甘、温，无毒。主心腹咳逆邪气，补不足，女子风寒在子宫，绝孕十年无子。久服温中，轻身延年。

陈修园曰：紫石英气温，禀木气而入肝；味甘无毒，得土味而入脾。咳逆邪气者，以心腹为脾之部位，人之呼吸出心肺而入肝肾，脾居中而转运，何咳逆之有？惟脾虚受肝邪之侮，不能下转而上冲，故为是病。其主之者，温能散邪，甘能和中，而其质又重而能降也。补不足者，气温味甘，补肝脾之不足也。风寒入于子宫，则肝血不藏，脾血亦不统，往往不能生育，脾土之成数十，所以十年无子也。紫石英气温可以散子宫之风寒，味甘可以益肝脾之血也。久服温中轻身延年者，夸其补血纳气之力也。

按：白石英治略同，但紫色属阴，主治冲脉血海，功多在下；白为金色，主治消渴，兼理上焦之燥。

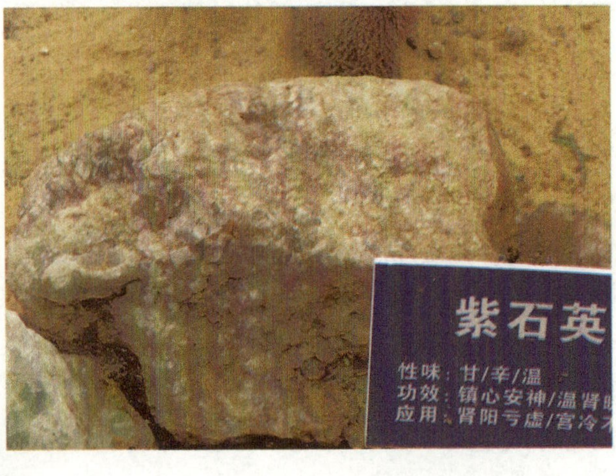
紫石英
性味：甘/辛/温
功效：镇心安神/温肾
应用：肾阳亏虚/宫冷

【药物来源】为氟化物类矿物萤石族萤石 Fluorite 的矿石，主要含氟化钙。

【药材特征】为不规则状，全体呈紫色或浅绿色，色深浅不一。半透明至透明，有玻璃样光泽。表面常有裂纹。质坚不重，不易碎，断面不整齐。无臭，味淡。

【性味功效】味甘，性温。温肾暖宫，镇心安神，温肺平喘。

【古方选录】《青囊秘方》：紫石英。用法：紫石英火煅醋淬七次，研细末，水飞。每早用五分，花椒十粒，泡汤下。主治：肺寒咳逆上气。

【用法用量】煎服，9～15 g，打碎先煎；或入丸、散。

【使用注意】阴虚火旺及肺热咳喘者忌用。

【现代研究】主要含氟化钙，纯品含钙（约 51.2%）、氟（约 48.8%）及微量氧化铁等。有兴奋中枢神经，促进卵巢分泌功能等作用。

56 赤石脂

【古籍原文】气味甘、平，无毒。主黄疸，泄痢，肠澼脓血，阴浊，下血赤白，邪气痈肿，疽痔恶疮，头疡疥瘙。久服补髓益气，肥健不饥，轻身延年。五色石脂，各随五色补五脏。

陈修园曰：赤石脂气平禀金气，味甘得土味，手足太阴药也。太阴湿胜，在皮肤则为黄疸，在肠胃则为泄痢，甚则为肠澼脓血；下注于前阴，则为阴蚀，并见赤白、带下；注于后阴，则为下血，皆湿邪之气为害也。石脂具湿土之质，而有燥金之用，所以主之。痈肿、疽痔、恶疮、头疡、疥瘙等证，皆湿气郁而为热，热盛生毒之患，石脂能燥湿化热，所以主之。久服补髓益气、肥健不饥、延年者，湿去则津生，自能补髓益气、补髓助精、益气助神也。精神交会于中土，故有肥健不饥、轻身延年之效也。

【药物来源】为硅酸盐类矿物多水高岭石族多水高岭石 Halloysite 的矿石。

【药材特征】为不规则的块状集合体，大小不一。表面粉红色、红色至紫红色，或有红黑白相间的花纹，光滑如脂。质细腻，易砸碎，断面平滑，吸水性强。有黏土气，味淡，嚼之无沙粒感。

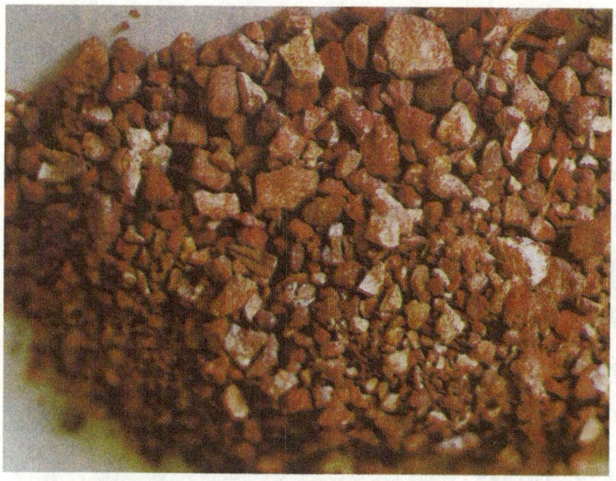

【性味功效】味甘、酸、涩，性温。涩肠，止血；外用生肌敛疮。

【古方选录】《太平圣惠方·卷九十二》赤石脂散：赤石脂（拣去土）、伏龙肝各等份。用法：上为细末，每用半钱敷肠头上，频用。主治：小儿痢后，脱肛不收。

【用法用量】煎服，9～12 g，先煎；或入丸、散。外用适量，研细末敷患处。

【使用注意】湿热积滞泻痢者忌服。孕妇慎用。不宜与肉桂同用。

【现代研究】主要含四水硅酸铝[$Al_4(Si_4O_{10})(OH)_8 \cdot 4H_2O$]，尚含氧化铁、氧化亚铁和锰、镁、钙等物质。有吸附作用，能吸附消化道内的有毒物质、细菌毒素及代谢产物，减少对肠道黏膜的刺激，因而有止泻作用。对胃肠黏膜有保护作用，能抑制胃肠道出血。

57 禹余粮

【古籍原文】气味甘寒，无毒。主咳逆（补中降气，不使上逆），寒热（除脾胃湿滞之寒热，非谓可以通治寒热），烦满（性寒除热，即可以止烦；质重降逆，即可以泄满），下利赤白（除湿热之功），血闭症瘕（消湿热所滞之瘀积），大热（热在阳明者，热必甚，此能除之）。炼饵服之不饥（其质类谷粉而补脾土，所以谓之粮而能充饥也），轻身延年（补养后天之效）。

按：李时珍曰生池泽者为禹余粮，生山谷者为太一余粮。《本经》虽分两种，而治体则同。

【药物来源】为氢氧化物类矿物褐铁矿 Limonite 的矿石，主要含碱式氧化铁[$FeO(OH)$]。

【药材特征】为不规则的斜方块状，表面呈淡红色或红棕色，多凸凹不平，或覆有黄色粉末。断面呈深棕色与淡棕色相间的颜色，深棕色部分质坚硬，淡棕色部分质较松。有土腥气，味淡，嚼之无沙粒感。

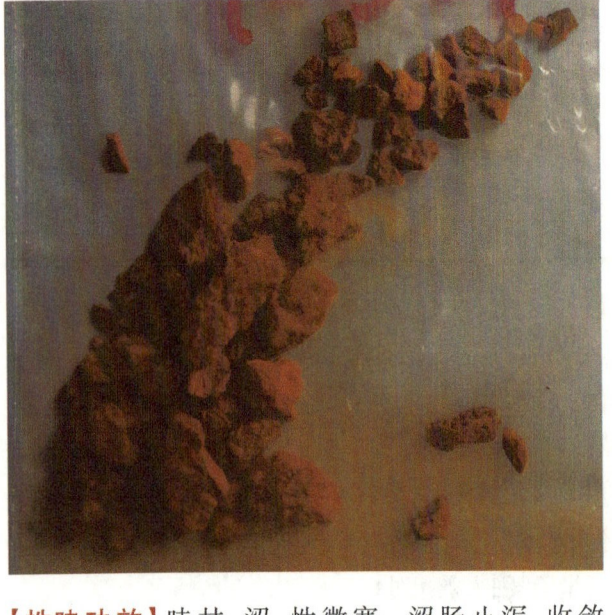

【性味功效】味甘、涩，性微寒。涩肠止泻，收敛止血。

【古方选录】《伤寒论》赤石脂禹余粮汤：赤石脂一斤（碎），禹余粮一斤（碎）。用法：水六升，煮取二升，去滓，分温三服。主治：伤寒下利不止，心下痞硬，利在下焦者。

【用法用量】煎服，9～15 g，先煎；或入丸、散。

【使用注意】湿热积滞泻痢者忌用。孕妇慎用。

【现代研究】主要含碱式氧化铁，还含磷酸盐，尚有铝、钙、镁、钾、钠和黏土杂质等。具有止泻，止血，抗衰老，抗肿瘤，提高细胞免疫功能等作用。

58 发髲（血余炭）

【古籍原文】气味苦、温，无毒。主五癃，关格不通，利小便水道，疗小儿惊，大人痓，仍自还神化。（以皂荚水洗净，复用甘草水洗、盐水洗，晒干，入瓶内，以盐土固济，煅存性，谓之血余灰，研极细用。）

陈修园曰：心主血，发者血之余也，属手少阴心。经云："肾之合骨也，其荣发也，属足少阴肾。"又云："皮毛者，肺之合也。发亦毛类，属手太阴肺。"肺为水源，小肠为心府，故主五癃，关格不通，水道不利等证。调肺气，宁心神，除心肺之痰，故主小儿痫，大人痓等证。其曰"仍自还神化"者，谓发为血余，乃水精奉心化血所生；今取以炼服，仍能入至阴之脏，助水精而上奉心脏之神，以化其血也。后人惑于以人补人之说，每用紫河车增热为害，十服十死，不如用此药之验。

【药物来源】为人发制成的炭化物。

【药材特征】药材呈不规则块状，大小不一，全体乌黑发亮，表面有多数不规则小孔。体轻，质脆易碎，断面呈不平坦的海绵样。用火烧之有焦发气，味苦。以体轻、色乌亮、块状者为佳。

【性味功效】味苦，性平。收敛止血，化瘀，利尿。

【古方选录】《类证治裁》三灰散：血余炭、地榆（炒炭）、槐花（炒炭）各等量。用法：每次二钱，开水或米汤冲服。主治：大便下血。

【用法用量】煎服，5～10 g；研末服，1.5～3 g。外用适量。

【使用注意】因本品煅后有焦发气味，易致恶心呕吐，故脾胃虚弱者慎用。

【现代研究】主要含优角蛋白，脂肪，黑色素等。能明显缩短出血时间、凝血时间及血浆复钙时间，血余炭煎剂对金黄色葡萄球菌、伤寒杆菌、甲型副伤寒杆菌及福氏痢疾杆菌等有较强的抑制作用。

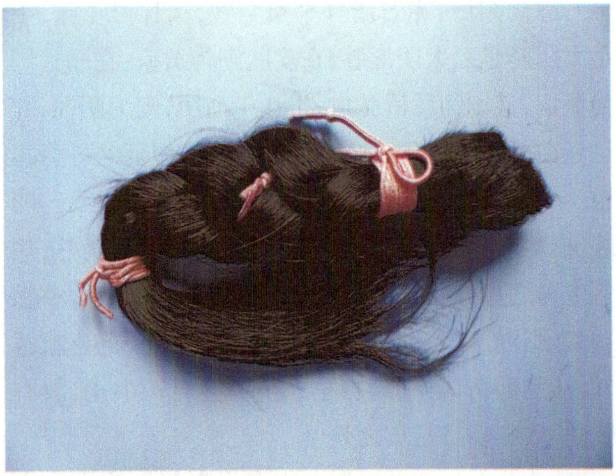

59 龙　骨

【古籍原文】气味甘、平，无毒。主心腹鬼疰精物老魅，咳逆，泄痢脓血，女子漏下，症瘕坚结，小儿热气惊痫。

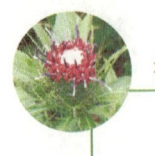

陈修园曰：龙得天地纯阳之气，凡心腹鬼疰精物，皆属阴气作祟，阳能制阴也。肝属木而得东方之气，肝火乘于上则为咳逆，奔于下则为泄痢脓血，女子漏下，龙骨能敛戢肝火，故皆治之。且其用变化莫测，虽症瘕坚结难疗，亦能穿入而攻破之。至于惊痫癫痉，皆肝气上逆挟痰而归进入心，龙骨能敛火安神、逐痰降逆，故为惊痫癫痉之圣药。仲景风引汤，必是熟读《本经》，从此一味悟出全方，而神妙变化，亦如龙之莫测。余今详注此品，复为之点睛欲飞矣。

痰，水也，随火而升。龙属阳而潜于海，能引逆上之火、泛滥之水而归其宅，若与牡蛎同用，为治痰之神品。今人只知其性涩以止脱，何其浅也。

【药物来源】为古代大型哺乳类动物如三趾马类、犀类、鹿类、牛类、象类等骨骼的化石或象类门齿的化石。

【药材特征】为不规则块状，大小不一。表面白色、灰白色或黄白色，较光滑，有的具纹理与裂隙，或具棕色条纹或斑块。质硬，断面不平坦，色白，细腻如粉质。吸湿力较强。

【性味功效】味甘、涩，性平。镇惊安神，平肝潜阳，收敛固涩。

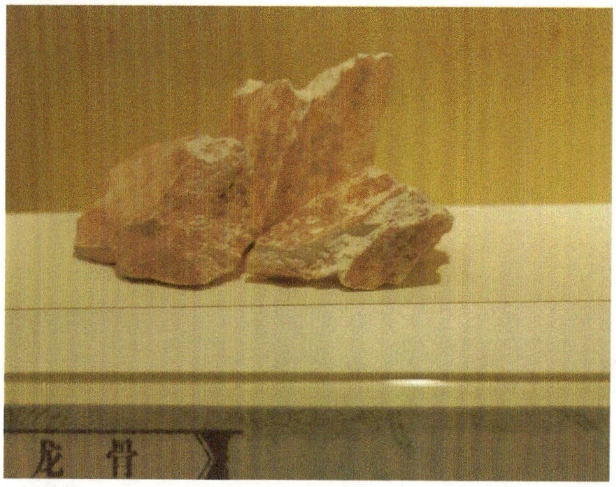

【古方选录】《医统·卷八十七》白龙骨丸：白龙骨、牡蛎（大白者，火煅赤）各等份。用法：上为末，酒糊为丸，如梧桐子大，每服十五至二十丸，赤茯苓汤送下。主治：小便白浊。

【用法用量】煎服，15～30 g，打碎先煎；或入丸、散。外用适量，煅后研末干掺。镇惊安神、平肝潜阳宜生用，收敛固涩宜煅用。

【使用注意】湿热积滞者不宜使用。

【现代研究】主要含碳酸钙、磷酸钙、氧化镁，尚含铁、钾、钠、氯、铜、锰等多种无机元素及氨基酸等。有抑制中枢神经兴奋和松弛骨骼肌，消除溃疡，促进伤口恢复，镇静，催眠，抗痉厥，抗神经损伤，促进血液凝固，降低血管通透性等作用。

60 阿胶（驴皮胶）

【古籍原文】气味甘、平，无毒。主心腹内崩，劳极洒洒如疟状，腰腹痛，四肢酸疼，女子下血，安胎。久服轻身益气。

陈修园曰：阿胶以阿井之水，入黑驴皮煎炼成胶也。《内经》云："手少阴外合于济水，内合于心，故能入心。"又云："皮毛者，肺之合也。"以皮煎胶，故能入肺；味甘无毒，得地中正之土气，故能入脾。凡心包之血不能散行经脉，下入于腹，则为崩堕，阿胶入心补血，故能治之。劳极气虚，皮毛洒洒如疟状之先寒，阿胶入肺补气，故能治之。脾为后天生血之本，脾虚则阴血内枯，腰腹空痛，四肢酸疼，阿胶补养脾阴，故能治之。且血得脾以统，所以有治女子下血之效；胎以血为养，所以有安胎之效。血足气亦充，所以有轻身益气之效也。

东阿井，在山东兖州府阳谷县东北六十里，即古之东阿县也。此清济之水，伏行地中，历千里而发于此井，其水较其旁诸水，重十之一二不等。人之血脉，宜伏而不宜见，宜沉而不宜浮，以之制胶，正与血脉相宜也。必用黑皮者，以济水合于心，黑色属于肾，取水火相济之义也。所以妙者，驴亦马类，属火而动风，肝为风脏而藏血，今借驴皮动风之药，引入肝经；又取阿水沉静之性，静以制动，俾风火熄而阴血生、逆痰降。此《本经》性与天道之言，得闻文章之后，犹难语此，况其下乎？

【药物来源】为马科动物驴 *Equus asinus* L. 的干燥皮或鲜皮经煎煮、浓缩制成的固体胶。

【动物形态特征】动物体型如马而瘦小。头大，眼圆，耳长。面部平直，头颈高扬，颈部较宽厚，鬃毛稀少。四肢粗短，蹄质坚硬。尾基部粗而末梢细。体毛厚而短，有黑色、栗色、灰色三种，颈背部有一条短的深色横纹，嘴部有明显的白色嘴圈。耳郭背面同身色。腹

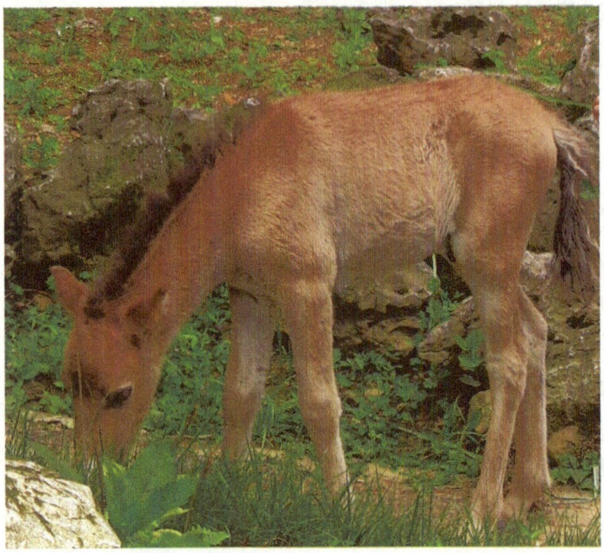

部及四肢内面均为白色。

【性味功效】味甘,性平。补血滋阴,润燥,止血。

【古方选录】《普济方·卷五十九》阿胶散:阿胶(炒燥)一分,蒲黄一分,黄芪(锉细)一分。用法:上为细散,每服一钱匕,生地黄汁调下,并二服。主治:舌上血出不止。

【用法用量】煎服,3~9 g,烊化兑服;或入丸、散。润肺宜蛤粉炒,止血宜蒲黄炒。

【使用注意】脾胃虚弱便溏者慎用。

【现代研究】主要含骨胶原,以及赖氨酸、精氨酸、组氨酸、甘氨酸、L-脯氨酸、L-羟脯氨酸、丙氨酸、谷氨酸、天冬氨酸、丝氨酸、苯丙氨酸等。有提高血液中红细胞和血红蛋白数量,促进造血功能,增强免疫力,抗辐射损伤,抗血栓,抗肿瘤,抗休克等作用。

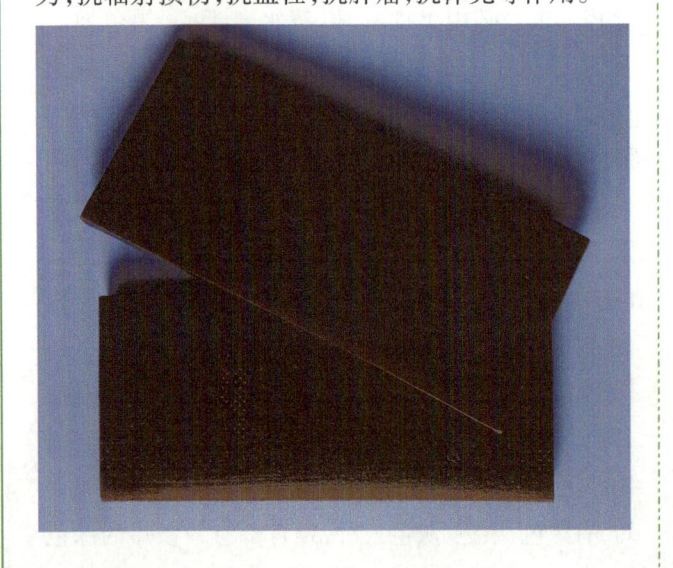

61 白胶(鹿角胶)

【古籍原文】气味甘、平,无毒。主伤中劳绝,腰痛羸瘦,补中益气,妇人血闭无子,止痛安胎。久服轻身延年。

陈修园曰:白胶即鹿角煎熬成胶,何以《本经》白胶列为上品,鹿茸列为中品乎?盖鹿茸温补过峻,不如白胶之甘平足贵也。功用略同,不必再释。其主妇人血闭,止痛安胎者,皆补冲脉血海之功也。轻身延年者,精足血满之效也。

【药物来源】为鹿科动物梅花鹿 *Cervus nippon* Temminck 等已骨化的角或锯茸后翌年春季脱落的角基(分别习称"梅花鹿角""马鹿角""鹿角脱盘")经水煎煮、浓缩制成的固体胶。

【动物形态特征】为中型兽,身长约 1.5 m。眶下腺明显,耳大直立,颈及四肢细长,尾短。雄鹿第 2 年开始生角,不分叉,密被黄色或白色细绒毛,以后每年早春脱换新角,增生 1 叉,至生 4 叉。雌鹿无角。冬毛厚密,呈棕灰色或棕黄色,四季均有白色斑点。夏毛薄,全身红棕色。耳内及腹面毛白色。

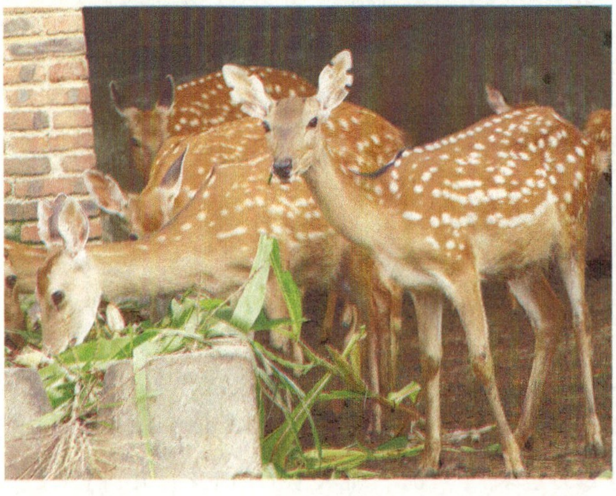

【性味功效】味甘、咸,性温。温补肝肾,益精养血。

【古方选录】《太平圣惠方》鹿角胶汤:鹿角胶一两,人参、白茯苓各半两。用法:研粗末,每次三钱,水煎,去滓温服。主治:妊娠胎动,漏血不止。

【用法用量】煎服,3~6 g,烊化兑服;或入丸、散。

【使用注意】阴虚火旺者忌服。

【现代研究】含胶质,蛋白质,磷酸钙,碳酸钙,以及多种氨基酸和氮化物等。能促进淋巴母细胞转化,增加血液中红细胞、白细胞和血小板等的数量，还有促进钙的吸收和转运、抗炎、抗过敏、消肿等作用。

62 牛 黄

【古籍原文】气味苦、平。主惊痫，寒热，热盛狂痓，除邪逐鬼。

【药物来源】为牛科动物牛 *Bos taurus domesticus* Gmelin 的干燥胆结石。

【动物形态特征】体长 1.5～2 m，体重约 280 kg，体毛大部分为黄色。体格强壮结实，头大额广，鼻阔口大，上唇上部有 2 个大的鼻孔，其间皮肤硬而光滑。眼、耳较大。头上有角 1 对，左右分开，角之长短、大小因品种而异，弯曲无分枝，中空，内有骨质角髓。四肢匀称，4 趾，均有蹄甲，其后方 2 趾不着地，称悬蹄。尾较长，尾端具丛毛。

【性味功效】味甘，性凉。清心，豁痰，开窍，凉肝，息风，解毒。

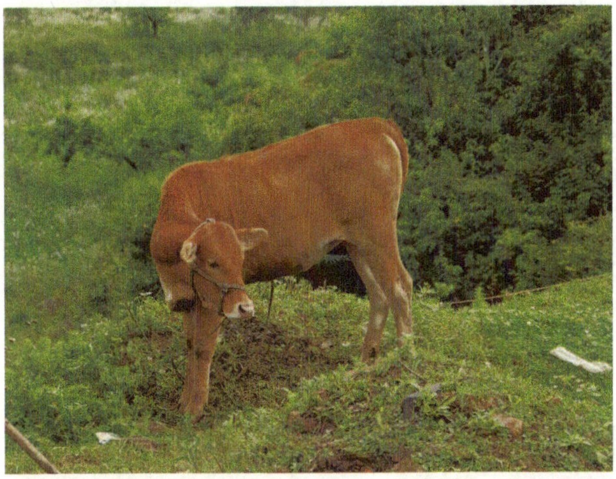

【古方选录】《证治准绳·幼科》牛黄解毒丸：牛黄三钱，甘草、金银花各一两，草河车五钱。用法：研细末，炼蜜为丸。外用适量，搽涂患处。主治：小儿胎毒疮疖及一切疮疡。

【用法用量】0.15～0.35 g，多入丸、散用。外用适量，研末敷患处。

【使用注意】孕妇慎用。

【现代研究】含胆红素，胆汁酸，胆固醇，去氧胆酸，脂肪酸，卵磷脂，维生素 D 及无机元素等。有镇静，抗惊厥，解热，降血压，降血脂，抗炎，镇痛，利胆，保肝等作用。

63 麝 香

【古籍原文】气味辛、温，无毒。主辟恶气，杀鬼精物，去诸虫虫毒，温疟惊痫。久服除邪，不梦寤魇寐。

参：麝食柏叶、香草及蛇虫，其香在脐，为诸香之冠。香者，天地之正气也，故能辟恶而杀毒。香能通达经络，故能逐心窍凝痰，而治惊痫；驱募原邪气，以治温疟。而魇寐之症，当熟寐之顷心气闭塞而成，麝香之香气最盛，令闭者不闭，塞者不塞，则无此患矣。孕妇忌之。

【药物来源】为鹿科动物林麝 *Moschus berezovskii* Flerov 等的成熟雄体香囊中的干燥分泌物。

【动物形态特征】体长约 75 cm，体重约 10 kg。毛色较深，深褐色或灰褐色，成体身上一般无显著肉桂黄色或土黄色点状斑纹。耳背多为褐色或黑褐色，耳内毛白色。眼下部有 2 条白色毛带延伸至颈和胸部。成年雄麝有 1 对獠牙，腹下有 1 个分泌麝香的腺体囊，开口于生殖孔前面。雌麝无腺体囊和獠牙。

【性味功效】味辛，性温。开窍醒神，活血通经，消肿止痛。

【古方选录】《圣济总录·卷一七九》麝香散：麝香(研)一分，夜明砂一两。用法：上为散。每服半钱匕，葱白汤调下。主治：小儿诸虫。

【用法用量】0.03～0.1 g，入丸、散，不入煎剂。外用适量。

【使用注意】孕妇禁用。

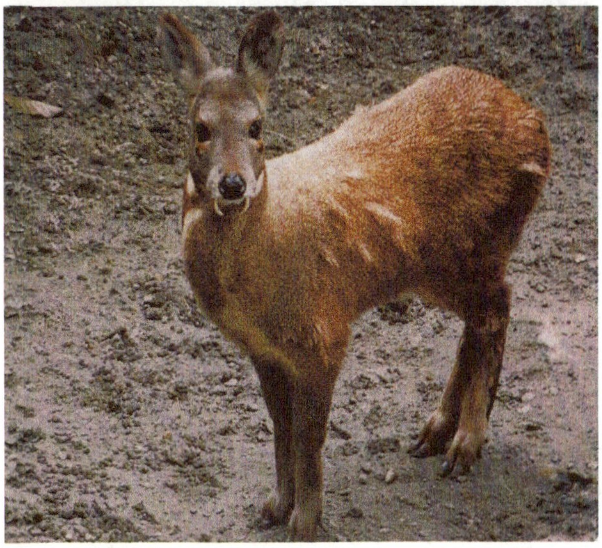

【现代研究】含麝香酮，降麝香酮，麝香醇，麝香吡啶，睾酮，胆甾醇，氨基酸，无机盐等。对中枢神经系统有双向性影响，小剂量有兴奋作用，大剂量则有抑制作用。有增强中枢神经系统的耐缺氧能力，改善脑循环，强心，抗炎，抗肿瘤，增强子宫收缩频率和强度等作用。

64 石蜜（蜂蜜）

【古籍原文】气味甘、平，无毒。主心腹邪气，诸惊痫痓，安五脏诸不足，益气补中，止痛解毒，除众病，和百药。久服强志轻身，不饥不老。

陈修园曰：石蜜气平，禀金气而入肺；味甘无毒，得土味而入脾。心腹者，自心下以及大小腹与胁肋而言也；邪气者，六淫之气自外来，七情之气自内起，非固有之气即为邪气也，其主之者，甘平之用也。诸惊痫痓者，厥阴风木之为病也。其主之者，养胃和中，所谓厥阴不治取之阳明是也。脾为五脏之本，脾得补而安，则五脏俱安，而无不足之患矣。真气者，得于天而充于谷，甘味益脾，即所以益气而补中也。止痛者，味甘能缓诸急。解毒者，气平能胜诸邪也。诸花之精华，采取不遗，所以能除众病；诸花之气味，酝酿合一，所以能和百药也。久服强志轻身、不饥不老者，皆调和气血、补养精神之验也。

【药物来源】为蜜蜂科昆虫中华蜜蜂 *Apis cerana* Fabricius 或意大利蜂 *Apis mellifera* Linnaeus 所酿的蜜。

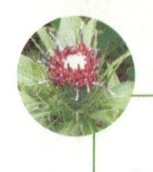

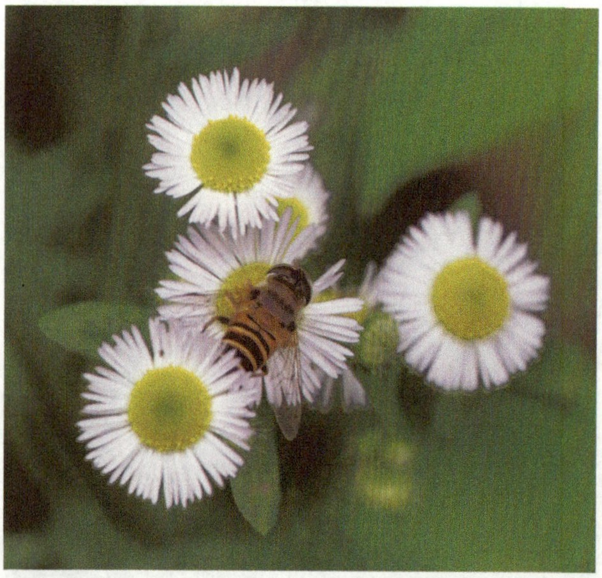

【动物形态特征】中华蜜蜂有蜂王、雄蜂和工蜂3种。蜜蜂是一种营群体生活的昆虫。每个蜂群由1个蜂王（雌性）和数百计的雄蜂及数万计的工蜂组成。工蜂全体被黄褐色毛，头略呈三角形；胸部3节；翅2对，膜质透明；腹部圆锥状，有毒和螫针。蜂蜜是一种稠厚的透明或半透明液体，白色、淡黄色、橘黄色或琥珀色；夏季如清油状，半透明有光泽；冬季则不透明，并有葡萄糖的结晶析出；气芳香，味极甜。

【性味功效】味甘，性平。补中，润燥，止痛，解毒；外用生肌敛疮。

【古方选录】《金匮要略》甘草粉蜜汤：甘草二两，粉一两，蜜四两。用法：以水三升，先煮甘草，取二升，去滓，内粉、蜜，搅令和，煎如薄粥，分两次温服。主治：蛔虫病，吐涎心痛，发作有时。

【用法用量】冲服，15～30 g；或作赋形剂、炮制辅料使用。外用适量。

【使用注意】①湿阻中满，湿热痰滞，便溏或泄泻者慎用。②来源于有毒植物的花蜜，或被剧毒农药污染的花蜜皆有毒，切不可误食。③存放不当而变质的蜂蜜，亦不能食用。④糖尿病病人不宜服用。

【现代研究】蜂蜜含葡萄糖、果糖为主，还含有挥发油，蜡质，有机酸，花粉粒，泛酸，乙酰胆碱，维生素，抑菌素，酶类，微量元素等。有明显促进肠运动、缩短排便时间，增强体液免疫功能，抑菌，加速肉芽组织生长、促进创伤组织愈合，解毒，抗肿瘤等作用。

65 龟板（龟甲）

【古籍原文】气味甘、平，无毒。主漏下赤白，破症瘕、痎疟，五痔阴蚀，湿痹，四肢重弱，小儿囟不合。久服轻身不饥。

陈修园曰：龟甲诸家俱说大补真水，为滋阴第一神品，而自余视之，亦不尽然。大抵介虫属阴，皆能除热；生于水中，皆能利湿；其甲属金，皆能攻坚。此外亦无他长。《本经》云主治漏下赤白者，以湿热为病，热胜于湿则漏下赤色，湿胜于热则漏下白色，龟甲专除湿热，故能治之。破症瘕者，其甲属金，金能攻坚也。痎疟，老疟也，疟久不愈，湿热之邪痼结阴分，唯龟甲能入阴分而攻之也。火结大肠则生五痔，湿浊下注则患阴蚀，肺合大肠，肾主阴户，龟甲性寒以除其热，气平以消其湿也。脾主四肢，因湿成痹以致重弱，龟居水中，性能胜湿，甲属甲胄，质主坚强，故能健其四肢也。小儿囟骨不合，肾虚之病，龟甲主骨，故能合之也。久服身轻不饥者，言阴精充足之效也。

【药物来源】为龟科动物乌龟 *Chinemys reevesii*（Gray）的背甲及腹甲。

【动物形态特征】动物体呈扁圆形，腹背均有坚硬的甲。头形略方，头顶前半部平滑，略呈三角形；鼓膜圆形明显。吻端尖圆，颌无齿而成角喙。背腹两甲等长。甲由骨板组成，骨板外被鳞甲。四肢扁平，指、趾间具蹼。尾短而细，头、四肢及尾均能缩入壳内。

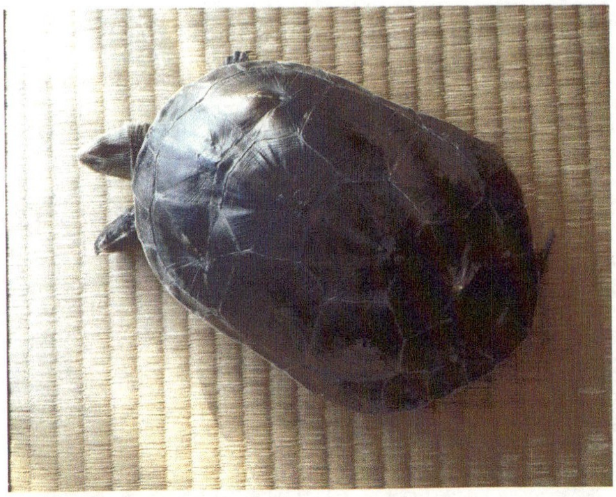

【性味功效】味咸、甘，性微寒。滋阴潜阳，益肾强骨，养血补心，固经止崩。

【古方选录】《丹溪心法·卷三》大补阴丸：龟板（酥炙）、熟地黄（酒蒸）各六两，黄柏（炒褐色）、知母（酒浸，炒）各四两。用法：上为末，以猪脊髓、蜂蜜为丸，每服七十丸，空腹盐汤送下。主治：肝肾不足，阴虚火旺。症见骨蒸潮热，盗汗遗精，尿血淋浊，腰膝酸痛；或咳嗽咯血，烦热易饥，眩晕耳鸣，舌红少苔，脉细数等。

【用法用量】煎服，9～24 g，打碎先煎；或入丸、散。本品经砂烫醋淬后，有效成分更容易煎出，并除去腥气，便于制剂和服用。

【使用注意】脾胃虚寒者慎用。

【现代研究】主要含角蛋白，骨胶原，多种氨基酸及钙、磷等成分。龟上甲与下甲所含成分相似。有抗凝血，增加冠状动脉血流量，提高机体耐缺氧能力，增强免疫力，抗骨质疏松，兴奋子宫，解热，补血，镇静等作用。

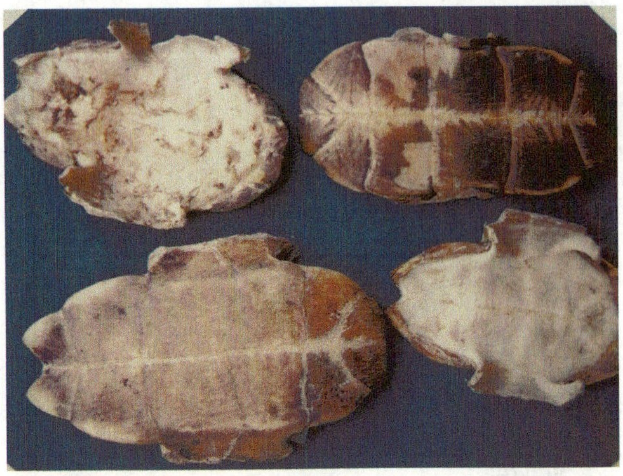

66 牡蛎

【古籍原文】气味咸、平、微寒，无毒。主伤寒寒热，温疟洒洒，惊恚怒气，除拘缓，鼠瘘，女子带下赤白。久服强骨节，杀邪鬼，延年。（按：补阴则生捣用，若煅过则成灰，不能补阴矣。方书注云：服用者皆取粉，外治之法。荒经者误收，遂相沿不改矣。）

陈修园曰：牡蛎气平者，金气也，入手太阴肺经；微寒者，寒水之气也，入膀胱经；味咸者，真水之味也，入足少阴肾经。此物得金水之性。凡病起于太阳，皆名曰伤寒；传入少阳之经，则为寒热往来，其主之者，藉其得秋金之气，以平木火之游行也。温疟者，但热不寒之疟疾，为阳明经之热病；洒洒者，即阳明白虎证中背微寒、恶寒之义，火欲发而不能径达也。主以牡蛎者，取其得金之气，以解炎暑之苛。白虎汤命名，亦同此意也。惊恚怒气，其主在心，其发在肝。牡蛎气平，得金之用以制木；味咸，得水之用以济火也。拘者筋急，缓者筋缓，为肝之病。鼠瘘即瘰疬之别名，为三焦胆经火郁之病，牡蛎之平以制风，寒以胜火，咸以软坚，所以咸主之。止“带下赤白”与“强骨节”二句，其义互见于龟板注中，不赘。杀鬼邪者，补肺而申其清肃之威。能延年者，补肾而得其益精之效也。

【药物来源】为牡蛎科动物长牡蛎 *Ostrea gigas* Thunberg 等的贝壳。

【动物形态特征】动物贝壳呈长条形，坚厚，壳长 140 ~ 330 mm，高 57 ~ 115 mm。左壳稍凹，壳顶附着面小；右壳较平如盖；背腹缘几乎平行，壳表面淡紫色、灰白色或黄褐色。壳顶向后缘环生排列稀疏的鳞片，略呈波状。壳内面瓷白色，韧带槽长而宽大。闭壳肌痕大，位于壳的后部背侧，呈棕黄色马蹄形。

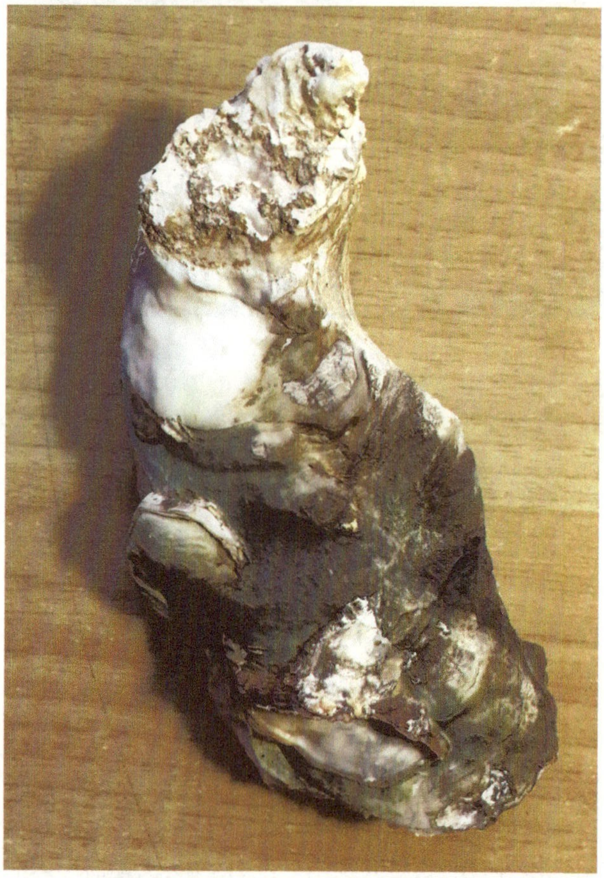

【性味功效】味咸，性微寒。重镇安神，潜阳补阴，软坚散结。煅牡蛎收敛固涩，制酸止痛。

【古方选录】《太平惠民和剂局方》牡蛎散：牡蛎（米泔浸，刷去土，火烧通赤）、黄芪（去苗、土）、麻黄根（洗）各一两。用法：研粗末，每次三钱，水一盏半，加小麦百余粒，同煎至八分，去渣热服，每日二次。主治：气虚卫外不固，阴虚心阳不潜之自汗、盗汗。

【用法用量】煎服，9 ~ 30 g，打碎先煎；或入丸、散。外用适量。收敛固涩、制酸止痛宜煅用，其他宜生用。

【使用注意】不宜多服、久服，易引起便秘和消化不良。体虚多寒者忌用。煅牡蛎有收敛作用，湿热实邪者忌用。

【现代研究】含碳酸钙、磷酸钙、硫酸钙，还含有铜、铁、锌、锰、锶、铬等微量元素及多种氨基酸等。有镇静，抗惊厥，抗癫痫，镇痛，抗肝损伤，增强机体免疫力，抗肿瘤，抗氧化，抗衰老，抗胃溃疡，降血脂，抗凝血，抗血栓等作用。

67 桑螵蛸

【古籍原文】气味咸、平。主伤中，疝瘕，阴痿，益精生子，女子血闭，腰痛，通五淋，利小便水道。

陈修园曰：螵蛸，螳螂之子也。气平属金，味咸属水。螳螂于诸虫中，其性最刚，以其具金性，能使肺之治节申其权，故主疝瘕、女子血闭、通五淋、利小便水道也。又具水性，能使肾之作强得其用，故主阴痿、益精生子、腰痛也。其主伤中者，以其生于桑上，得桑气而能续伤也。今人专取其缩小便，虽曰能开而亦能阖，然要其本性，在此而不在彼。

【药物来源】为螳螂科昆虫大刀螂 *Tenodera sinensis* Saussure 或小刀螂 *Statilia maculata*（Thunberg）等的干燥卵鞘，分别习称“团螵蛸”“长螵蛸”。

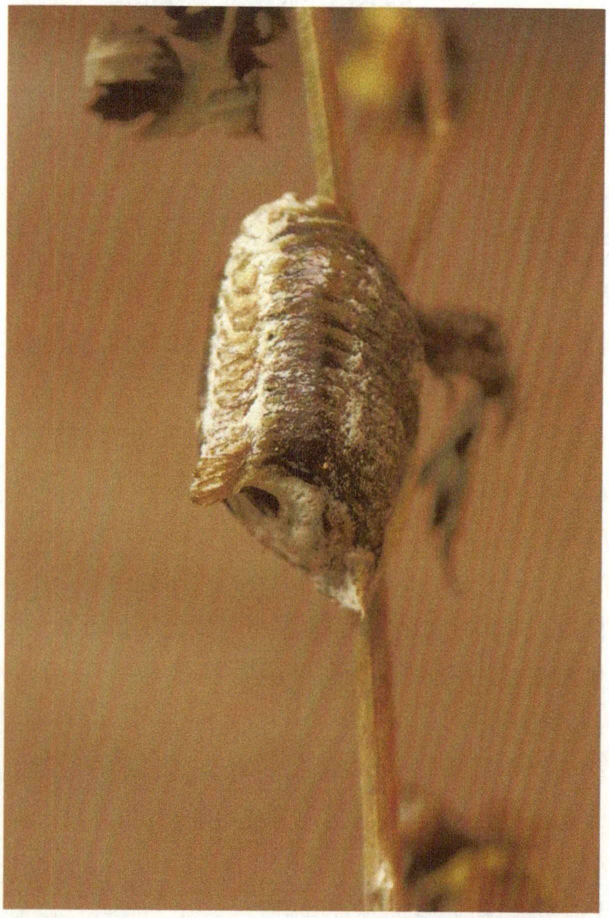

【动物形态特征】(1)大刀螂:昆虫体形较大,呈黄褐色或绿色,长约7 cm。头三角形,前胸背板、肩部较发达,后部至前肢基部稍宽。前胸细长,侧缘有细齿排列。前翅革质,前缘带绿色,末端有较明显的褐色翅脉;后翅比前翅稍长,散布深浅不等的黑褐色斑点。雌性腹部特别膨大。足3对;前胸足粗大,镰刀状;中足和后足细长。

(2)小刀螂:体型中等大小,长4.8~6.5 cm,灰褐色至暗褐色,散布有黑褐色不规则的刻点。头部稍大,呈三角形。前胸背细长,侧缘细齿排列明显。侧角部的齿稍特殊。前翅革质,末端钝圆,带黄褐色或红褐色,有污黄色斑点。后翅翅脉为暗褐色。前胸足腿节内侧基部及胫节内测中部各有一大型黑色斑纹。

【性味功效】味甘、咸,性平。固精缩尿,补肾助阳。

【古方选录】《本草衍义》桑螵蛸散:桑螵蛸、远志、石菖蒲、龙骨、人参、茯神、当归、龟甲(酥炙)各一两。用法:研细末,每次二钱,睡前以人参煎汤送服;或煎汤服。主治:心肾两虚之尿频或遗尿、遗精。

【用法用量】煎服,5~10 g;或入丸、散。外用适量,研末撒或油调敷。

【使用注意】阴虚火旺或膀胱有湿热者慎用。

【现代研究】含蛋白质,脂肪,氨基酸,粗纤维,铁,钙,生物色素等成分。具有一定的抗利尿,促进消化液分泌,降血糖,降血脂及抗肿瘤等作用。

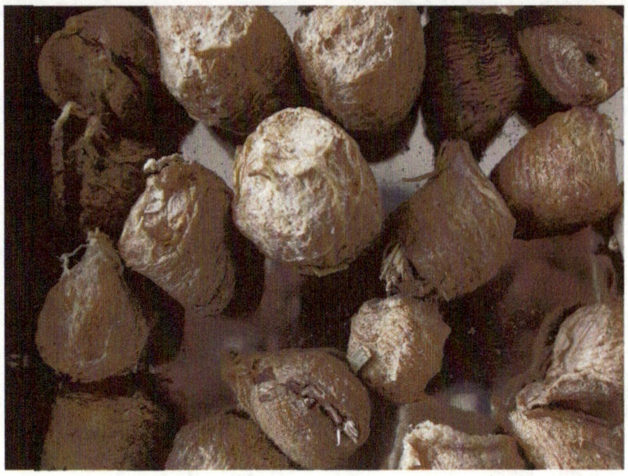

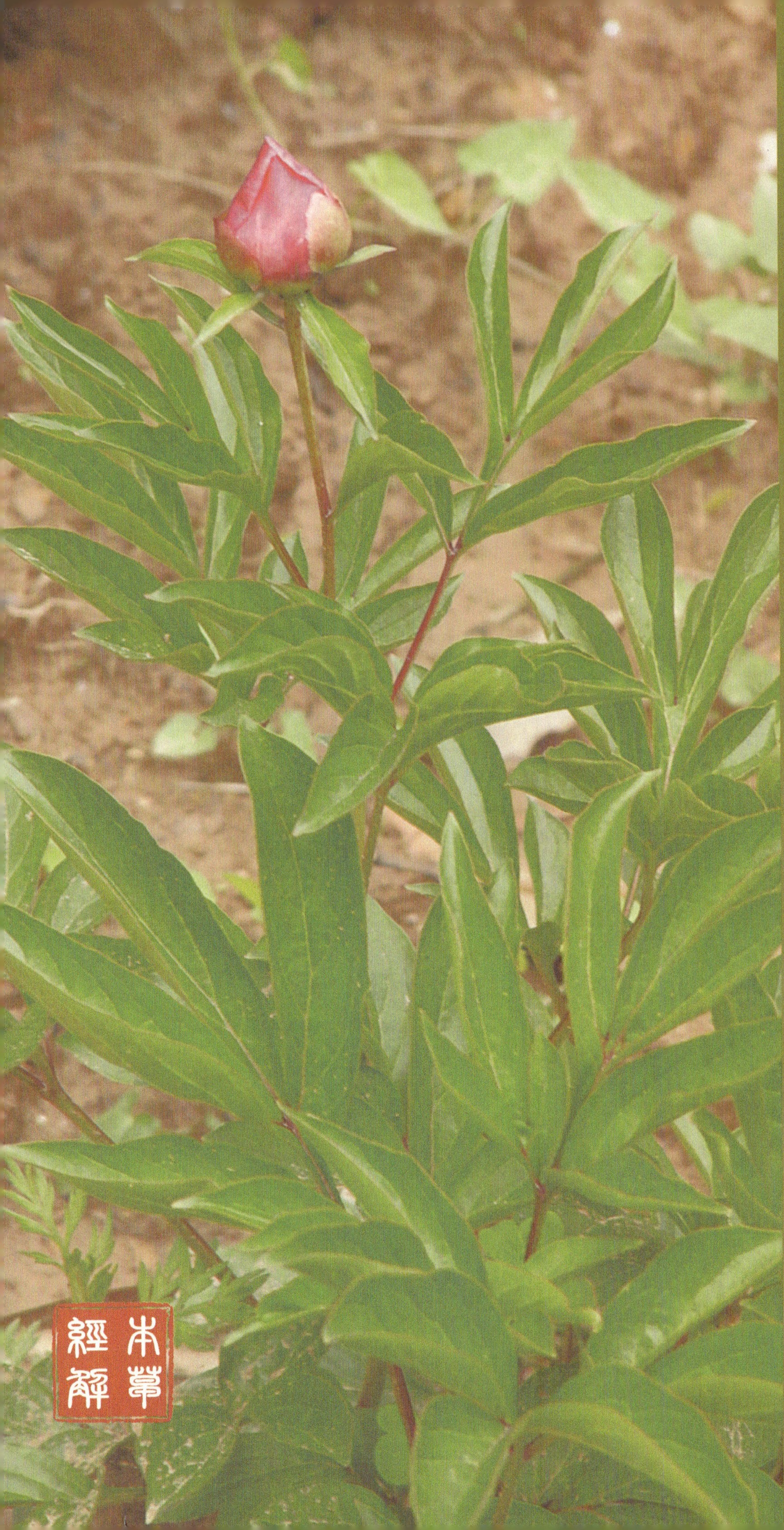

卷之三

中　品

68 干　姜

【古籍原文】气味辛、温，无毒。主胸满咳逆上气，温中止血，出汗，逐风湿痹，肠澼下痢。生者尤良。

陈修园曰：干姜气温，禀厥阴风木之气，若温而不烈，则得冲和之气而属土也；味辛，得阳明燥金之味，若辛而不偏，则金能生水而转润矣。故干姜为脏寒之要药也。胸中者，肺之分也，肺寒则金失下降之性，气壅于胸中而满也，满则气上，所以咳逆上气之症生焉。其主之者，辛散温行也。中者，土也，土虚则寒，而此能温之。止血者，以阳虚阴必走，得暖则血自归经也。出汗者，辛温能发散也。逐风湿痹者，

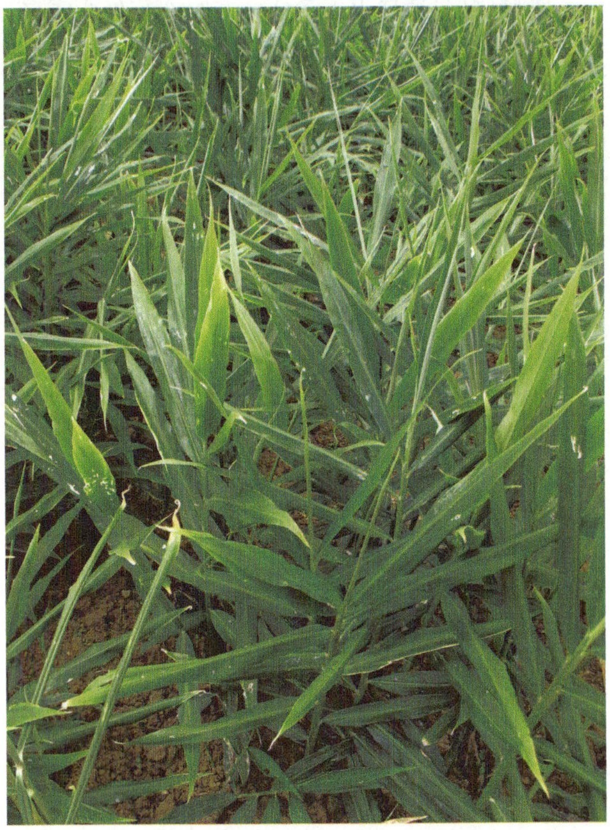

治寒邪之留于筋骨也。治肠澼下痢者，除寒邪之陷于肠胃也。以上诸治皆取其雄烈之用，如孟子所谓刚大浩然之气塞乎天地之间也。生则辛味浑全，故又申言曰生者尤良，即《金匮》治肺痿用甘草干姜汤自注炮用，以肺虚不能骤受过辛之味，炮之使辛味稍减，亦一时之权宜，非若后世炮黑、炮灰，全失姜之本性也。叶天士亦谓炮黑入肾，何其陋欤？

【药物来源】为姜科植物姜 *Zingiber officinale* Rosc. 的干燥根茎。

【植物形态特征】多年生草本。根茎肉质，扁圆横走，分枝，具芳香和辛辣气味。叶互生，无柄，有长鞘，抱茎；叶片线状披针形；叶舌膜质。花茎自根茎抽出；穗状花序椭圆形；苞片卵圆形；花萼管状；花冠绿黄色；雄蕊微紫色；子房无毛，3 室，花柱单生。蒴果 3 瓣裂，种子黑色。花期 7—8 月，果期 12 月至翌年 1 月。

【性味功效】味辛，性热。温中散寒，回阳通脉，温肺化饮。

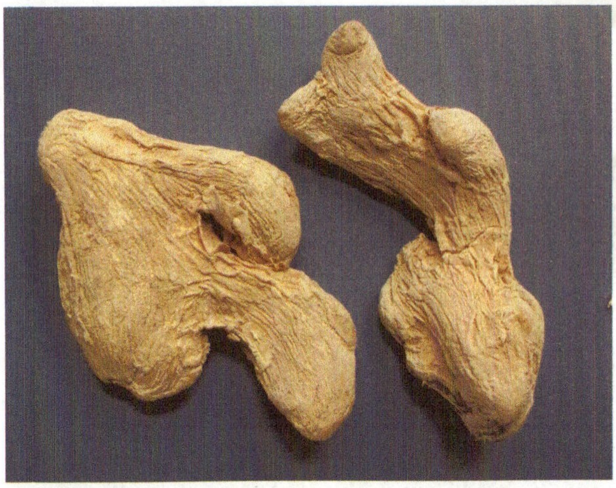

【古方选录】《伤寒论》理中丸：干姜、人参、白术、甘草（炙）各三两。用法：上四味，捣筛，蜜和为丸，如鸡子黄许大。以沸汤数合，和一丸，研碎，温服之，日三四服，夜二服。主治：太阴之为病，腹满而吐，食不下，自利益甚，时腹自痛。

【用法用量】煎服，3 ~ 10 g；或入丸、散。

【使用注意】阴虚内热、血热妄行者忌用。

【现代研究】主要含挥发油，6 - 姜辣素，α - 姜烯，牻牛儿醇等。有镇静，镇痛，抗炎，止呕，短暂升高血压等作用。

69 生姜

【古籍原文】气味辛、微温，无毒。久服去臭气，通神明。

陈修园曰：凡药气温属厥阴风木；大温为热，属少阴君火；微温禀春初之木气，则专入足少阳胆经也。味辛属阳明燥金；大辛属手太阴肺、手阳明大肠；微辛为土中之金，则专入足阳明胃经也。仲景桂枝汤等，生姜与大枣同用者，取其辛以和肺卫，得枣之甘以养心营，合之能兼调营卫也。真武汤、茯苓桂枝汤用之者，以辛能利肺气，气行则水利汗止，肺为水之上源也。大小柴胡汤用之者，以其为少阳本经之药也。吴茱萸汤用之者，以其安阳明之气，阳明之气以下行为顺，而呕自止矣。少阴之气上交于阳明中土，而利亦止矣。凡此之类，《本经》虽未明言，而仲景于气味中独悟其神妙也。久服去臭气通神明者，以臭气为浊阴之气，神明为阳气之灵，言其有扶阳抑阴之效也。今人只知其散邪发汗，而不知其有匡正止汗之功，每于真武汤、近效白术汤，辄疑生姜而妄去之，皆读书死于句下过也。又病家每遇方中有生姜，则曰素有血疾，或曰曾患眼赤及喉痹等症，不敢轻服。是亦自置死地也，又何怨哉？

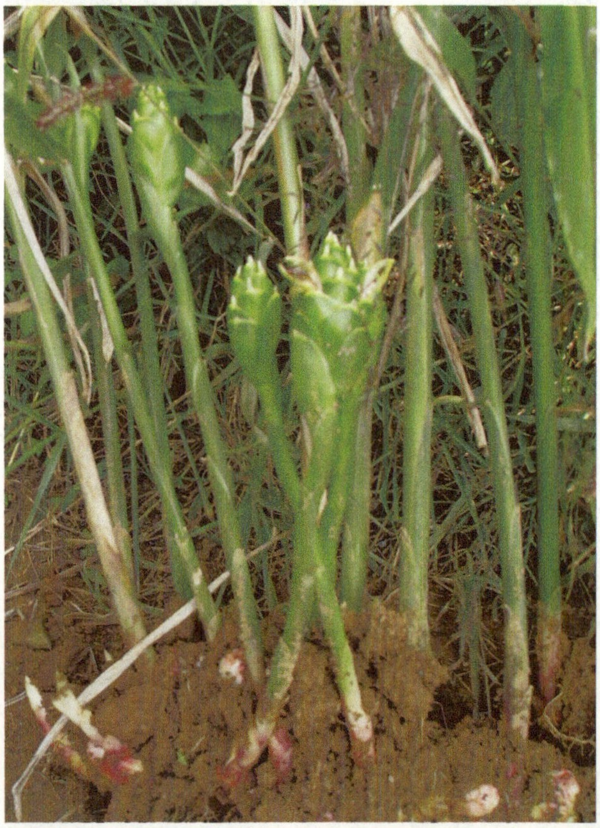

【药物来源】为姜科植物姜 *Zingiber officinale* Rosc. 的新鲜根茎。

【植物形态特征】同“干姜”。

【性味功效】味辛，性微温。解表散寒，温中止呕，化痰止咳，解鱼蟹毒。

【古方选录】《金匮要略》小半夏汤：半夏一升，生姜半斤。用法：上二味，以水七升，煮取一升半，分温再服。主治：呕家本渴，渴者为欲解，今反不渴，心下有支饮；诸呕吐，谷不得下者。

【用法用量】煎服，3～10 g。可兼为食品调料。

【使用注意】热盛及阴虚内热者忌服。

【现代研究】主要含挥发油，还含有天冬氨酸、谷氨酸、丝氨酸等氨基酸。有促进消化液分泌，保护胃黏膜，抗溃疡，保肝，利胆，抗炎，解热，抗菌，镇痛，镇吐等作用。

70 葱白

【古籍原文】气味辛、平，无毒。作汤，治伤寒寒热，中风面目浮肿，能出汗。

陈修园曰：葱白辛平发汗。太阳为寒水之经，寒伤于表则发热恶寒，得葱白之发汗而解矣。风为阳邪，多伤于上，风胜则面目浮肿，得葱白之发汗而消矣，此犹人所易知也。至于仲景通脉四逆汤，面赤者加葱，非取其引阳气以归根乎？白通汤以之命名者，非取其叶下之白，领姜、附以入肾宫，急救自利无脉，命在顷刻乎？二方皆回阳之神剂，回阳先在固脱，仲师岂反用发汗之品？学者不参透此理，总属误人之庸医。

【药物来源】为百合科植物葱 *Allium fistulosum* L. 近根部的鳞茎。

【植物形态特征】多年生草本。鳞茎圆柱形，鳞叶成层，白色。叶基生，圆柱形，中空，绿色；叶鞘浅绿色。花茎自叶丛抽出，绿色；伞形花序圆球状；总苞膜质，卵形或卵状披针形；花被 6 片，披针形，白色；雄蕊 6 枚，花药黄色，丁字形着生；子房 3 室。蒴果三棱形。种子黑色，三角状半圆形。花期 7—9 月，果期 8—10 月。

【性味功效】味辛，性温。发汗解表，散寒通阳。

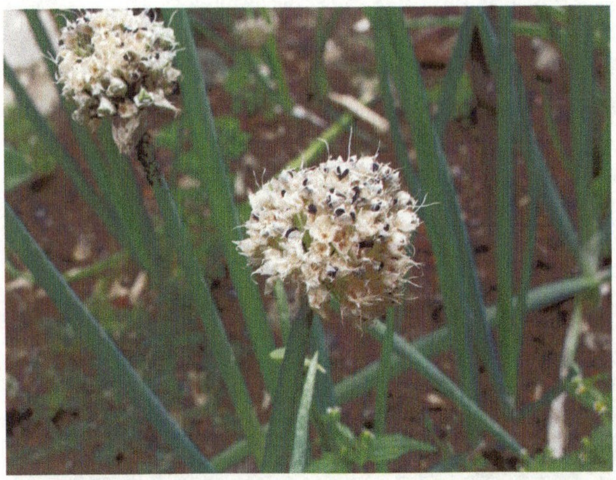

【古方选录】《外台秘要》葱白七味饮：葱白（连根切）一升，干地黄六合，干葛（切）六合，生麦门冬（去心）六合，新豉（绵裹）一合，生姜（切）二合，劳水八升。用法：上药用劳水（以杓扬之一千遍）煎之，三分减二，去渣，分温三服，相去行八九里，如觉欲汗，渐渐覆之。主治：劳复，状一如伤寒初有。

【用法用量】煎服，3～10 g。外用适量。可兼为食品调料。

【使用注意】阴虚血热者慎用。

【现代研究】主要含挥发油，还含有二烯丙基硫醚、苹果酸、维生素、烟酸、黏液质、草酸钙、铁盐等。对白喉杆菌、结核杆菌、痢疾杆菌、链球菌及皮肤真菌有抑制作用。有发汗解热，利尿，健胃，祛痰等作用。

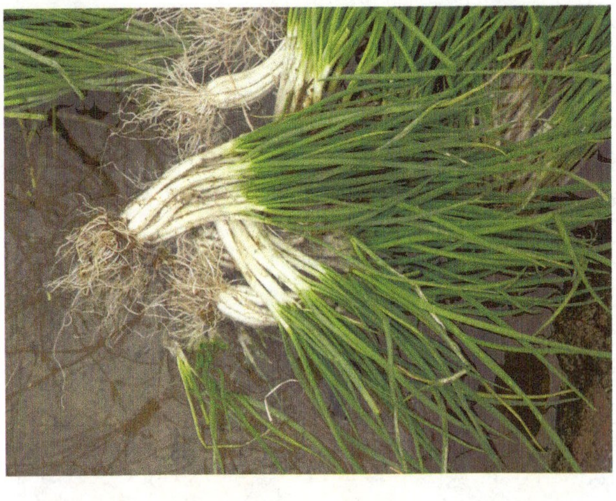

71 当归

【古籍原文】气味苦、温，无毒。主咳逆上气，温疟，寒热洗洗在皮肤中，妇人漏中绝子，诸恶疮疡，金疮。煮汁饮之。

参各家说：当归气温，禀木气而入肝；味苦无毒，得火味而入心。其主咳逆上气者，心主血，肝藏血，血枯则肝木挟心火而刑金，当归入肝养血，入心清火，所以主之也。肝为风，心为火，风火为阳，阳盛则为但热不寒之温疟，而肺受风火之邪，肺气怯不能为皮毛之主，故寒热洗洗在皮肤中。当归能令肝血足而风定，心血足而火息，则皮肤中之寒热可除也。肝主藏血，补肝即所以止漏也。手少阴脉动甚为有子，补心即所以种子也。疮疡皆属心火，血足则心火息矣。金疮无不失血，血长则金疮瘳矣。“煮汁饮之”四字别言，先圣大费苦心，谓中焦受气，取汁变化而赤是谓血，当归煮汁，滋中焦之汁，与地黄作汤同义。可知时传炒燥、土炒，反涸其自然之汁，大失经旨。

【药物来源】为伞形科植物当归 *Angelica sinensis* (Oliv.) Diels 的干燥根。

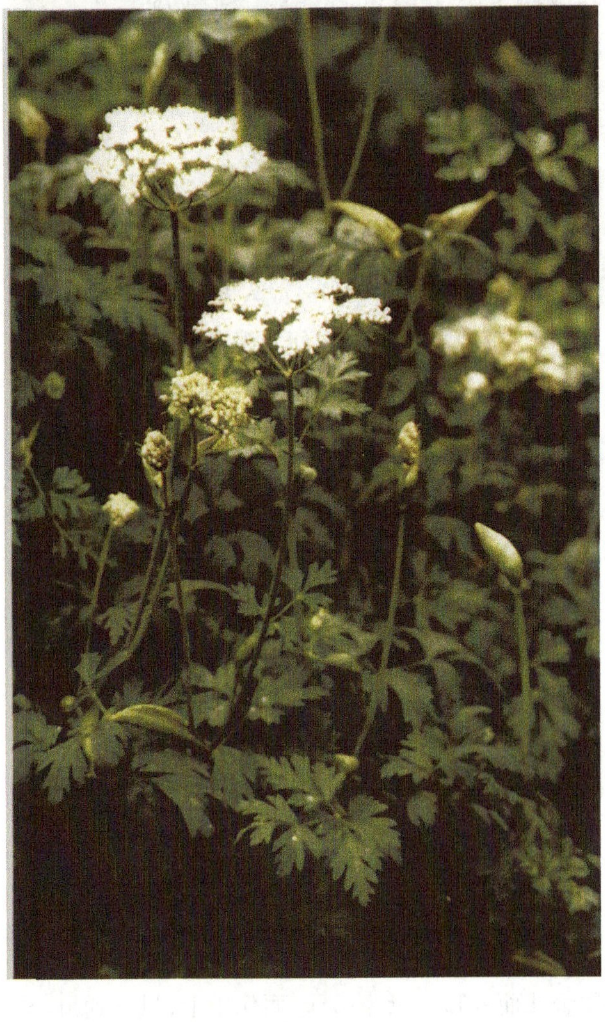

【植物形态特征】多年生草本。根粗短，略呈圆柱形，下部有支根3～5条或更多。叶2～3回单数羽状分裂；叶片卵形；小叶3对。复伞形花序，顶生，基部有2枚线状总苞片，或缺如；小总苞片，线形；小伞形花序，密被细柔毛；萼齿5枚，细卵形；花瓣5片，白色，呈长卵形；雄蕊5枚；子房下位。双悬果椭圆形，成熟后易从合生面分开；分果有果棱5条。花期6—7月，果期7—8月。

【性味功效】味甘、辛，性温。补血活血，调经止痛，润肠通便。

【古方选录】《千金方·卷十三》当归汤：当归三两，桂心三两，干姜四两，附子五两。用法：以水八升，煮取二升，分三服，日三次。主治：久寒宿疾，胸腹中痛，短气，时滞下痢。

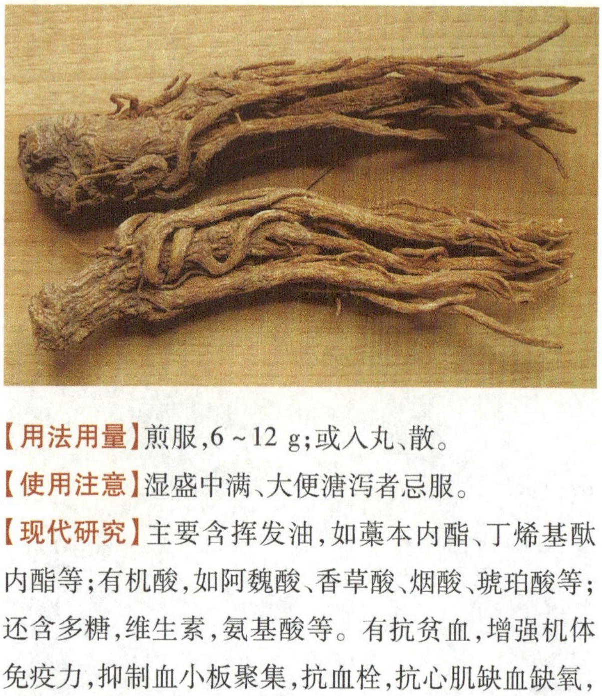

【用法用量】煎服，6～12 g；或入丸、散。

【使用注意】湿盛中满、大便溏泻者忌服。

【现代研究】主要含挥发油，如藁本内酯、丁烯基酞内酯等；有机酸，如阿魏酸、香草酸、烟酸、琥珀酸等；还含多糖，维生素，氨基酸等。有抗贫血，增强机体免疫力，抑制血小板聚集，抗血栓，抗心肌缺血缺氧，扩张外周血管，降血压，兴奋或抑制子宫平滑肌，松弛支气管平滑肌，降血脂，抗炎，保肝，抗肿瘤，抗辐射损伤等作用。

72 川　芎

【古籍原文】气味辛、温，无毒。主中风入脑，头痛，寒痹，筋挛缓急，金疮，妇人血闭无子。

陈修园曰：川芎气温，禀春气而入肝；味辛无毒，得金味而入肺。风为阳邪，而伤于上，风气通肝，肝经与督脉会于巅顶而为病，川芎辛温而散邪，所以主之。血少不能热肤，故生寒而为痹；血少不能养筋，故筋结而为挛，筋纵而为缓，筋缩而为急，川芎辛温而活血，所以主之。治金疮者，以金疮从皮肤以伤肌肉，川芎禀阳明金气，能从肌肉而达皮肤也。妇人以血为主，血闭不通，则不生育，川芎辛温，通经而又能补血，所以治血闭无子也。

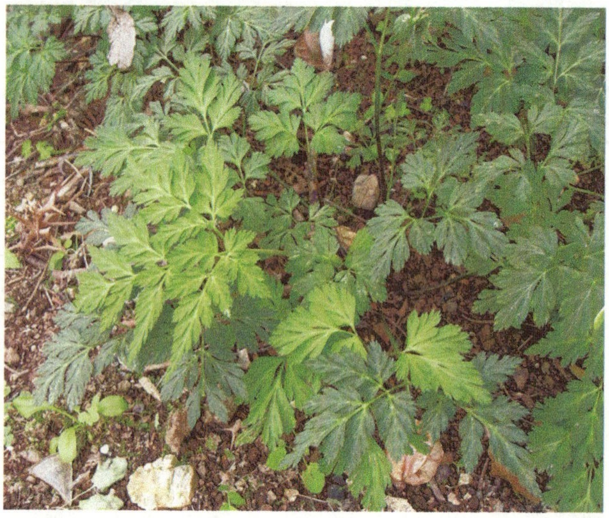

【药物来源】为伞形科植物川芎 *Ligusticum chuanxiong* Hort. 的干燥根茎。

【植物形态特征】多年生草本。根状茎呈不规则的结节状拳形团块。茎直立，圆柱形，中空，表面有纵直沟纹。叶互生，2～3回单数羽状复叶；叶柄基部成鞘抱茎。复伞形花序生于分枝顶端；总苞和小总苞片线形；花小，白色；萼片5枚，线形；花瓣5片，椭圆形；雄蕊5枚，花药椭圆形，2室；雌蕊子房下位，2室，花柱2枚。双悬果卵形。花期7—8月，幼果期9—10月。

【性味功效】味辛，性温。活血行气，祛风止痛。

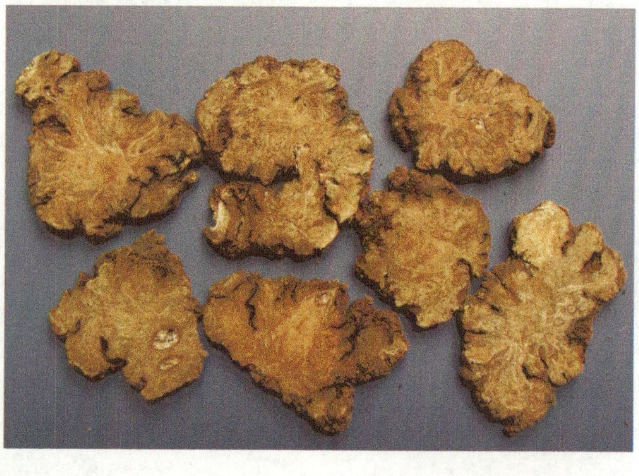

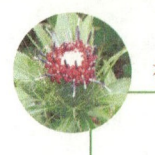

【古方选录】《太平惠民和剂局方》川芎茶调散：川芎四两，白芷二两，羌活二两，细辛（去节）一两，荆芥（去梗）四两，防风（去芦）一两半，薄荷叶（不见火）八两，甘草（爁）二两。用法：上为细末，每服二钱，食后，茶清调下。主治：丈夫、妇人诸风上攻，头目昏重，偏正头痛，鼻塞声重；伤风壮热，肢体疼烦，肌肉蠕动，膈热痰盛；妇人血风攻疰，太阳穴疼，但是感风气。

【用法用量】煎服，3～10 g；或入丸、散。

【使用注意】阴虚阳亢之头痛，阴虚火旺、舌红口干，多汗，月经过多及出血性疾病，不宜使用。孕妇慎用。

【现代研究】主要含藁本内酯、蛇床内酯、新蛇床内酯、洋川芎内酯等挥发油，川芎嗪等生物碱，阿魏酸等酚类及有机酸类成分。有扩张冠状动脉血管，增加冠状动脉血流量，降低心肌耗氧量，改善微循环，抗脑缺血，解热，镇痛，抗肿瘤，抗辐射，调节机体免疫功能等作用。

73 淫羊藿（仙灵脾）

【古籍原文】气味辛、寒，无毒。主阴痿绝伤，茎中痛，利小便，益气力，强志。（羊脂拌炒。）

陈修园曰：淫羊藿气寒，禀天冬水之气而入肾；味辛无毒，得地之金味而入肺。金水二脏之药，细味经文，俱以补水脏为主。阴者，宗筋也，宗筋属于肝木，木遇烈日而痿，一得气寒之羊藿，即如得甘露而挺矣。绝伤者，络脉绝而不续也。《金匮》云：络脉者，阴精阳气所往来也。羊藿气寒味辛，具水天之气环转运行而能续之也。茎，玉茎也，火郁于中则痛，热者清之以寒，郁者散之以辛，所以主茎中痛也。小便主于膀胱，必假三焦之气化而出，三焦之火盛，则孤阳不化而为溺短、溺闭之症，一得羊藿之气寒味辛，金水相涵，阴气濡布，阳得阴而化，则小便利矣。肺主气，肾藏志，孟夫子云："夫志，气之帅也。"润肺之功归于补肾，其益气力强志之训，即可于孟夫子善养刚大之训悟之也。第此理难与时医道耳。

叶天士云：淫羊藿浸酒治偏风不遂，水涸腰痛。

【药物来源】为小檗科植物淫羊藿 *Epimedium brevicornu* Maxim. 或箭叶淫羊藿 *Epimedium sagittatum* (Sieb. et Zucc.) Maxim. 的干燥叶。

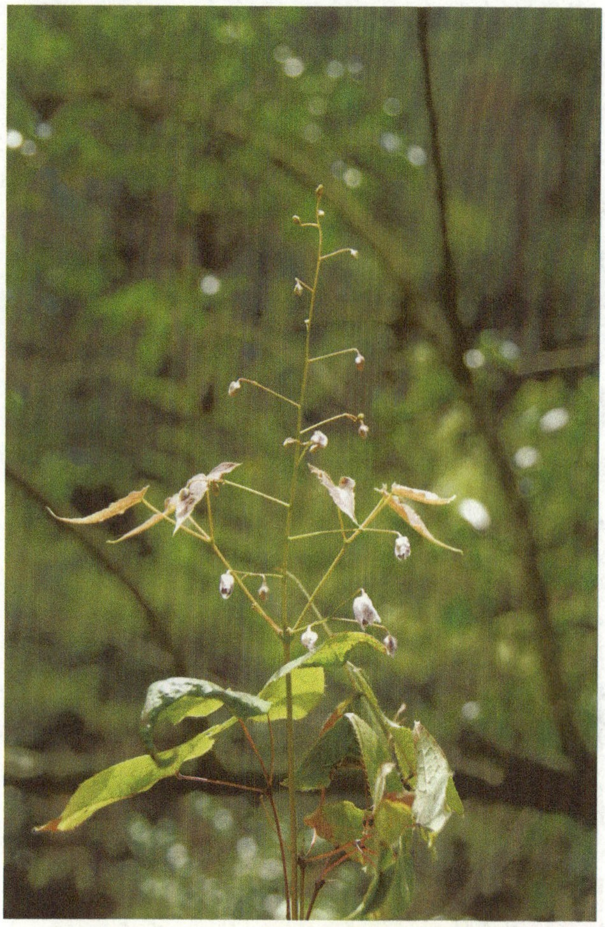

【植物形态特征】(1)淫羊藿：多年生草本。根茎长，横走，质硬，须根多数。叶 2 回 3 出复叶，小叶片卵圆形；先端微尖，顶生小叶基部心形，两侧小叶较小，偏心形，外侧较大，呈耳状，边缘具黄色刺毛状细锯齿；基部有稀疏细长毛。总状花序；苞片卵状披针形，膜质；花萼 8 片，卵状披针形，2 轮；花瓣 4 片，近圆形；雄蕊 4 枚；雌蕊 1 枚。蓇葖果纺锤形。花期 4—5 月，果期 5—6 月。

(2)箭叶淫羊藿：3 出复叶，小叶片长卵形至卵状披针形；先端渐尖，两侧小叶基部明显偏斜，外侧呈箭形；下表面疏被粗短伏毛或近无毛。叶片革质。余与淫羊藿同。

【性味功效】味辛、甘，性温。补肾阳，强筋骨，祛风湿。

【古方选录】《圣济总录》仙灵脾散：仙灵脾、射干、晚蚕沙（炒）、恶实（炒）、甘草（炙，锉）等份。用法：捣罗为散，每服一钱匕，食后良久，沙糖水调下，日三。主治：风泪冷毒，隐涩疼痛。

【用法用量】煎服，6～10 g；或入丸、散。

【使用注意】阴虚火旺者不宜服。

【现代研究】含黄酮类成分，如淫羊藿苷、宝藿苷Ⅰ、宝藿苷Ⅱ、淫羊藿次苷Ⅰ、淫羊藿次苷Ⅱ、大花淫羊藿苷A、鼠李糖基淫羊藿次苷Ⅱ、箭藿苷A、箭藿苷B、箭藿苷C、金丝桃苷等，还含多糖等。有性激素样作用，还能增强机体免疫力，保护肝肾，抗骨质疏松，抗心肌缺血，抗老年痴呆，抗血栓，促进造血功能等。

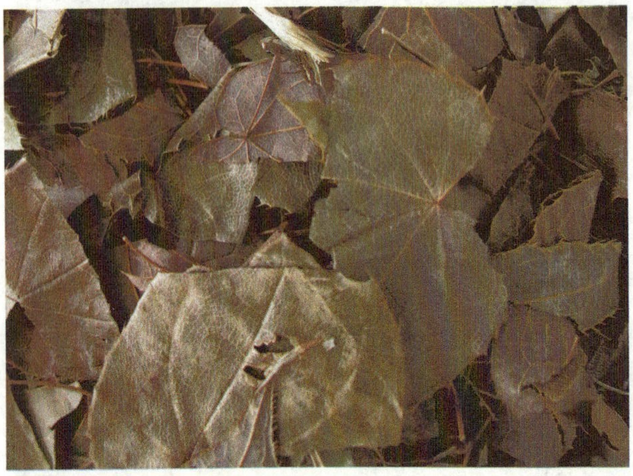

74 荆　芥

【古籍原文】气味辛、温，无毒。主寒热，鼠瘘，瘰疬，生疮，破结聚气，下瘀血，除湿疸。

参：荆芥气温，禀木气而入肝胆；味辛无毒，得金味而入肺。气胜于味，以气为主，故所主皆少阳相火、厥阴风木之症。寒热往来，鼠瘘，瘰疬，生疮等症，乃少阳之为病也，荆芥辛温以发相火之郁，则病愈矣。饮食入胃，散精于肝，肝不散精，则气滞而为积聚；肝藏主血，血随气而运行；肝气一滞，则血亦滞而为瘀，乃厥阴之为病也。荆芥辛温以达肝木之气，则病愈矣。其除湿疸者，以疸成于湿，荆芥温而兼辛，辛入肺而调水道，水道通则湿疸除矣。今人炒黑，则变为燥气而不能达，失其辛味而不能发，且谓为产后常用之品，昧甚！

【药物来源】为唇形科植物荆芥 *Schizonepeta tenuifolia* Briq. 的干燥地上部分。

【植物形态特征】一年生草本。茎直立，四棱形，基部稍带紫色，上部多分枝，全株被短柔毛。叶对生，羽状深裂；中部及上部的叶裂片，线形或披针形，全

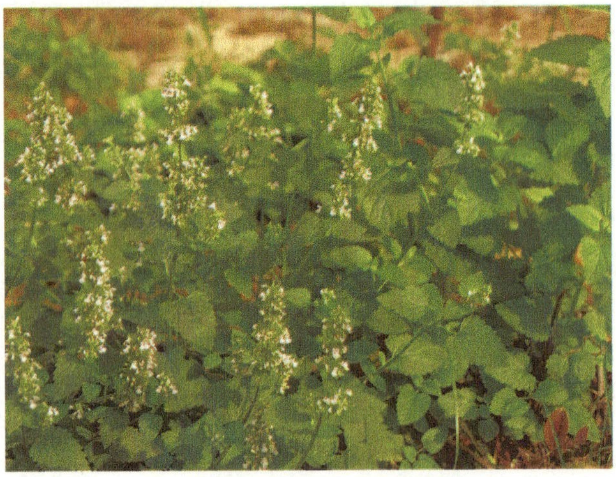

缘，两面均被柔毛。穗状轮伞花序，多密集于枝端；苞片叶状，线形，绿色，无柄；花萼钟形，被毛，先端5齿裂；花冠淡紫色；雄蕊4枚；子房4裂；花柱基生，柱头2裂。小坚果，卵形或椭圆形，棕色。花期6—8月，果期7—9月。

【性味功效】味辛，性微温。解表散风，透疹，消疮。

【古方选录】《圣济总录・卷一四三》荆芥散：荆芥（去茎）一两，枳壳（去瓤，麸炒）一两。用法：上为末，拌匀，每服二钱匕，入腊茶末一钱，以热汤点服，不拘时候。主治：肠风，脱肛。

【用法用量】煎服，5～10 g，不宜久煎；或入丸、散。发表透疹消疮宜生用，止血宜炒炭用。荆芥穗长于祛风。

【使用注意】表虚自汗、阴虚头痛者忌用。

【现代研究】主要含胡薄荷酮等挥发油，单萜类成分如荆芥苷、荆芥醇、荆芥二醇等，还含黄酮类等成分。有发汗，解热，镇痛，抗炎，抗病原微生物，止血，抑制平滑肌收缩等作用。

75 麻黄［附麻黄根节（麻黄根）］

【古籍原文】气味苦、温，无毒。主中风伤寒头痛，温疟，发表出汗，去邪热气，止咳逆上气，除寒热，破症坚积聚。去节良。

陈修园曰：麻黄气温，禀春气而入肝；味苦无毒，得火味而入心。心主汗，肝主疏泄，故为发汗上药，其所主皆系无汗之症。太阳证中风伤寒头痛，发热

恶寒，无汗而喘，宜麻黄以发汗。但热不寒，名曰温疟，热甚无汗，头痛，亦宜麻黄以发汗。咳逆上气为手太阴之寒证，发热恶寒为足太阳之表证，亦宜麻黄以发汗。即症坚积聚为内病，亦系阴寒之气凝聚于阴分之中，日积月累而渐成，得麻黄之发汗，从阴出阳，则症坚积聚自散。凡此皆发汗之功也。

根节古云止汗，是引止汗之药以达于表而速效，非麻黄根节自能止汗，旧解多误。

【药物来源】为麻黄科植物草麻黄 *Ephedra sinica* Stapf、中麻黄 *Ephedra intermedia* Schrenk et C. A. Mey. 或木贼麻黄 *Ephedra equisetina* Bge. 的干燥草质茎。

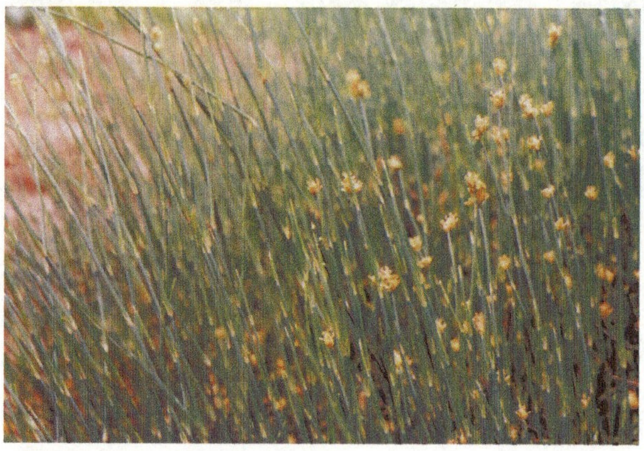

【植物形态特征】(1)草麻黄：多年生草本状小灌木。呈细长圆柱形，少分枝。有的带少量棕色木质茎。表面淡绿色至黄绿色，有细纵脊线，触之微有粗糙感。体轻，质脆。节明显，节间长 2～6 cm。节上有膜质鳞叶；裂片 2 枚(稀 3 枚)，锐三角形，先端灰白色，反曲，基部联合成筒状，红棕色。花成鳞球花序；雄花序阔卵形；雌花序多单生于枝端，卵圆形。花期 5 月，种子成熟期 7 月。

(2)中麻黄：灌木。多分枝，有粗糙感。节上膜质鳞叶长 2～3 mm，裂片 3 枚(稀 2 枚)，先端锐尖。断面髓部呈三角状圆形。

(3)木贼麻黄：小灌木。较多分枝，无粗糙感。节间长 1.5～3 cm。膜质鳞叶长 1～2 mm，裂片 2 枚(稀 3 枚)，上部为短三角形，灰白色，先端多不反曲，基部棕红色至棕黑色。

【性味功效】味辛、微苦，性温。发汗散寒，宣肺平喘，利水消肿。

【古方选录】《伤寒论》麻黄汤：麻黄(去节)三两，桂枝(去皮)二两，杏仁(去皮尖)七十个，甘草(炙)一两。用法：上四味，以水九升，先煮麻黄，减二升，去上沫，内诸药，煮取二升半，去滓，温服八合。覆取微似汗，不须啜粥，余如桂枝法将息。主治：太阳病，头痛发热，身疼腰痛，骨节疼痛，恶风，无汗而喘者。

【用法用量】煎服，2～10 g。发汗解表宜生用，止咳平喘宜炙用。小儿、年老体虚者宜用麻黄茸。

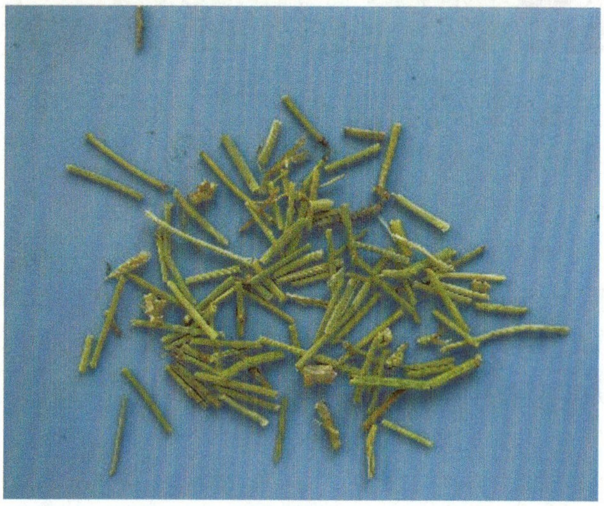

【使用注意】表虚自汗、阴虚盗汗及肺肾虚喘者慎用。运动员慎用。失眠者慎用。高血压、心衰患者禁用。

【现代研究】主要含生物碱，如麻黄碱、伪麻黄碱、去甲基麻黄碱、去甲基伪麻黄碱、甲基麻黄碱、甲基伪麻黄碱等，还含有鞣质、挥发油等。有促进发汗，平喘，止咳，解热，镇痛，抗炎，抗菌，兴奋中枢，利尿，升高血压，加快心率等作用。

附：麻黄根节(麻黄根)

【药物来源】为麻黄科植物草麻黄 *Ephedra sinica* Stapf 或中麻黄 *Ephedra intermedia* Schrenk et C. A. Mey. 的干燥根和根茎。

【植物形态特征】同“麻黄”。

【性味功效】味甘、涩，性平。固表止汗。

【古方选录】《太平圣惠方》麻黄根散：麻黄根二两、附子(炮裂，去皮、脐)一两、牡蛎(烧为粉)二两。用法：捣细罗为散，以药末一两，和白米粉一升拌令匀，以粉撒布于汗上，汗即止。主治：风虚汗出不止。

【用法用量】煎服，3～9 g；或入散剂。外用适量，研粉撒扑。

【使用注意】有表邪者忌用。

【现代研究】主要含生物碱，如麻黄根碱 A、麻黄根碱 B、麻黄根碱 C、麻黄根碱 D、麻根素（即1－酪氨酸甜菜碱）及阿魏酰组胺等，还含有麻黄宁 A、麻黄宁 B、麻黄宁 C、麻黄宁 D、麻黄酚等。有止汗，降血压等作用。

76 葛根（野葛，附葛谷）

【古籍原文】气味甘、辛、平，无毒。主消渴，身大热，呕吐，诸痹，起阴气，解诸毒。

葛谷气味甘、平，无毒。主下痢十岁以上。

叶天士曰：葛根气平，禀天秋平之金气，入手太阴肺经；味甘辛无毒，得地金土之味，入足阳明燥金胃。其主消渴者，辛甘以升腾胃气，气上则津液生也。其主身大热者，气平为秋气，秋气能解大热也。脾有湿热，则壅而呕吐，葛根味甘，升发胃阳，胃阳鼓动，则湿热下行而呕吐止矣。诸痹皆起于气血不流通，葛根辛甘和散，气血活，诸痹自愈也。阴者从阳者也，人身阴气，脾为之原，脾与胃合，辛甘入胃，鼓动胃阳，阳健则脾阴亦起也。甘者，土之冲味；平者，金之和气。所以解诸毒也。

张隐庵曰：元人张元素谓葛根为阳明仙药，若太阳初病用之，反引邪入阳明等论，皆臆说也。余读仲祖《伤寒论》方，有葛根汤治太阳病项背几几；又治太阳与阳明合病。若阳明本病，只有白虎、承气诸汤，并无葛根汤证，况葛根主宣通经脉之正气以散邪，岂反引邪内入耶？前人学不明经，屡为异说，李时珍一概收录，不加辨正，学者看本草发明，当合经论参究，庶不为前人所误。

【药物来源】为豆科植物野葛 *Pueraria lobata*（Willd.）Ohwi 的干燥根。

【植物形态特征】多年生藤本。全株被黄褐色粗毛。块根肥厚。叶互生；具长柄；3 出复叶，叶片菱状圆形；侧生小叶较小，椭圆形或菱状椭圆形。总状花序腋生；花密生；苞片狭线形；蝶形花蓝紫色或紫色；花萼 5 齿裂，萼齿披针形；雄蕊 10 枚；子房线形，花柱弯曲。荚果线形，扁平，密被黄褐色的长硬毛。种子卵圆形而扁，赤褐色，有光泽。花期 4—8 月，果期 8—10 月。

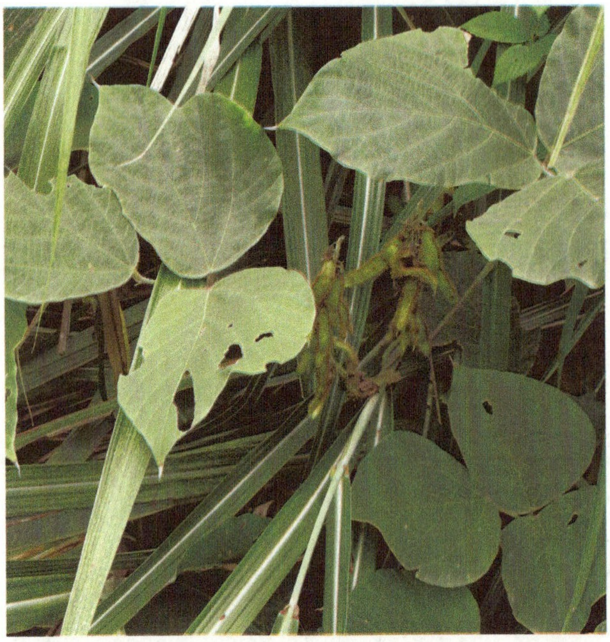

【性味功效】味甘、辛，性凉。解肌退热，生津止渴，透疹，升阳止泻，通经活络，解酒毒。

【古方选录】《太平惠民和剂局方》升麻葛根汤：升麻十两，葛根十五两，白芍药十两，甘草（炙）十两。用法：上为粗末，每服三钱，用水一盏半，煎取一中盏，去滓，稍热服，不拘时候，日二三服，以病气去，身清凉为度。主治：大人、小儿时气瘟疫，头痛发热，肢体烦疼，及疮疡已发及未发。

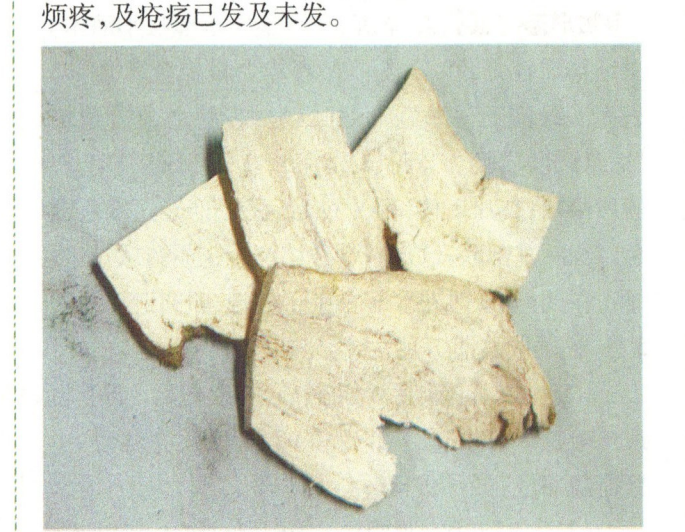

【用法用量】煎服，10～15 g；或入丸、散。解肌退热、透疹、生津宜生用，升阳止泻宜煨用。

【使用注意】胃寒者应慎用。

【现代研究】主要含黄酮类成分，如葛根素、黄豆苷元、黄豆苷、黄豆苷元 8－O－芹菜糖（1－6）葡萄糖苷等；香豆素成分，如 6，7－二甲基香豆、6－牻牛儿基-7,4-二羟基香豆素等。有解热,扩张冠状动脉血管,抗心肌缺血,改善心功能,改善脑循环,降血压,抑制血小板凝聚,降血糖,降血脂,抗氧化,抗肿瘤,保肝等作用。

附:葛谷

【药物来源】为豆科植物野葛 *Pueraria lobata* (Willd.) Ohwi 等的种子。

【植物形态特征】同“葛根”。

【性味功效】味甘,性平。健脾止泻,解酒。

【古方选录】《本草汇言》:葛谷(炒)。用法:研末,白汤调服二钱。主治:热毒下痢。

【用法用量】煎服,10~15 g;或入丸、散。

【现代研究】含油15%,还含γ-谷氨酰基苯丙氨酸等。

77 黄 芩

【古籍原文】气味苦、寒,无毒。主诸热,黄疸,肠澼泄痢,逐水,下血闭,恶疮,疽蚀,火疡。

陈修园曰:黄芩与黄连、黄柏皆气寒味苦而色黄,主治大略相似。大抵气寒皆能除热,味苦皆能燥湿,色黄者皆属于土,黄而明亮者则属于金,金借土之色以为色,故五金以黄金为贵也。但黄芩中空似肠胃,肠为手阳明,胃为足阳明,其主诸热者,指肠胃诸热病而言也。黄疸为大肠经中之郁热;肠澼泄痢者,为大肠腑中之郁热。逐水者,逐肠中之水。下血闭者,攻肠中之蓄血。恶疮、疽蚀、火疡者,为肌肉之热毒,阳明主肌肉,泻阳明之火即所以解毒也。《本经》之言主治如此,仲景于少阳经用之,于心下悸易茯苓,于腹痛易芍药,又于《本经》言外别有会悟也。

【药物来源】为唇形科植物黄芩 *Scutellaria baicalensis* Georgi 的干燥根。

【植物形态特征】多年生草本。主根长大,略呈圆锥状,外皮褐色。茎方形,基部多分歧,光滑或被短毛。叶对生,卵状披针形、披针形或线状披针形;无柄或有短柄。总状花序顶生,花偏向一方;萼钟形,被白色长柔毛,先端5裂;花冠唇形,紫色;雄蕊4枚,2强;

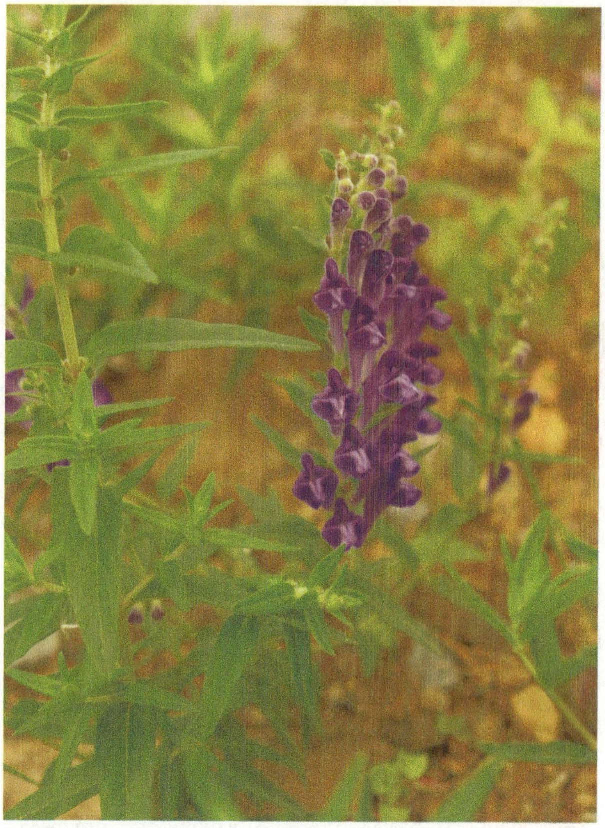

雌蕊1枚;子房4深裂,花柱基底着生。小坚果,近圆形,黑色。花期7—8月,果期8—9月。

【性味功效】味苦,性寒。清热燥湿,泻火解毒,止血,安胎。

【古方选录】《伤寒论》黄芩汤:黄芩三两,芍药二两,甘草(炙)二两,大枣(擘)十二枚。用法:上四味,以水一斗,煮取三升,去滓,温服一升,日再,夜一服。主治:太阳与少阳合病,自下利者。

【用法用量】煎服,3~10 g;或入丸、散。清热多生用;安胎多炒用;清上焦热可酒炙用;止血可炒炭用。子芩偏清下焦湿热;枯芩偏清上焦热。

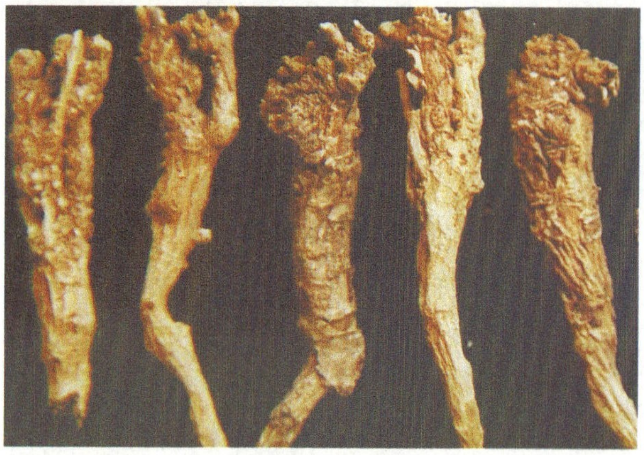

【使用注意】脾胃虚寒者不宜使用。

【现代研究】主要含黄芩苷、黄芩素（黄芩苷元）、汉黄芩素、汉黄芩苷、黄芩新素等黄酮类成分，还含有苯乙酮、棕榈酸、油酸等挥发油成分，β－谷甾醇，黄芩酶等。有抗病原微生物，抗内毒素，解热，抗炎，保肝，利胆，抗过敏，抗肿瘤，抗氧化，降血糖等作用。

78 元参（玄参）

【古籍原文】气味苦、微寒，无毒。主腹中寒热积聚，女子产乳余疾，补肾气，令人明目。

陈修园曰：元参所以治腹中诸疾者，以其启肾气上交于肺，得水天一气，上下环转之妙用也。张隐庵诠解甚妙，详于丹参注中。其云主产乳余疾者，以产后脱血则阴衰，而火无所制，治之以寒凉既恐伤中，加之以峻补又恐拒隔，惟元参清而带微补，故为产后要药。令人目明者，黑水神光属肾，补肾自能明目也。

【药物来源】为玄参科植物玄参 *Scrophularia ningpoensis* Hemsl. 的干燥根。

【植物形态特征】多年生草本。根数条，纺锤形，干后变黑色。茎方形。茎叶下部对生，上部有时互生；

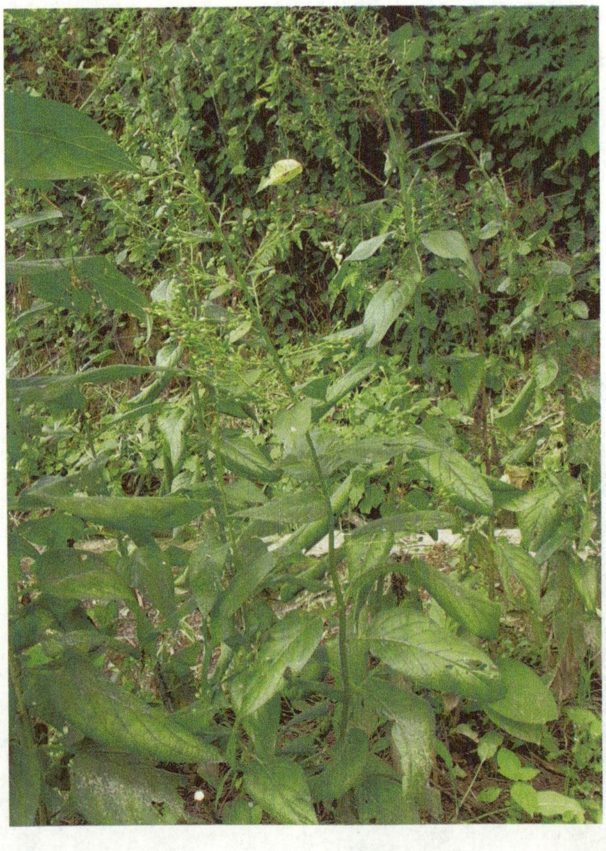

叶片卵形至披针形。聚伞花序组成大而疏散的圆锥花序；花萼5裂几达基部；花冠褐紫色，管部多壶状，顶端5裂，上唇明显长于下唇；雄蕊4枚，2强，退化雄蕊近于圆形。蒴果卵形。花期7—8月，果期8—9月。

【性味功效】味甘、苦、咸，性微寒。清热凉血，滋阴降火，解毒散结。

【古方选录】《温病条辨》增液承气汤：玄参一两，麦冬（连心）八钱，细生地八钱，大黄三钱，芒硝一钱。用法：水八杯，煮取三杯，先服一杯，不知，再服。主治：津液不足便秘者。

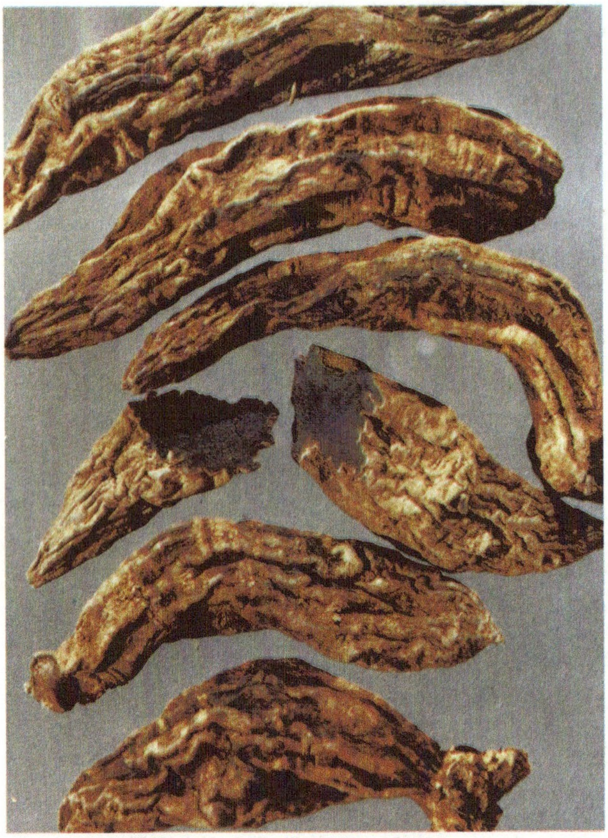

【用法用量】煎服，9～15 g；或入丸、散。

【使用注意】脾胃虚寒、食少便溏者不宜服用。不宜与藜芦同用。

【现代研究】主要含哈巴苷、哈巴酯苷、哈巴俄苷、桃叶珊瑚苷、甲氧基玄参苷等环烯醚萜类化合物，斩龙剑苷、安格洛苷等苯丙素苷类，此外还含有生物碱、植物甾醇、挥发油等。有抗菌，抗炎，镇痛，抗肿瘤，保肝等作用。

79 丹 参

【古籍原文】气味苦、微寒，无毒。主心腹邪气，肠鸣幽幽如走水，寒热积聚，破症除瘕，止烦满，益气。

张隐庵曰：丹参、元参皆气味苦寒，而得少阴之气化。但元参色黑，禀少阴寒水之精而上通于天；丹参色赤，禀少阴君火之气而下交于地。上下相交，则中土自和。故元参下交于上，而治腹中寒热积聚；丹参上交于下，而治心腹寒热积聚。君火之气下交，则土温而水不泛溢，故治肠鸣幽幽如走水。破症除瘕者，治寒热之积聚也；止烦满益气者，治心腹之邪气也。夫止烦而治心邪，止满而治腹邪，益正气所以治邪气也。

陈修园曰：今人谓一味丹参功兼四物汤，共认为补血行血之品，为女科之专药，而丹参之真功用掩矣。

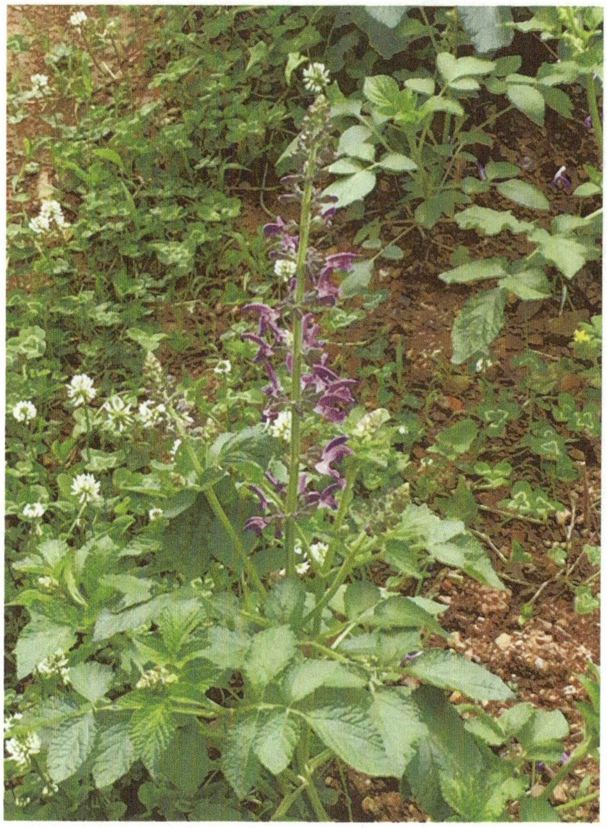

【药物来源】为唇形科植物丹参 *Salvia miltiorrhiza* Bge. 的干燥根和根茎。

【植物形态特征】多年生草本。全株密被长柔毛及腺毛，触手有黏性。根肥壮，外皮砖红色。羽状复叶对生；小叶常 3 ~ 5 片，卵圆形或椭圆状卵形，上面有皱，下面毛较密。轮伞花序组成假总状花序；花萼二唇形；花冠紫色，管内有毛环，上唇略呈盔状，下唇 3 裂；能育雄蕊 2 枚，药隔长而柔软。小坚果，椭圆形，黑色。花期 5—8 月，果期 8—9 月。

【性味功效】味苦，性微寒。活血祛瘀，通经止痛，清心除烦，凉血消痈。

【古方选录】《时方歌括》丹参饮：丹参一两，檀香、砂仁各一钱。用法：水一杯，煎七分服。主治：心痛、胃脘诸痛。

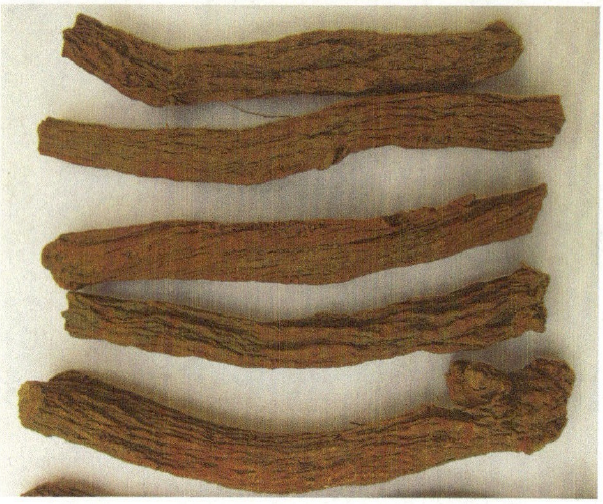

【用法用量】煎服，10 ~ 15 g；或入丸、散。活血化瘀宜酒炙用。

【使用注意】不宜与藜芦同用。

【现代研究】主要含醌类成分，如丹参酮 Ⅰ、丹参酮 Ⅱ、丹参酮 $Ⅱ_A$、丹参酮 $Ⅱ_B$、丹参酮 Ⅲ、丹参酮 Ⅴ、丹参酮 Ⅵ、异丹参酮 Ⅰ、异丹参酮 $Ⅱ_A$、异丹参酮 $Ⅱ_B$、隐丹参酮、异隐丹参酮、甲基丹参酮、羟基丹参酮、丹参新酮、左旋二氢丹参酮 Ⅰ 等；有机酚酸类成分，如丹酚酸 A、丹酚酸 B、丹参素、原儿茶醛、迷迭香酸、琥珀酸、紫草酸单甲酯、紫草酸二甲酯、紫草酸 A、紫草酸 B 等；脂肪酸类成分，如亚油酸、亚麻酸、油酸、棕榈酸。有抗凝血，抗血栓形成，改善微循环，改善血液流变性，抗心肌缺血，抗脑缺血，抗氧化，抗肿瘤，抗炎，抗纤维化，降胆固醇等作用。

80 丹皮（牡丹皮）

【古籍原文】气味辛、寒，无毒。主寒热，中风瘛疭，惊痫邪气，除症坚瘀血留舍肠胃，安五脏，疗痈疮。

陈修园曰：丹皮气寒，禀水气而入肾；味辛无毒，得金味而入肺。心火具炎上之性，火郁则寒，火发则热，丹皮禀水气而制火，所以主之。肝为风脏，中风而害其筋则为瘛疭，中风而乱其魂则为惊痫，丹皮得金味以平肝，所以主之。邪气者，风火之邪也，邪气动血，留舍肠胃，瘀积瘕坚，丹皮之寒能清热，辛能散结，可以除之。肺为五脏之长，肺安而五脏俱安。痈疮皆属心火，心火降而痈疮可疗。

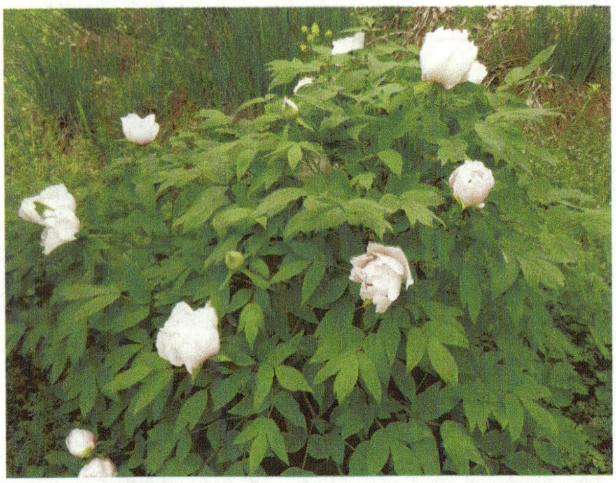

【药物来源】为毛茛科植物牡丹 *Paeonia suffruticosa* Andr. 的干燥根皮。

【植物形态特征】落叶小灌木。根粗大。茎直立，枝粗壮。叶互生，纸质，通常为2回3出复叶，近枝顶的叶为3小叶，顶生小叶常深3裂。花两性，单生枝顶；苞片5片，大小不等；萼片5，宽卵形；花瓣5片；雄蕊多数。蓇葖果长圆形，腹缝线开裂，密被黄褐色硬毛。花期4—5月，果期6—7月。

【性味功效】味苦、辛，性微寒。清热凉血，活血化瘀。

【古方选录】《金匮要略》大黄牡丹汤：大黄四两、牡

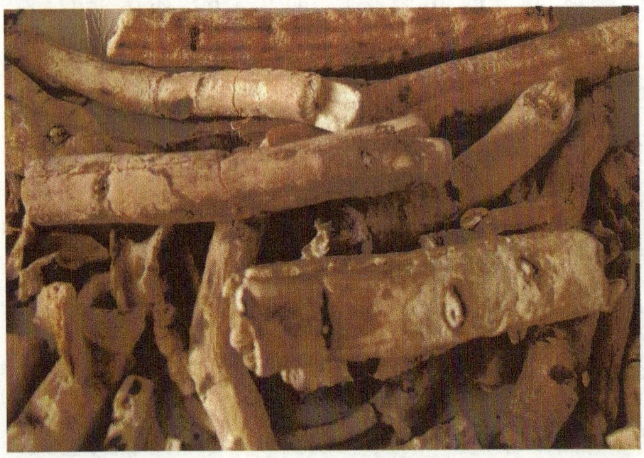

丹皮一两、桃仁五十个、瓜子半升、芒硝三合。用法：上五味，以水六升，煮取一升，去滓，内芒硝，再煎沸，顿服之。主治：肠痈者，少腹肿痞，按之即痛如淋，小便自调，时时发热，自汗出，复恶寒。

【用法用量】煎服，6～12 g；或入丸、散。清热凉血宜生用，活血祛瘀宜酒炙用，止血宜炒炭用。

【使用注意】血瘀有寒、月经过多者及孕妇不宜使用。

【现代研究】主要含牡丹酚（丹皮酚），牡丹酚苷，牡丹酚原苷，牡丹酚新苷，芍药苷，氧化芍药苷，苯甲酰芍药苷，苯甲酰氧化芍药苷，没食子酸，挥发油等。有抗菌，抗炎，镇痛，抗肿瘤，保肝等作用。

81 防己（粉防己、汉防己）

【古籍原文】气味辛、平，无毒。主风寒温疟，热气诸痫，除邪，利大小便。

述：防己气平，禀金之气；味辛无毒，得金之味，入手太阴肺经。风寒温疟者，感风寒而患但热不寒之疟也。热气诸痫者，心有热而患牛、马、猪、羊、鸡诸痫也。温热皆为阳邪，痫疟皆属风木，防己辛平可以统治之。除邪者，又申言可除以上之邪气也。肺为水之上源，又与大肠为表里，防己之辛平调肺气，则二便利矣。

张隐庵曰：经云“水道不行则形消气索”，是水有随气而运行于肤表者，有水火上下之相济者，如气滞而水不行则为水病、痰病矣。防己生于汉中者，破之纹如车辐，茎藤空通，主通气行水，以防己土之制，故有防己之名。《金匮》方治水病有防己黄芪汤、防己茯苓汤；治痰病有木防己汤、防己加茯苓芒硝汤。《千金方》治遗尿，小便涩，有三物木防己汤。盖气运于上，而水能就下也。而李东垣有云：防己乃下焦血分之药，病在上焦气分者禁用。又云：如险健之人，幸灾乐祸，首为乱阶，若善用之亦可敌凶突险。此瞑眩之药，故圣人存而不废。噫！如此议论，不知从何处参出？夫气化而后水行，防己乃行气利水之品，反云上焦气分不可用，何不通之甚乎？防己能运行去病，是运中有补。《本经》列于中品之前，奚为存而不废？缘其富而贪名，无格物实学，每为臆说，使后人遵之如格言，畏之若毒药，非古人之罪乎？李

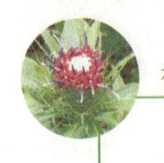

时珍乃谓千古而下惟东垣一人，误矣。嗟嗟！安得伊黄人再世，更将经旨复重宣也。

【药物来源】为防己科植物粉防己 *Stephania tetrandra* S. Moore 的干燥根。

【植物形态特征】多年生缠绕藤本。根圆柱形，长而弯曲。叶互生，三角状阔卵形，全缘，叶柄盾状着生。聚伞花序集成头状；雄花的萼片通常 4 片，花瓣 4 片，浅绿色，雄蕊 4 枚，花丝愈合成柱状；雌花的萼片和花瓣均为 4 片，心皮 1 枚，花柱 3 枚。核果球形，红色，核呈马蹄形，有小瘤状突起及横槽纹。花期 4—5 月，果期 5—6 月。

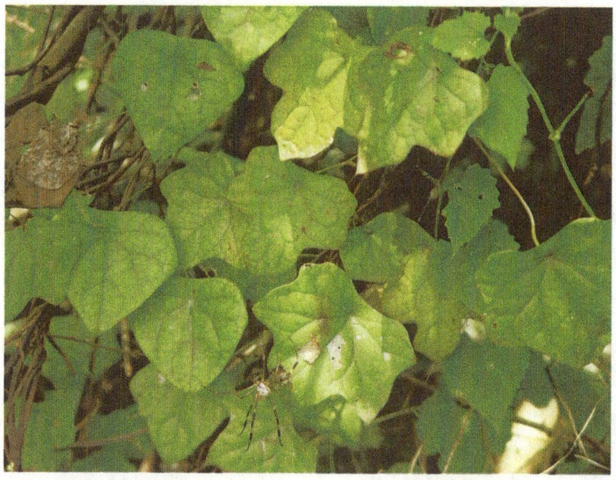

【性味功效】味苦，性寒。祛风止痛，利水消肿。

【古方选录】《金匮要略》防己黄芪汤：防己一两，黄芪一两一分，白术七钱半，甘草（炒）半两。用法：上锉麻豆大，每抄五钱匕，生姜四片，大枣一枚，水盏半，煎八分，去滓，温服，良久再服。服后当如虫行皮中，从腰下如冰，后坐被中，又以一被绕腰以下，温令微汗，瘥。主治：风湿，脉浮身重，汗出恶风者。

【用法用量】煎服，5 ~ 10 g；或入丸、散。

【使用注意】胃寒食少及体弱者慎服。

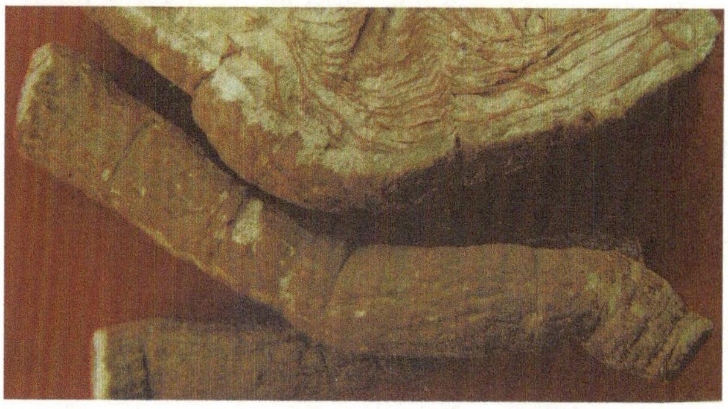

【现代研究】主要含粉防己碱，防己诺林碱，轮环藤酚碱，氧化防己碱，防己斯任碱等。有抗炎，镇痛，抑制免疫反应，抗心肌缺血，抗心律失常，抗肿瘤，抗过敏及降血压等作用。

82 狗脊（金毛狗脊）

【古籍原文】气味苦、平。主腰背强，关机缓急，周痹寒湿膝痛。颇利老人。

【药物来源】为蚌壳蕨科植物金毛狗脊 *Cibotium barometz*（L.）J. Sm. 的干燥根茎。

【植物形态特征】多年生草本。植株树状，高 2 ~ 3 m。根状茎短而粗大，密被金黄色长柔毛。叶大，有长柄，叶片 3 回羽状分裂，末回裂片狭披针形，边缘有粗锯齿。孢子囊群生于裂片下部小脉顶端，囊群盖侧裂呈双唇状，棕褐色。

【性味功效】味苦、甘，性温。祛风湿，补肝肾，强腰膝。

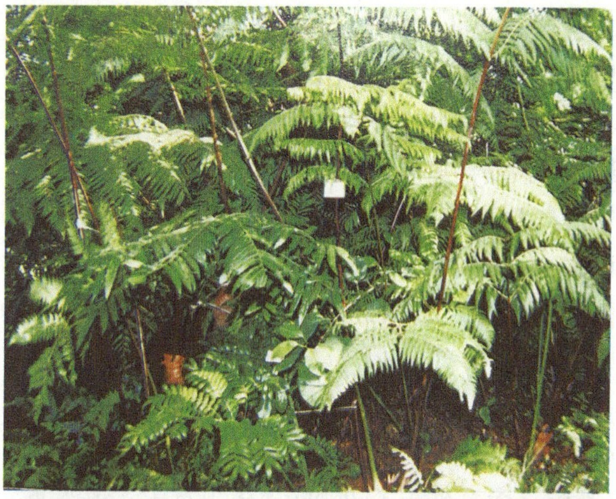

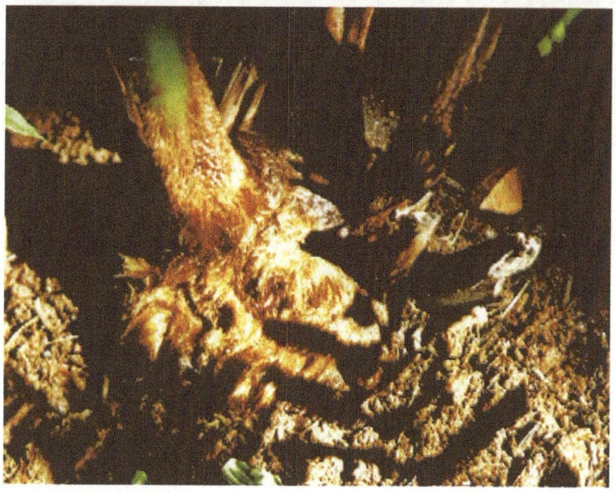

【古方选录】《太平圣惠方》狗脊丸：狗脊二两，萆薢二两（锉），菟丝子一两（酒浸三日，曝干别捣）。用法：上药捣罗为末，炼蜜和丸，如梧桐子大。每日空心及晚食前服三十丸，以新萆薢渍酒二七日，取此酒下药。主治：五种腰痛。

【用法用量】煎服，6～12 g；或入丸、散。

【使用注意】肾虚有热、小便不利或短涩黄赤者慎服。

【现代研究】主要含蕨素，金粉蕨素，金粉蕨素－2'－O－葡萄糖苷，金粉蕨素－2'－O－阿洛糖苷，欧蕨伊鲁苷，原儿茶酸，5－甲基糠醛，β－谷甾醇，胡萝卜素等。有抗炎，镇痛，止血，增加心肌血流量等作用。

83 秦 艽

【古籍原文】气味苦、平，无毒。主寒热邪气，寒湿风痹，肢节痛，下水，利小便。

张隐庵曰：秦艽气味苦平，色如黄土，罗纹交纠，左右旋转，禀天地阴阳交感之气。盖天气左旋右转，地气右旋左转，左右者，阴阳之道路。主治寒热邪气者，地气从内以出外，阴气外交于阳，而寒热邪气自散矣。治寒湿风痹，肢节痛者，天气从外以入内，阳气内交于阴，则寒湿风三邪合而成痹以致肢节痛者可愈也。地气运行则水下，天气运行则小便利。

【药物来源】为龙胆科植物秦艽 *Gentiana macrophylla* Pall.、麻花秦艽 *Gentiana straminea* Maxim.、粗茎秦艽 *Gentiana crassicaulis* Duthie ex Burk. 或小秦艽 *Gentiana dahurica* Fisch. 的干燥根。

【植物形态特征】(1)秦艽：多年生草本。根强直。茎直立或斜上，圆柱形，光滑无毛，茎基部有残叶的纤维。茎生叶对生，基生叶簇生，矩圆状披针形，5条脉明显。聚伞花序顶生或腋生；花萼一侧开展；花冠筒状，蓝紫色；雄蕊5枚；子房长圆状。蒴果矩圆形，褐色，无柄。花期7—8月，果期9—10月。

(2)麻花秦艽：形态与秦艽极相似，主要区别为花冠黄绿色，有时外面带紫色或蓝灰色，漏斗形；蒴果椭圆状披针形，有柄，柄长7～12 mm。

(3)粗茎秦艽：形态与秦艽极相似，主要区别为花冠筒部黄白色，冠檐蓝紫色或深蓝色，内面有斑点，壶形；蒴果椭圆形。

(4)小秦艽：形态与秦艽极相似，主要区别为花冠筒状钟形，蓝色；蒴果倒卵状长椭圆形。

【性味功效】味辛、苦，性平。祛风湿，清湿热，止痹痛，退虚热。

【古方选录】《卫生宝鉴》秦艽鳖甲汤：柴胡、鳖甲（去裙襕，酥炙，用九肋者）、地骨皮各一两，秦艽、当归、知母各半两。用法：上六味为粗末，每服五钱，水一盏，青蒿五叶，乌梅一个，煎至七分，去渣温服，空心临卧各一服。主治：骨蒸潮热，肌肉消瘦，唇红，颊赤，气粗，四肢困倦，夜有盗汗。

【用法用量】煎服，3～10 g；或入丸、散。

【使用注意】脾虚便溏者不宜使用。

【现代研究】主要含秦艽碱甲，秦艽碱乙，秦艽碱丙，龙胆苦苷，当药苦苷，马钱苷酸等。有镇痛，镇静，解热，抗炎，调节免疫功能，降血压，升血糖，保肝等作用。

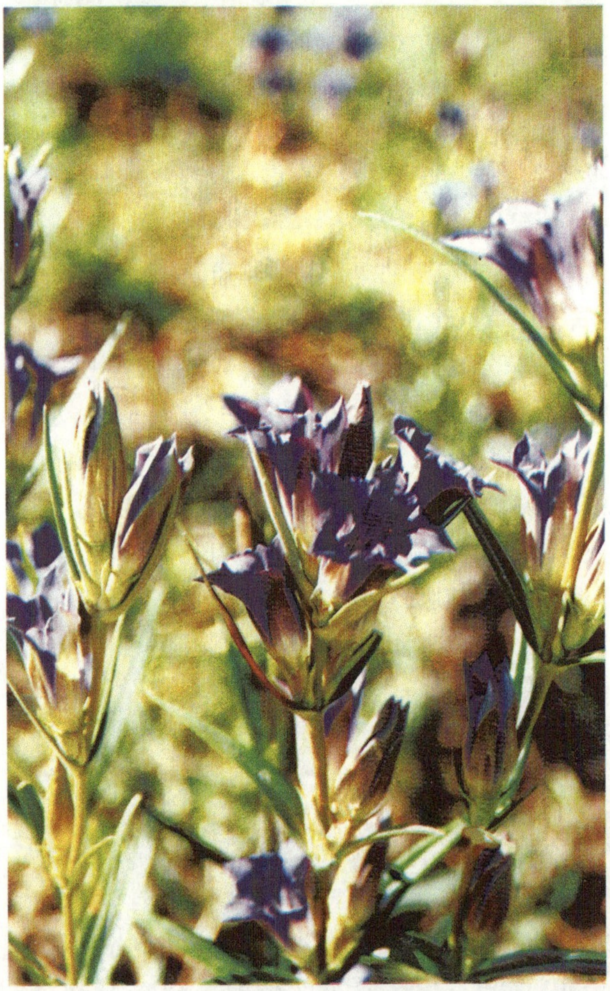

84 紫 菀

【古籍原文】气味苦、温，无毒。主咳逆上气，胸中寒热结气，去蛊毒，痿蹷，安五脏。

张隐庵曰：紫者，黑赤之间色也；黑赤，水火之色也。紫菀气味苦温，禀火气也；其质阴柔，禀水气也。主治咳逆上气者，启太阳寒水之气从皮毛而合肺也。治胸中寒热结气者，助少阴火热之气，通利三焦而上达也。蛊毒在腹属土，火能生土，故去蛊毒。痿蹷在筋属木，水能生木，故去痿蹷。水火者，阴阳之征兆也，水火交则阴阳合，故安五脏。

【药物来源】为菊科植物紫菀 *Aster tataricus* L. f. 的干燥根和根茎。

【植物形态特征】多年生草本。根状茎斜升。茎直立，基部有纤维状枯叶残片且常有不定根。基部叶长圆状或椭圆状匙形；下部叶匙状长圆形；中部叶长圆形或长圆状披针形；叶厚纸质。头状花序；花序梗长，有线形苞叶；总苞半球形；舌状花带蓝紫色；管状花黄色；雄蕊 5 枚；子房下位。瘦果倒卵状长圆形，紫褐色。花期 8 月，果期 9—10 月。

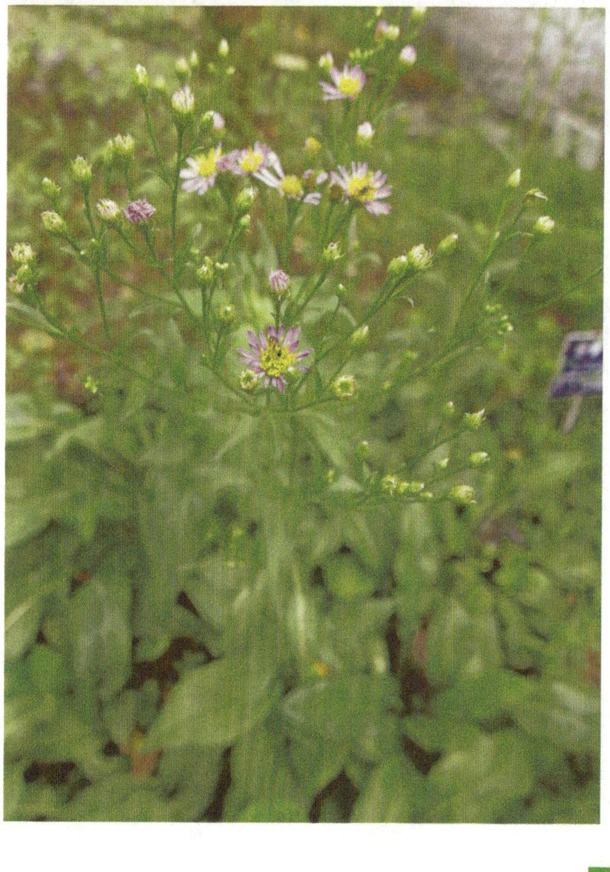

【性味功效】味辛、苦，性温。润肺下气，消痰止咳。

【古方选录】《妇人良方・卷十三》紫菀汤：甘草一分，杏仁一分，紫菀一两，桑白皮一分，苦梗三分，天门冬一两。用法：上咀，每服三钱，水一盏，竹茹一块，煎至七分，去滓，入蜜半匙，再煎二沸，温服。主治：妊娠咳嗽不止，胎不安。

【用法用量】煎服，5～10 g；或入丸、散。外感新咳宜生用，肺虚久咳宜蜜炙用。

【现代研究】主要含萜类成分，如紫菀酮、表紫菀酮、表木栓醇；黄酮类成分，如槲皮素、山柰酚等；香豆素类成分，如东莨菪碱等；蒽醌类成分，如大黄素等。还含有甾醇，挥发油及肽类等。有祛痰，止咳，抑菌，利尿，抗肿瘤等作用。

85 知 母

【古籍原文】气味苦、寒，无毒。主消渴热中，除邪气，肢体浮肿，下水，补不足，益气。

叶天士曰：知母气寒，禀水气而入肾；味苦无毒，得火味而入心。肾属水，心属火，水不制火，火烁津液，则病消渴；火熏五内，则病热中。其主之者，苦清心火，寒滋肾水也。除邪气者，苦寒之气味能除燥火之邪气也。热胜则浮，火胜则肿，苦能清火，寒能退热，故主肢体浮肿也。肾者水脏，其性恶燥，燥则开合不利而水反蓄矣，知母寒滑，滑利关门而水自下也。补不足者，苦寒补寒水之不足也。益气者，苦寒益五脏之阴气也。

愚按：《金匮》有桂枝芍药知母汤，治肢节痹痛，身体尪羸，脚肿如脱，可知长沙诸方皆从《本经》来也。

【药物来源】为百合科植物知母 *Anemarrhena asphodeloides* Bge. 的干燥根茎。

【植物形态特征】多年生草本。具横走根状茎，粗壮，上方有 1 条纵沟，被黄褐色纤维。叶基生，条形；质稍硬，基部扩大成鞘状。总状花序，花葶长；花两性，辐射对称；花被 6 片，淡紫红色；雄蕊 3 枚；子房卵形。蒴果长卵形，具 6 条纵棱。种子三棱形，两端尖，黑色。花期 5—6 月，果期 8—9 月。

【性味功效】味苦、甘，性寒。清热泻火，滋阴润燥。

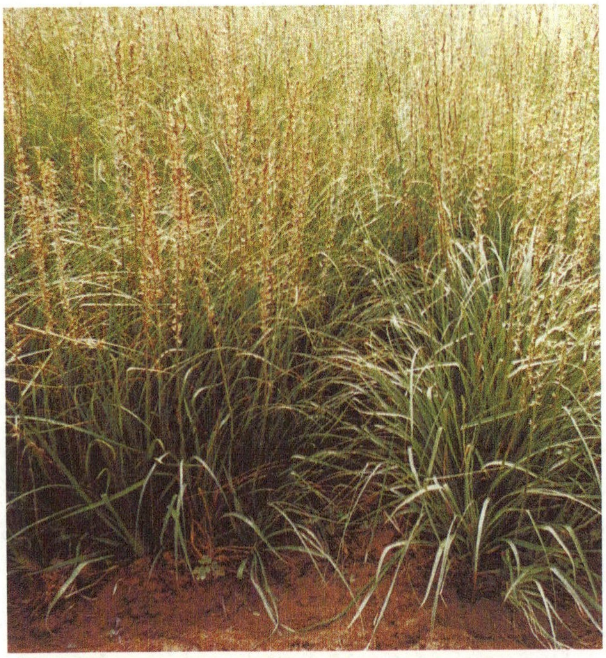

【古方选录】《医方考》知柏地黄丸：知母（盐炒）、黄柏（盐炒）各四两，熟地黄八两，山茱萸（去核，炙）、山药各四两，牡丹皮、茯苓、泽泻各三两。用法：上为细末，炼蜜为丸，如梧桐子大，每服二钱，温开水送下。主治：肾劳，背难俯仰，小便不利，有余沥，囊湿生疮，小腹里急，便赤黄者。

【用法用量】煎服，6～12 g；或入丸、散。

【使用注意】脾虚便溏者不宜使用。

【现代研究】主要含皂苷，其主要成分为知母皂苷A－Ⅰ、知母皂苷A－Ⅱ、知母皂苷B－Ⅰ、知母皂苷B－Ⅱ等，还含有知母多糖、杧果苷、异杧果苷、生物碱及有机酸等。有抗病原微生物，解热，抗炎，降血糖，抗应激性胃溃疡，抗肿瘤，改善记忆力等作用。

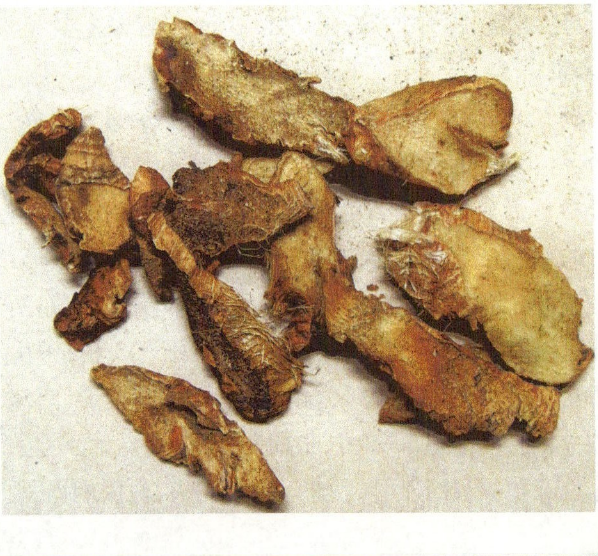

86 贝母（川贝母）

【古籍原文】气味辛、平，无毒。主伤寒烦热，淋沥邪气，疝瘕，喉痹，乳难，金疮，风痉。

陈修园曰：贝母气平味辛，气味俱属于金，为手太阴、手阳明药也。其主伤寒烦热者，取西方之金气以除酷暑。《伤寒论》以白虎汤命名，亦此义也。其主淋沥邪气者，肺之治节行于膀胱，则邪热之气除，而淋沥愈矣。疝瘕为肝木受病，此则金平木也。喉痹为肺窍内闭，此能宣通肺气也。乳少为阳明之汁不通，金疮为阳明之经脉受伤，风痉为阳明之宗筋不利，贝母清润而除热，所以统治之。今人以之治痰嗽，大失经旨。且李士材谓贝母主燥痰，半夏主湿痰，二物如冰炭之反，皆臆说也。

【药物来源】为百合科植物川贝母 *Fritillaria cirrhosa* D. Don、暗紫贝母 *Fritillaria unibracteata* Hsiao et K. C. Hsia 等同属多种植物的干燥鳞茎。

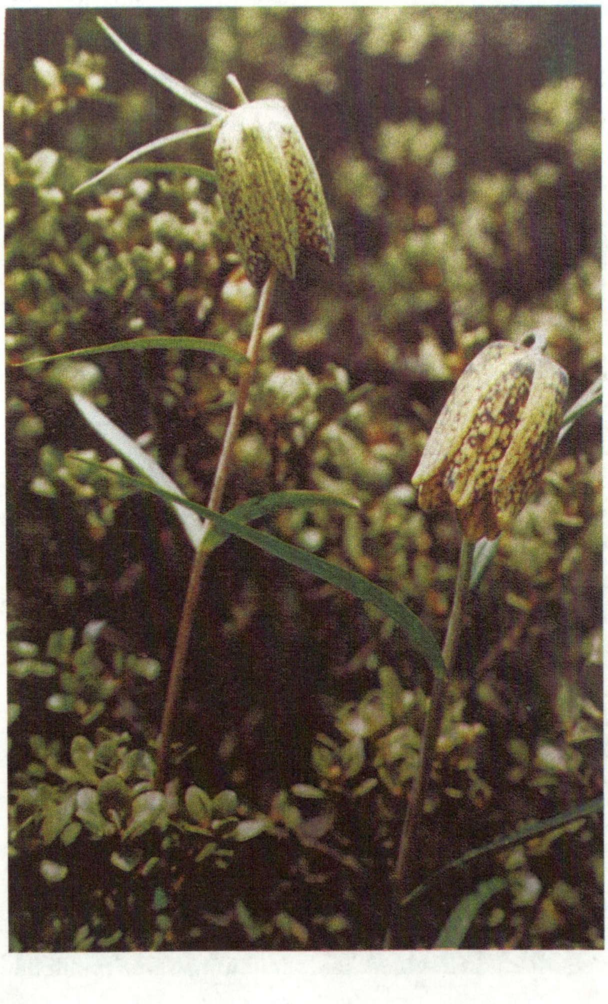

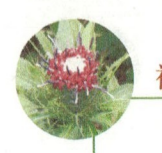

【植物形态特征】(1)川贝母:多年生草本。鳞茎有鳞叶3~4枚,叶通常对生,少数互生或轮生,下部叶片狭长矩圆形至宽条形,中上部叶狭披针状条形,叶端多少卷曲。单花顶生,花被紫色具黄绿色斑纹,或黄绿色具紫色斑纹,叶状苞片通常3枚,先端卷曲。蒴果六角矩形。种子薄而扁平,半圆形,黄色。花期6月,果熟期8月。

(2)暗紫贝母:鳞茎外面有2枚鳞片,通常2枚鳞片大小悬殊,大鳞片紧抱小鳞片,成怀中抱月状,或2枚鳞片大小相似。茎基部1~2对叶对生,其余叶散生,叶片条形至条状披针形,先端不卷曲。花单生茎顶,具1枚叶状苞片,深紫色,略有黄褐色小方格纹。

【性味功效】味苦、甘,性微寒。清热润肺,化痰止咳,散结消痈。

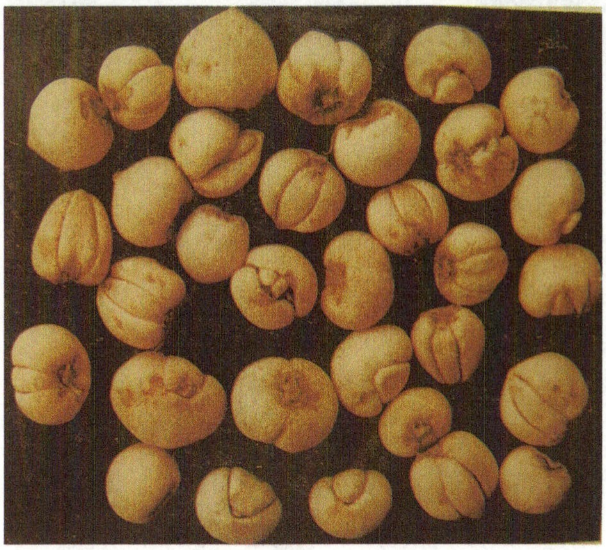

【古方选录】《医学心悟》贝母瓜蒌散:贝母一钱,瓜蒌一钱,花粉八分,茯苓八分,橘红八分,桔梗八分。用法:水煎。主治:燥痰涩而难出者。

【用法用量】煎服,3~10 g;研粉冲服,或入丸、散,每次1~2 g。

【使用注意】不宜与川乌、草乌、制川乌、制草乌、附子同用。

【现代研究】川贝母主要含生物碱类物质:川贝碱,西贝母碱,青贝碱,松贝碱,松贝甲素,贝母辛,贝母素乙,松贝乙素,梭砂贝母碱,梭砂贝母酮碱,川贝酮碱,梭砂贝母芬碱,梭砂贝母芬酮碱等。有祛痰,镇咳,平喘,解痉,抗炎,抗肿瘤,抑菌等作用。

87 栝楼根[天花粉,附栝楼实(瓜蒌)]

【古籍原文】气味苦、寒,无毒。主消渴,身热,烦满大热,补虚安中,续绝伤。

陈修园曰:栝楼根气寒,禀天冬寒之水气而入肾与膀胱;味苦无毒,得地南方之火味而入心。火盛烁液则消渴,火浮于表则身热,火盛于里则烦满大热,火盛则阴虚,阴虚则中失守而不安,栝楼根之苦寒清火,可以统主之。其主续绝伤者,以其蔓延能通阴络而续其绝也。实名栝楼,《金匮》取治胸痹,《伤寒论》取治结胸,盖以能开胸前之结也。

张隐庵曰:半夏起阴气于脉外,上与阳明相合而成火土之燥;花粉起阴津于脉中,天癸相合而能滋其燥金。《伤寒》《金匮》诸方用半夏以助阳明之气,渴者燥热太过,即去半夏易花粉以滋之。圣贤立方加减,必推物理所以然。

【药物来源】为葫芦科植物栝楼 *Trichosanthes kirilowii* Maxim. 或双边栝楼 *Trichosanthes rosthornii* Harms 的干燥根。

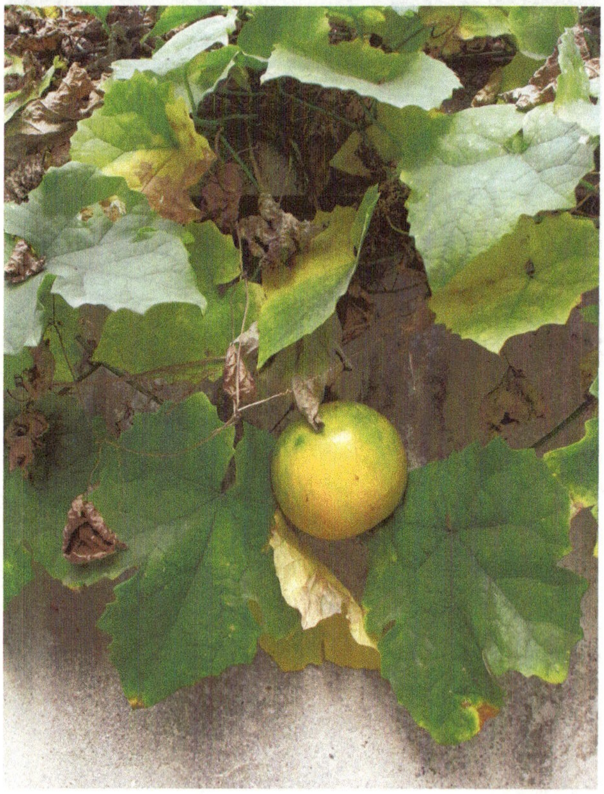

【植物形态特征】(1)栝楼:多年生草质藤本。块根肥厚,圆柱状。叶常近心形,掌状3~9裂至中裂,少为不裂至中裂,中裂片棱状倒卵形,边缘常再浅裂或有齿。雌雄异株,雄花组成总状花序,雌花单生;花萼、花冠均5裂,花冠白色,中部以上细裂成流苏状;雄花有雄蕊3枚。瓠瓜椭圆形,熟时果皮、瓜瓤橙黄色。种子椭圆形,扁平,浅棕色。花期6—8月,果期9—10月。

(2)双边栝楼:其特点是叶常5深裂几达基部,中部裂片3枚,裂片条形或倒披针形。种子深棕色,有一圈与边缘平行的明显棱线。

【性味功效】味甘、微苦,性微寒。清热泻火,生津止渴,消肿排脓。

【古方选录】《太平圣惠方·卷八十三》栝楼根散:栝楼根三分,黄芩半两,知母半两。用法:上为粗散,每服一钱,以水一小盏,加小麦、粟米各一百粒,煎至五分,去滓温服,不拘时候。主治:小儿热渴不止,烦闷。

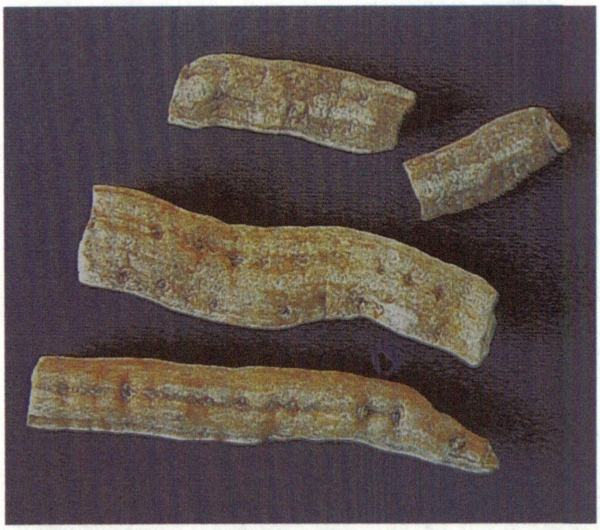

【用法用量】煎服,10~15 g;或入丸、散。

【使用注意】孕妇慎用。不宜与川乌、制川乌、草乌、制草乌、附子同用。

【现代研究】主要含天花粉蛋白,α-羟甲基丝氨酸,天冬氨酸,核糖,木糖,阿拉伯糖,7-豆甾烯-3-β-醇,α-苦瓜素和β-苦瓜素,葫芦苦素等。有降血糖,抗病毒,抗肿瘤,引产等作用。

附:栝楼实(瓜蒌)

【药物来源】为葫芦科植物栝楼 *Trichosanthes kirilowii* Maxim. 或双边栝楼 *Trichosanthes rosthornii* Harms 的干燥成熟果实。

【植物形态特征】同"栝楼根"。

【性味功效】味甘、微苦,性寒。清热涤痰,宽胸散结,润燥滑肠。

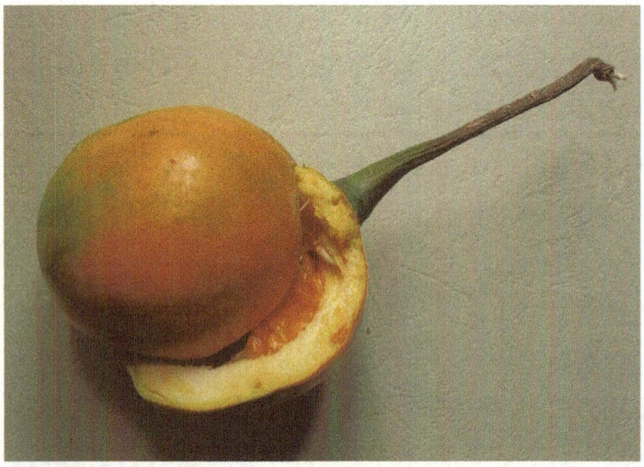

【古方选录】《医学心悟·卷三》瓜蒌散:大瓜蒌(连皮捣烂)一枚,粉甘草二钱,红花七分。用法:水煎服。主治:肝气躁急而胁痛,或发水疱。

【用法用量】煎服,9~15 g;或入丸、散。

【使用注意】不宜与川乌、制川乌、草乌、制草乌、附子同用。

【现代研究】主要含有机酸成分,如正三十四烷酸、反丁烯二酸、琥珀酸;萜类成分,如栝楼萜二醇;还含丝氨酸蛋白酶A、丝氨酸蛋白酶B及甾醇等。有镇咳,祛痰,扩张血管,抗溃疡,抗心肌缺血,抗肿瘤等作用。

88 芍药(白芍)

【古籍原文】气味苦、平,无毒。主邪气腹痛,除血痹,破坚积,寒热疝瘕,止痛,利小便,益气。

陈修园曰:芍药气平,是夏花而禀燥金之气;味苦,是得少阴君火之味。气平下降,味苦下泄而走血,为攻下之品,非补养之物也。邪气腹痛,小便不利及一切诸痛,皆气滞之病,其主之者,以苦平而泄其气也。血痹者,血闭而不行,甚则为寒热不调。坚积者,积久而坚实,甚则为疝瘕满痛者,皆血滞之病,其主之者,以苦平而行其血也。又云益气者,谓邪气得攻而净，则元气自然受益，非谓芍药能补气也。今人妄改圣经，以酸寒二字易苦平，误认为敛阴之品，杀人无算。试取芍药而嚼之，酸味何在乎？张隐庵云赤芍、白芍花异而根无异，今肆中一种赤芍药，不知何物之根，为害殊甚。

【药物来源】为毛茛科植物芍药 *Paeonia lactiflora* Pall. 的干燥根。

【植物形态特征】多年生草本。根粗壮，圆柱形。2回3出复叶，小叶窄卵形，叶缘具骨质细乳突。花甚大，单生于花茎的分枝顶端；萼片3枚，叶状；花瓣倒卵形，白色、粉红色或红色；雄蕊多数，花药黄色；心皮分离。聚合蓇葖果，卵形，先端钩状外弯。花期5—7月，果期6—7月。

【性味功效】味苦、酸，性微寒。养血调经，敛阴止汗，柔肝止痛，平抑肝阳。

【古方选录】《保命集·卷中》防风芍药汤：防风一两，芍药一两，黄芩一两。用法：每服半两或一两，水三盏，煎至一盏，滤清温服。主治：痢疾有表证者。

【用法用量】煎服，6～15 g；或入丸、散。

【使用注意】不宜与藜芦同用。

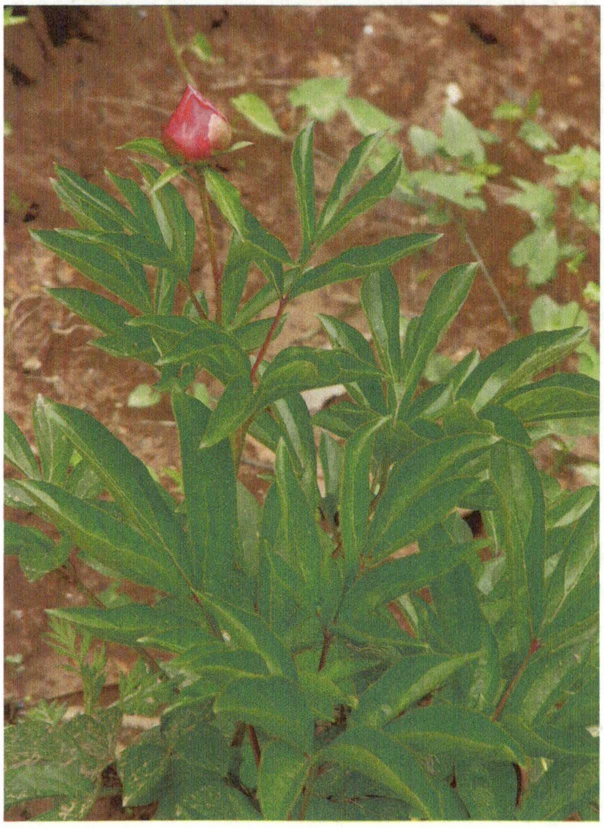

【现代研究】主要含单萜类成分，如芍药苷、氧化芍药苷、苯甲酰芍药苷、白芍苷、芍药苷元酮、没食子酰芍药苷、芍药内酯A、芍药内酯B、芍药内酯C；甾醇成分，如谷甾醇；鞣质成分，如没食子酸、右旋儿茶素；酚类成分，如丹皮酚等。有抗肾损伤，抗肝损伤，抗抑郁，抗脑缺血，抗炎，镇静，调节胃肠功能，调节免疫功能等作用。

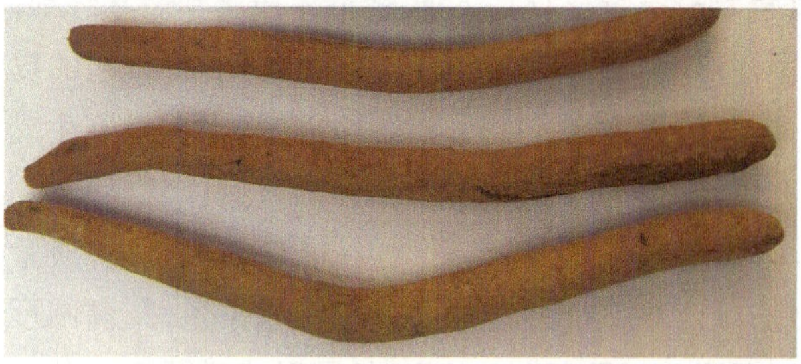

89 木通

【古籍原文】气味辛、平，无毒。主除脾胃寒热，通利九窍血脉关节，令人不忘，去恶蛊。

木通，《本经》名通草。陈士良撰《食性本草》改为木通。今复有所谓通草，即古之通脱木也，与此不同。

张隐庵曰：木通藤蔓空通，其色黄白，气味辛平，禀土金相生之气化，而为通关利窍之药也。禀土气，故除脾胃之寒热。藤蔓空通，故通利九窍、血脉、关节。血脉通而关窍利，则令人不忘。禀金气，故去恶蛊。

防己、木通，皆属空通蔓草。防己取用在下之根，则其性自下而上，从内而外；木通取用在上之茎，

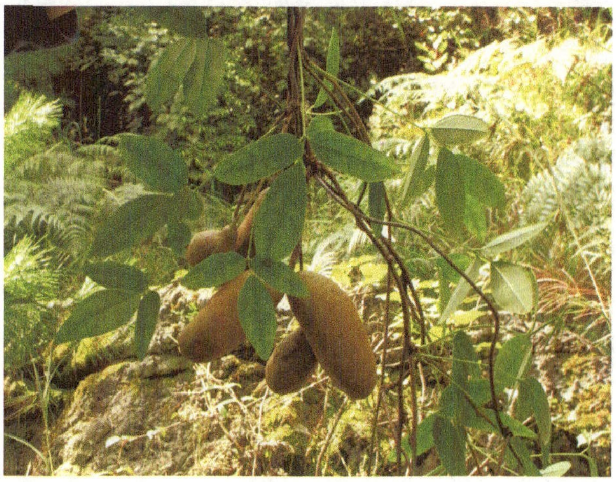

则其性自上而下，自外而内。此根升梢降，一定不易之理。后人用之主利小便，须知小便之利，亦必上而后下，外而后内也。

【药物来源】为木通科植物木通 *Akebia quinata* (Thunb.) Decne.、三叶木通 *Akebia trifoliata* (Thunb.) Koidz. 或白木通 *Akebia trifoliata* (Thunb.) Koidz. var. *australis* (Diels) Rehd. 的干燥藤茎。

【植物形态特征】(1)木通：落叶木质藤本。茎纤细，圆柱形，缠绕，茎皮灰褐色，有圆形、小而凸起的皮孔；芽鳞片覆瓦状排列，淡红褐色。掌状复叶互生或在短枝上簇生；小叶纸质，倒卵形或倒卵状椭圆形。伞房花序式的总状花序腋生；雄花萼片3枚，淡紫色；雄蕊6(7)枚，离生；雌花萼片暗紫色，阔椭圆形至近圆形。果孪生或单生，长圆形或椭圆形。种子多数，卵状长圆形，略扁平，黑色或黑褐色。花期4—5月，果熟期8月。

(2)三叶木通：特点是茎皮灰褐色簇生，有稀疏的皮孔及小疣点。小叶3片，纸质或薄革质，卵形至阔卵形。总状花序自短枝上簇生叶中抽出；雄花萼片阔椭圆形或椭圆形；雄蕊6枚，离生；雌花萼片紫褐色，近圆形。果长圆形。种子极多数，扁卵形。

(3)白木通：特点是小叶革质，卵状长圆形或卵形。总状花序；雄花萼片紫色；雄蕊6枚；雌花萼片暗紫色。果长圆形，熟时黄褐色。种子卵形，黑褐色。

【性味功效】味苦，性寒。利尿通淋，清心除烦，通经下乳。

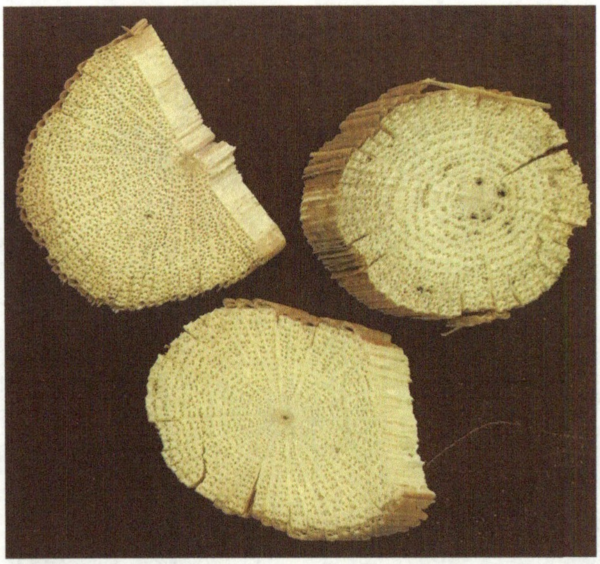

【古方选录】《小儿药证直诀》导赤散：生地黄、木通、生甘草梢各等份。用法：上药为末，每服三钱，水一盏，入竹叶同煎至五分，食后温服。主治：少阴病，二三日，咽痛者。

【用法用量】煎服，3～6 g；或入丸、散。

【使用注意】孕妇慎用。不能长期或大量服用。

【现代研究】主要含三萜类及其苷类成分，如常春藤皂苷元、齐墩果酸、木通皂苷、白桦脂醇，还含木通苯乙醇苷B、豆甾醇、β－谷甾醇、胡萝卜苷、肌醇、蔗糖及钾盐等。有抗炎，抗菌，抗血栓，利尿等作用。

90 白芷

【古籍原文】气味辛、温。主女人漏下，赤白，血闭，阴肿，寒热，风侵头目泪出，长肌肤，润泽。可作面脂。

【药物来源】为伞形科植物白芷 *Angelica dahurica* (Fisch. ex Hoffm.) Benth. et Hook. f. 或杭白芷 *Angelica dahurica* (Fisch. ex Hoffm.) Benth. et Hook. f. var. *formosana* (Boiss.) Shan et Yuan 的干燥根。

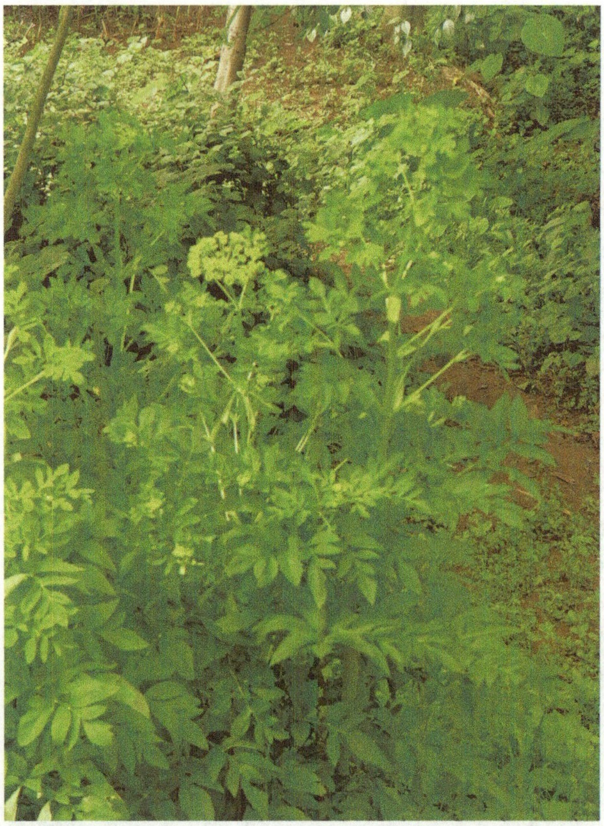

【植物形态特征】(1)白芷:多年生高大草本。根粗大,直生,有时有数条支根。茎极粗壮,茎及叶鞘暗紫色。叶2~3回羽状分裂,最终裂片椭圆状披针形,基部下延成翅。复伞形花序顶生或腋生;花萼缺如;花瓣5片;雄蕊5枚;子房下位。双悬果扁平椭圆形或近于圆形,分果具5条果棱,侧棱成翅状。花期6—7月,果期7—9月。

(2)杭白芷:植株较矮。根肉质,圆锥形,具4棱。茎基及叶鞘黄绿色。叶3出2回羽状分裂,最终裂片卵形至长卵形。复伞形花序密生短柔毛;花萼缺如;花瓣黄绿色;雄蕊5枚;花柱基部绿黄色或黄色。双悬果被疏毛,长圆形至近圆形,背棱及中棱细线状,侧棱延展成宽翅,棱槽中有油管1条,合生面有油管2条。花期5—6月,果期7—9月。

【性味功效】味辛,性温。解表散寒,祛风止痛,宣通鼻窍,燥湿止带,消肿排脓。

【古方选录】《圣济总录·卷九十八》白芷散:白芷(醋浸,焙干)二两。用法:上为细散,每服二钱匕,煎木通酒调下,连服三服。主治:气淋结涩,小便不通。

【用法用量】煎服,3~10 g;或入丸、散。外用适量。

【使用注意】阴虚血热者忌服。

【现代研究】主要含香豆素成分,如欧前胡素、异欧前胡素、别欧前胡素、别异欧前胡素、氧化前胡素、水合氧化前胡素,还含挥发油等成分。有解热,抗炎,镇痛,解痉,抗病原微生物,抑制肠平滑肌,抗肿瘤,抑制黑色素生成等作用。

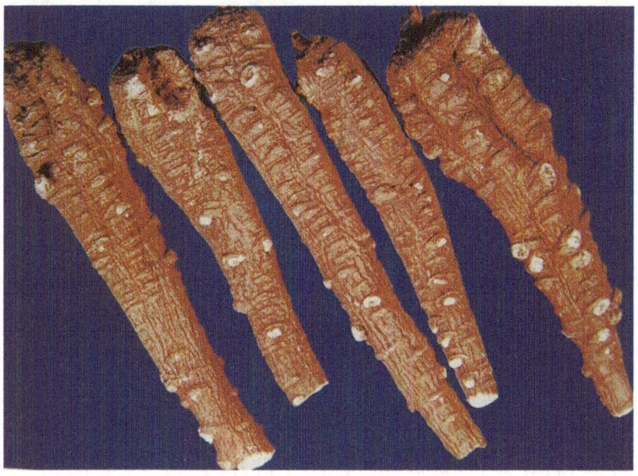

91 苦 参

【古籍原文】气味苦、寒。主心腹结气,症瘕积聚,黄疸,溺有余沥,逐水,除痈肿,补中,明目止泪。

徐灵胎曰:此以味为治也。苦入心,寒除火,故苦参专治心经之火,与黄连功用相近,但黄连似去心脏之火为多,苦参似去心府小肠之火为多,则以黄连之气味清,而苦参之气味浊也。(按:“补中”二字,亦取其苦以燥脾之义也。)

【药物来源】为豆科植物苦参 *Sophora flavescens* Ait. 的干燥根。

【植物形态特征】落叶半灌木。根圆柱状,外皮黄白色。茎枝草本状,绿色,具不规则的纵沟,幼时被黄色细毛。奇数羽状复叶;小叶披针形至线状披针形;托叶线形。总状花序顶生;苞片线形;花冠淡黄白色;雄蕊10枚,花丝分离;雌蕊1枚;子房上位,子房柄被细毛;花柱纤细,柱头圆形。荚果线形。种子黑色,近球形。花期5—7月,果期7—9月。

【性味功效】味苦,性寒。清热燥湿,杀虫,利尿。

【古方选录】《外科正宗》消风散:苦参、当归、生地、

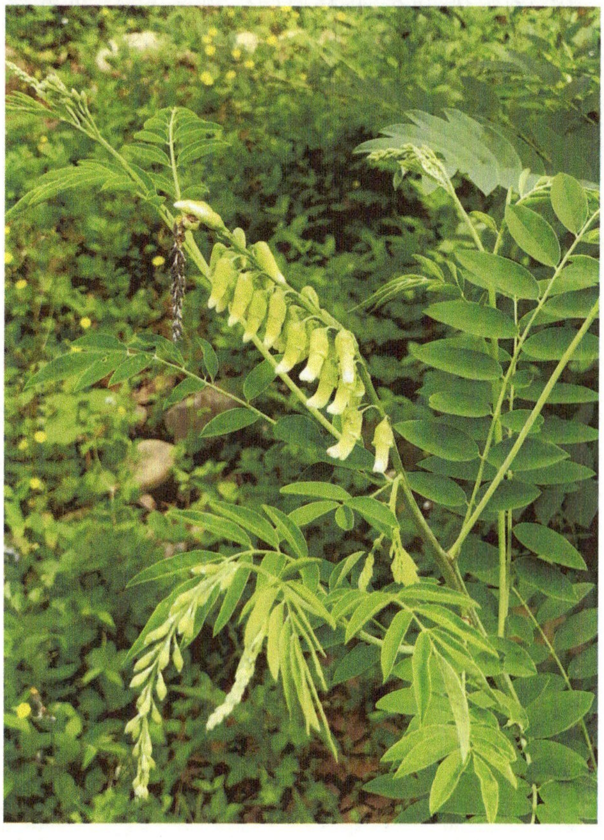

防风、蝉蜕、知母、胡麻、荆芥、苍术、牛蒡子、石膏各一钱，甘草、木通各五分。用法：水二盏，煎至八分，食远服。主治：风湿浸淫血脉，致生疥疮，瘙痒不绝，及大人小儿风热瘾疹，遍身云片斑点，乍有乍无。

【用法用量】煎服，4.5～9 g；或入丸、散。外用适量，煎汤洗患处。

【使用注意】脾胃虚寒及阴虚津伤者忌用或慎用。不宜与藜芦同用。

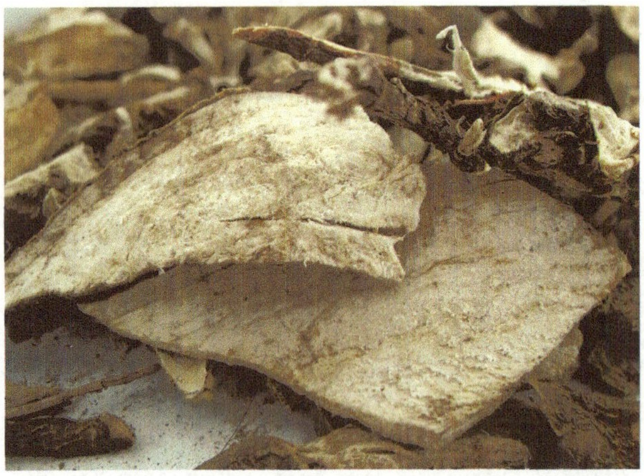

【现代研究】主要含苦参碱、氧化苦参碱、异苦参碱、槐果碱、异槐果碱、氧化槐果碱、槐胺碱等生物碱。此外，还含苦参醇、新苦参醇、苦参酮、异苦参酮等黄酮类化合物。有解热，抗炎，抗病原微生物，抗过敏，抗胃溃疡，抗肿瘤，抗心律失常及心肌缺血，止泻等作用。

92 水萍（浮萍）

【古籍原文】气味辛、寒。主暴热（得水之气，故能除热），身痒（湿热在皮肤），下水气（萍入水不濡，故能涤水），胜酒（水气胜则酒气散矣），长须发（益皮毛之血气），主消渴（得水气之助）。久服轻身（亦如萍之轻也）。

徐灵胎曰：水萍生于水中，而能出水上，且其叶入水不濡，是其性能敌水者也。故凡水湿之病皆能治之。其根不著土而上浮水面，故又能主皮毛之疾。

【药物来源】为浮萍科植物紫萍 *Spirodela polyrrhiza* (L.) Schleid. 的干燥全草。

【植物形态特征】多年生漂浮植物。叶状体扁平，表面绿色，背面浅黄色或绿色，或绿白色，或为紫色，近圆形、倒卵状椭圆形，上面稍凸起或沿中线隆起，背面垂生丝状根1条。根白色，根冠钝头，根鞘无翅。

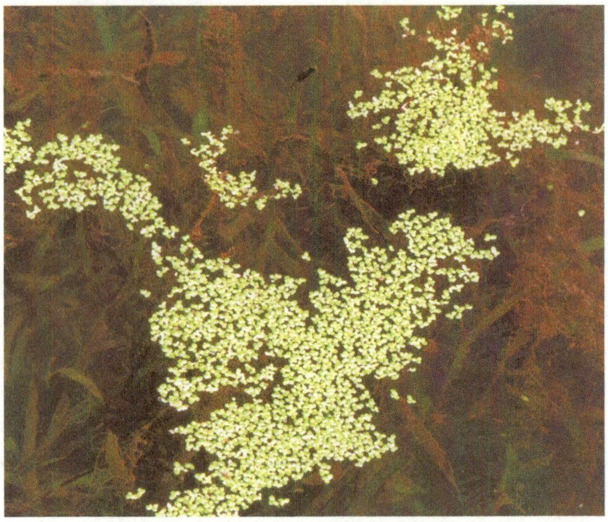

雌花具弯生胚珠1枚。果实无翅，近陀螺状。种子具凸出的胚乳，并具有12～15条纵肋。花期夏季。

【性味功效】味辛，性寒。宣散风热，透疹，利尿。

【古方选录】《证治准绳·幼科》浮萍散：浮萍适量。用法：为末，每服二钱，羊肝半片，切碎，投水半盏绞汁调药，食后服。主治：痘疹入眼，痛不可忍。

【用法用量】煎服，3～9 g。外用适量，煎汤浸洗。

【使用注意】表虚自汗者不宜使用。

【现代研究】主要含黄酮类成分，如荭草素、异荭草素、木樨草素－7－单糖苷、芹菜素－7－单糖苷、芦丁等；有机酸成分，如5－对香豆酰奎宁酸、5－咖啡酰奎宁酸等；还含鞣质及类脂化合物等。有解热，抑菌，利尿，强心，升高血压等作用。

93 款冬花（款冬）

【古籍原文】气味辛、温，无毒。主咳逆上气善喘，喉痹，诸惊痫，寒热邪气。

张隐庵曰：款冬生于水中，花开红白，气味辛温，从阴出阳，盖禀水中之生阳，而上通肺金之药也。太阳寒水之气，不从皮毛外交于肺，则咳逆上气而善喘，款冬禀水气而通肺，故可治也。厥阴、少阳木火之气结于喉中，则为喉痹，款冬得金水之气，金能平木，水能制火，故可治也。惊痫、寒热邪气为病不止一端，故曰诸惊痫、寒热邪气，款冬禀太阳寒水之气而上行外达，则阴阳水火之气自相交会，故可治也。

【药物来源】为菊科植物款冬 *Tussilago farfara* L. 的干燥花蕾。

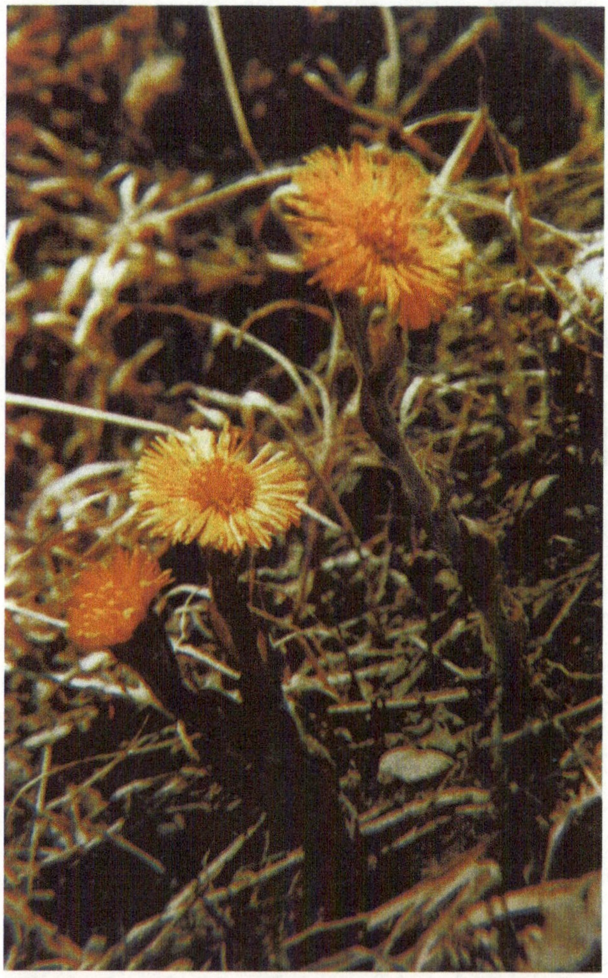

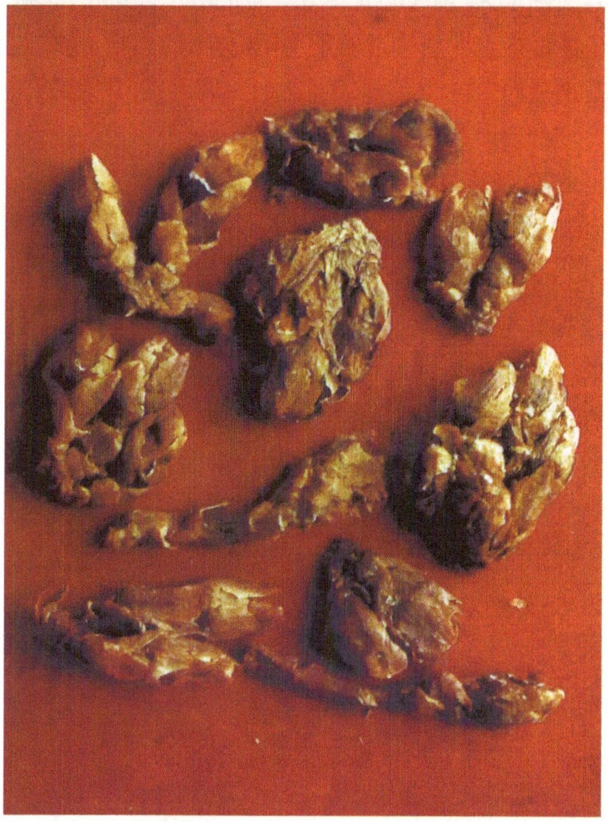

【植物形态特征】多年生草本，高 10 ~ 25 cm。花茎长 5 ~ 10 cm，头状花序顶生；总苞片 1 ~ 2 层，苞片 20 ~ 30枚，质薄，呈椭圆形，具毛茸；舌状花鲜黄色，单性，花冠先端凹，雌蕊 1 枚，子房下位，花柱长，柱头 2 裂；筒状花两性，先端 5 裂，裂片披针状，雄蕊 5 枚，花药连合，雌蕊 1 枚，花柱细长，柱头球状。花期 2—3 月，果期 4 月。

【性味功效】味辛、微苦，性温。润肺下气，止咳化痰。

【古方选录】《济生方》百花膏：款冬花、百合（蒸，焙）各等份。用法：上为细末，炼蜜为丸，如龙眼大，每服一丸，食后、临卧细嚼，姜汁咽下或噙化。主治：喘嗽不已，或痰中带血。

【用法用量】煎服，5 ~ 10 g；或入丸、散。外感暴咳宜生用，内伤久咳宜蜜炙用。

【使用注意】妇女妊娠期和哺乳期不宜用。

【现代研究】含芦丁，金丝桃苷，槲皮素，款冬酮，款冬花素，款冬二醇，款冬花碱及千里光宁等。有镇咳，祛痰，平喘，抗炎，抗溃疡，抗腹泻，利胆，抗血小板聚集，抗肿瘤，降血糖等作用。

94 厚 朴

【古籍原文】气味苦、温，无毒。主中风，伤寒，头痛，寒热，惊悸，气血痹，死肌，去三虫。（生用则解肌而达表，炙香则运土而助脾。）

陈修园曰：厚朴气温，禀木气而入肝；味苦无毒，得火味而入心。然气味厚而主降，降则温而专于散，苦而专于泄，故所主皆为实症。中风有便溺阻隔症，伤寒有下之微喘症，有发汗后腹胀满症、大便硬症，头痛有浊气上冲症，俱宜主以厚朴也。至于温能散寒，苦能泄热，能散能泄，则可以解气逆之惊悸。能散则气行，能泄则血行，故可以治气血痹及死肌也。三虫本湿气所化，厚朴能散而泄之，则三虫可去也。宽胀下气，经无明文，仲景因其气味苦温而取用之，得《本经》言外之旨也。

【药物来源】为木兰科植物厚朴 *Magnolia officinalis* Rehd. et Wils. 等的干燥干皮、根皮及枝皮。

【植物形态特征】落叶乔木，高 5 ~ 15 m。树皮紫褐色，小枝粗壮，淡黄色或灰黄色。冬芽粗大，圆锥形，芽鳞被浅黄色茸毛。叶柄粗壮，托叶痕长约为叶柄的2/3。叶近革质，大形，叶7～9片集生枝顶，长圆状倒卵形，先端短尖或钝圆，基部渐狭成楔形，上面绿色，无毛，下面灰绿色，被灰色柔毛。花单生枝顶，杯状，白色。聚合果长椭圆状卵形。种子三角状倒卵形，外种皮红色。花期4—5月，果期9—10月。

【性味功效】味苦、辛，性温。燥湿消痰，下气除满。

【古方选录】《金匮要略》厚朴三物汤：厚朴八两，大

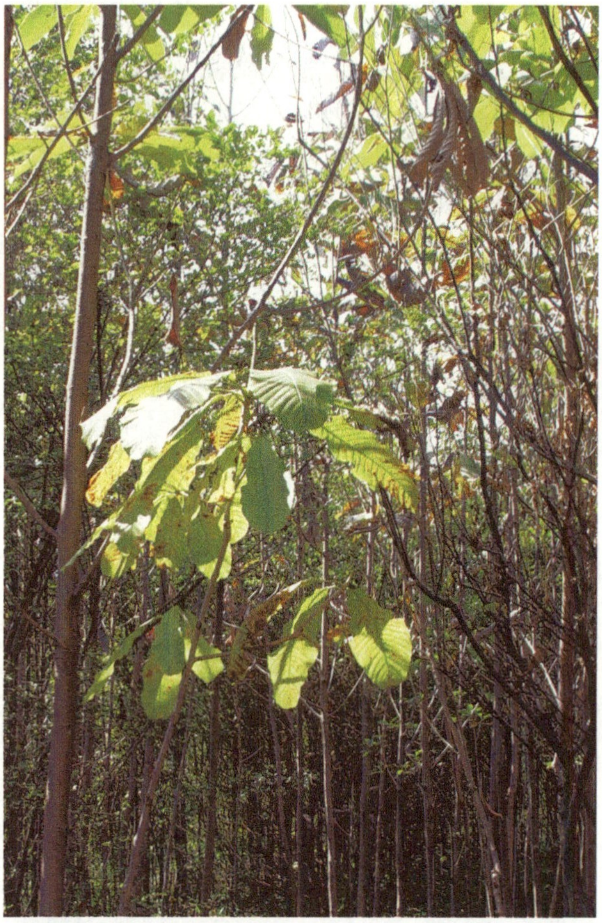

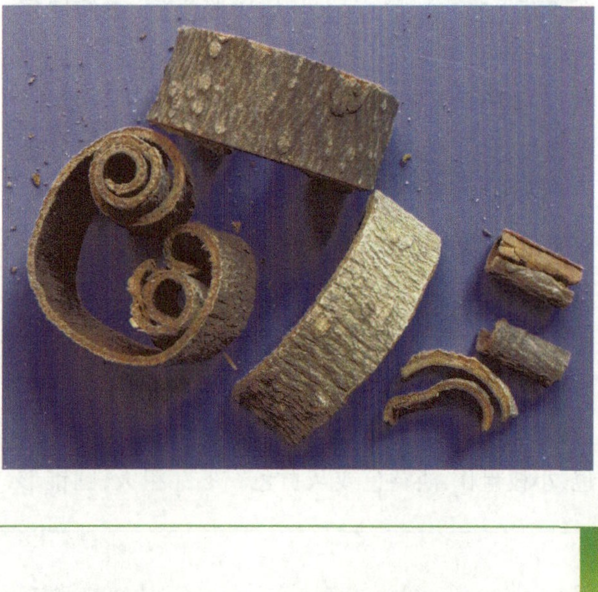

黄八两，枳实五枚。用法：上药以水一斗二升，先煮二味，取五升，内大黄，煮取三升，温服一升，以利为度。主治：腹满痛，大便闭。

【用法用量】煎服，3～10 g；或入丸、散。

【使用注意】气虚津亏者及孕妇慎用。

【现代研究】主要含厚朴酚，和厚朴酚，木兰醇，挥发油及生物碱等。有促消化，抗菌，抗炎，镇痛，抗抑郁及抗乙酰胆碱等作用。

95 栀 子

【古籍原文】气味苦寒，无毒。主五内邪气，胃中热气，面赤，酒疱皶鼻，白癞，赤癞，疮疡。

陈修园曰：栀子气寒，禀水气而入肾；味苦，得火味而入心。五内邪气，五脏受热邪之气也。胃中热气，胃经热烦，懊侬不眠也。心之华在面，赤则心火盛也。鼻属肺，酒疱皶鼻，金受火克而色赤也。白癞为湿，赤癞为热，疮疡为心火。栀子下禀寒水之精，上结君火之实，能起水阴之气上滋，复导火热之气下行，故统主之。以上诸症，唯生用之，气性尚存，若炒黑则为死灰，无用之物矣。仲景栀子豉汤用之者，取其交姤水火、调和心肾之功，加香豉以引其吐，非栀子能涌吐也。俗本谓栀子生用则吐，炒黑则不吐，何其陋欤？

按：仲景云旧有微溏者勿用。

【药物来源】为茜草科植物栀子 *Gardenia jasminoides* Ellis 的干燥成熟果实。

【植物形态特征】多年生常绿灌木，高0.5～2 m，幼枝有细毛。叶对生或三叶轮生，薄革质，长椭圆形。花单生于枝端或叶腋，大形，白色，极香；花梗有棱。果实倒卵形或长椭圆形，有翅状纵棱5～8条，黄色，果顶端有宿存花萼。花期5—7月，果期8—11月。

【性味功效】味苦，性寒。泻火除烦，清热利湿，凉血解毒；外用消肿止痛。焦栀子：凉血止血。

【古方选录】《伤寒论》栀子豉汤：栀子（擘）十四个，香豉（绵裹）四合。用法：上二味，以水四升，先煮栀子，得二升半，内豉，煮取一升半，去滓，分为二服，温进一服，得吐者，止后服。主治：发汗吐下后，余热郁

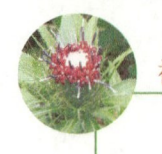

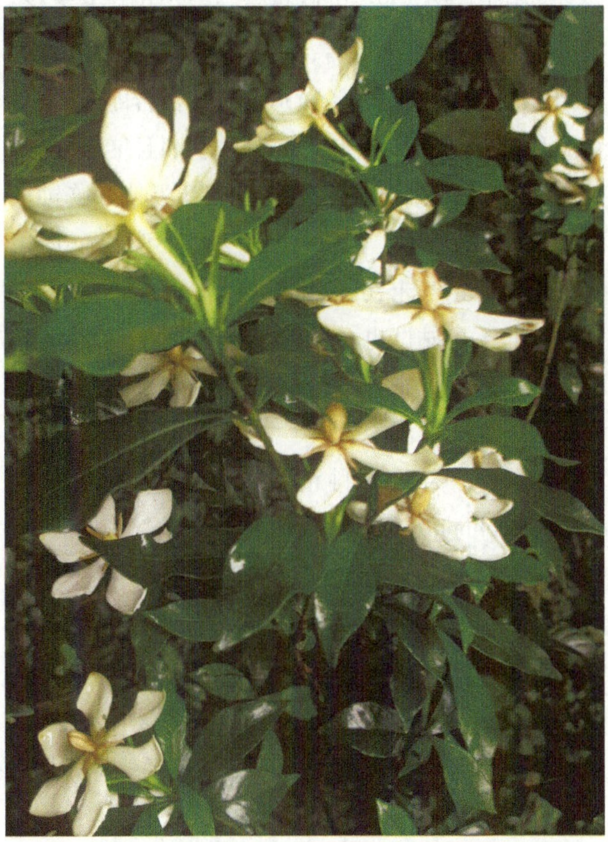

于胸膈，身热懊侬，虚烦不得眠，胸脘痞闷，按之软而不痛，嘈杂似饥，但不欲食，舌质红，苔微黄，脉数。

【用法用量】煎服，6～10 g；或入丸、散。外用生品适量，研末调敷。

【使用注意】脾虚便溏者慎用。

【现代研究】含栀子苷，羟异栀子苷，栀子素，西红花素，西红花酸，栀子花甲酸，栀子花乙酸，绿原酸等。有保肝利胆，抗病毒，抗菌，抗炎，镇痛，降血压等作用。

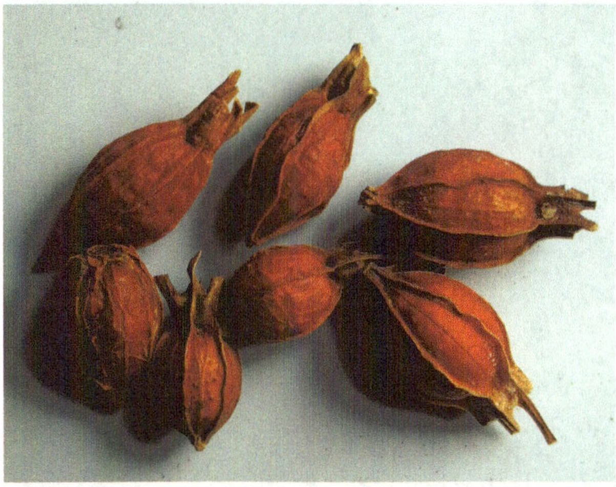

96 枳　实

【古籍原文】气味苦、寒，无毒。主大风在皮肤中如麻豆苦痒，除寒热结，止痢，长肌肉，利五脏，益气。

张隐庵曰：枳实气味苦寒，冬不落叶，禀少阴标本之气化。臭香形圆，花白多刺，瓤肉黄白，又得阳明金土之气化。主治大风在皮肤中如麻豆苦痒者，得阳明金气而制风，禀少阴水气而清热也。除寒热结者，禀少阴本热之气而除寒，标阴之气而除热也。止痢、长肌肉者，得阳明中土之气也。五脏发原于先天之少阴，生长于后天之阳明，故主利五脏。得少阴之阴故益气，得阳明之气故轻身。

仲祖本论，有大承气汤，用炙厚朴、炙枳实；小承气汤，用生厚朴、生枳实。生熟之间，有意存焉，学者不可不参。

按：《本经》有枳实，无枳壳，唐《开宝》始分之。然枳壳即枳实之大者，性宣发而气散，不如枳实之完结，然既是一种，亦不必过分。

【药物来源】为芸香科植物酸橙 *Citrus aurantium* L. 等及其栽培变种的干燥幼果。

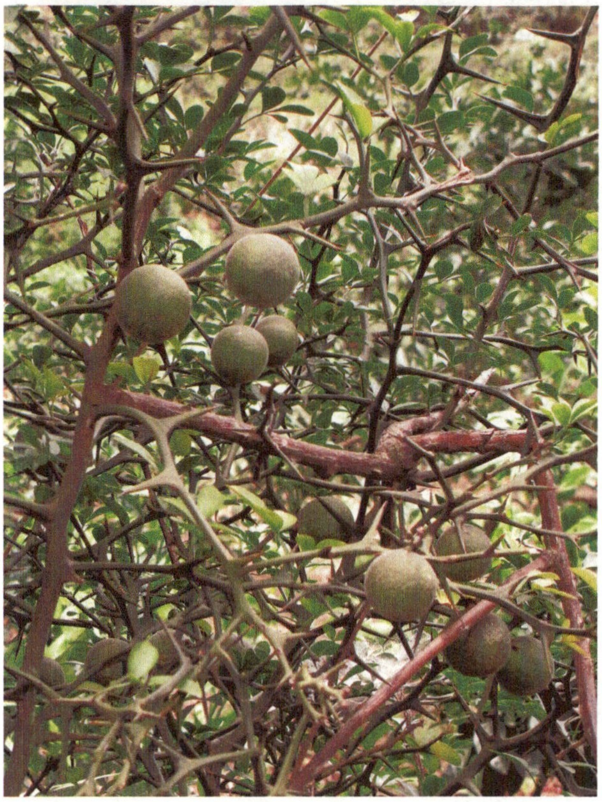

【植物形态特征】小乔木。茎枝三棱形，光滑，有长刺。叶退化成单叶状，互生，革质；叶柄有狭长形或倒心脏形的翼，叶片长椭圆形。花排列成总状花序，亦有单生或簇生于叶腋内；雄蕊多数；子房上位，球形，约 12 室。柑果圆形而稍扁，成熟时橙黄色，果皮粗糙。花期 4—5 月，11 月果熟。

【性味功效】味苦、辛、酸，性微寒。破气消积，化痰散痞。

【古方选录】《普济方 · 卷一八七》枳实散：枳实（麸炒微黄，去瓤）三两，厚朴三两（去皮，炙香，姜汁制），桂心一两，半夏一两（汤洗七次去滑），前胡（去芦）（原方无用量）。用法：上为散，每服三钱，水一中盏，加生姜半分，煎至六分，去滓稍热服。主治：胸痹，心下痞坚缓急，气结不通。

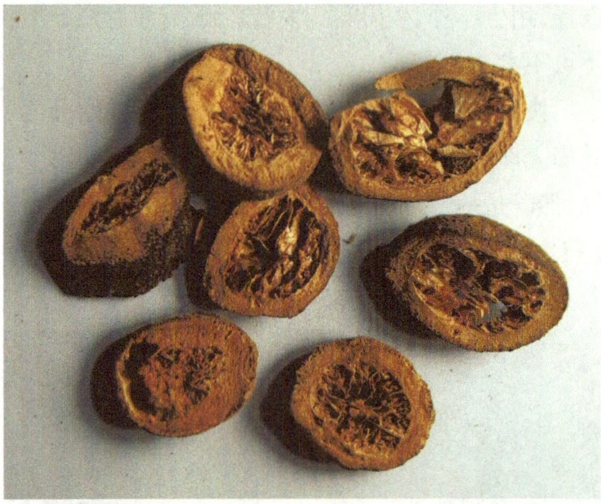

【用法用量】煎服，3 ~ 10 g；或入丸、散。炒后性较平和。

【使用注意】孕妇慎用。

【现代研究】含橙皮苷，橙皮素，柚皮苷，柚皮素，柚皮芦丁，辛弗林，胡萝卜素等。有调节子宫机能，强心，抗氧化，抗菌，镇痛，护肝，降血糖，降血压，抗血栓，抗休克等作用。

97 黄檗（黄柏）

【古籍原文】（音百，俗作黄柏，省笔之讹。）气味苦寒，无毒。主五脏肠胃中结热，黄疸，肠痔，止泄利，女子漏下赤白，阴伤蚀疮。

陈修园曰：黄檗气寒，禀天冬寒之水气；味苦无毒，得地南方之火味；皮厚色黄，得太阴中土之化。五脏为阴，凡经言五脏者，皆主阴之药也。治肠胃中热结者，寒能清热也。治黄疸、肠痔者，苦能胜湿也。止泄利者，湿热泄痢，唯苦寒能除之，而且能坚之也。女子胎漏下血，因血热妄行；赤白带下及阴户伤蚀成疮，皆因湿热下注。黄檗寒能清热、苦可燥湿，所以主之。然皆正气未伤，热毒内盛，有余之病，可以暂用，否则，不可姑试也。

凡药之燥者未有不热，而寒者未有不湿，黄檗于清热之中而兼燥湿之效。

【药物来源】为芸香科植物黄皮树 *Phellodendron chinense* Schneid. 等的干燥树皮。

【植物形态特征】落叶乔木，高 10 ~ 12 m。树皮外层灰褐色，甚薄，无加厚的木栓层，内层黄色。小枝通常暗红褐色或紫棕色，光滑无毛。叶对生。花序圆锥状，花单性，雌雄异株。浆果状核果球形，密集成团，熟后紫黑色，通常具 5 核。花期 5—6 月，果熟期 10 月。

【性味功效】味苦，性寒。清热燥湿，泻火除蒸，解毒疗疮。

【古方选录】《伤寒论》栀子柏皮汤：栀子（劈）十五个，

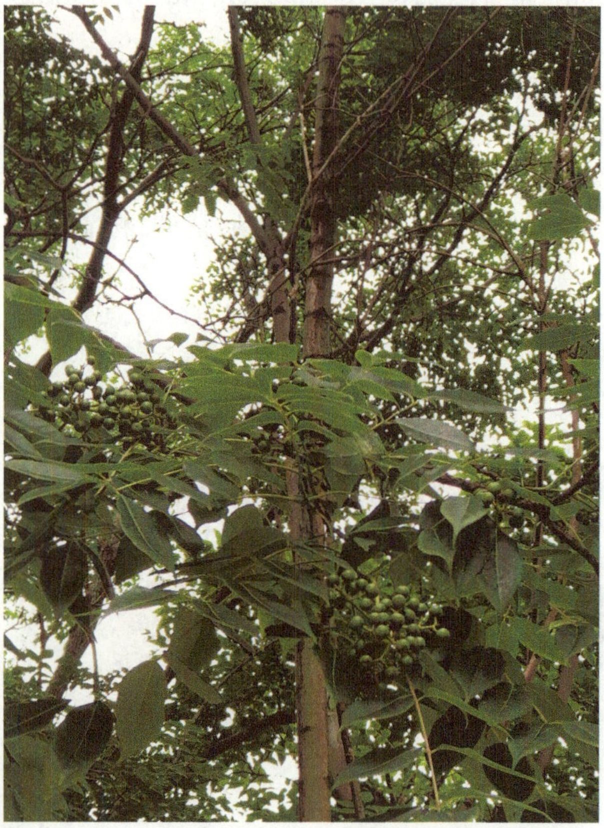

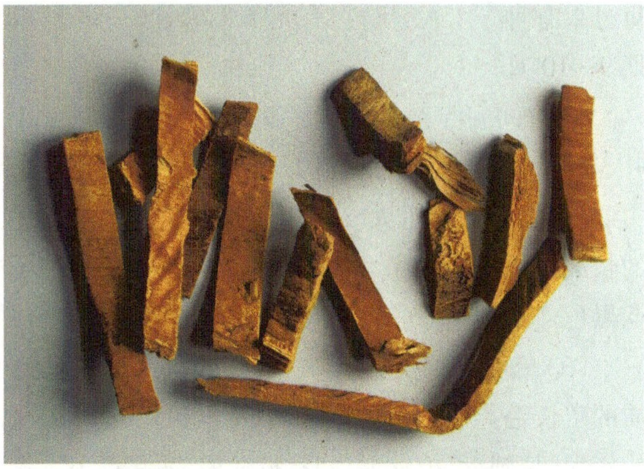

甘草（炙）一两，黄柏二两。用法：上以水四升，煮取一升半，去滓，分二次温服。主治：伤寒，身黄发热者。

【用法用量】煎服，3～12 g；或入丸、散。外用适量。

【使用注意】脾胃虚寒者忌用。

【现代研究】含小檗碱，木兰花碱，黄柏碱，药根碱，黄柏酮，β－谷甾醇等。有抗溃疡，利胆，抗心律失常，降血压，镇静，降血糖，抗痛风等作用。

98 山茱萸（枣皮、山萸肉）

【古籍原文】气味酸、平，无毒。主心下邪气，寒热，温中，逐寒湿痹，去三虫。久服轻身。（去核。）

陈修园曰：山茱萸色紫赤而味酸平，禀厥阴、少阳木火之气化。手厥阴心包、足厥阴肝，皆属于风木也；手少阳三焦、足少阳胆，皆属于相火也。心下巨阙穴，乃手厥阴心包之募，又心下为脾之分。曰邪气者，脾之邪实为肝木之邪也。足厥阴肝木血少气亢则克脾土，并于阳则热，并于阴则寒也。又寒热往来，为少阳之病。山萸禀木火之气化，故咸主之。山萸味酸收敛，敛火归于下焦。火在下谓之少火，少火生气，所以温中。山萸味酸入肝，肝主藏血，血能充肤热肉，所以逐周身寒湿之痹。三虫者，厥阴风木之化也，仲景乌梅丸之酸能治蛔厥，即此物悟出。肝者，敢也，生气生血之脏也。孙真人生脉散中有五味之酸，能治倦怠而轻身，亦从此物悟出。

张隐庵曰：仲祖八味丸用山茱萸，后人去桂、附改为六味丸，以山茱萸为固精补肾之药，此外并无他用，皆因安于苟简，不深讨故也。今详观《本经》，山茱萸之功能殆如此，学者能于《本经》之内会悟而广其用，庶无拘隘之弊。

【药物来源】为山茱萸科植物山茱萸 *Cornus officinalis* Sieb. et Zucc. 的干燥成熟果肉。

【植物形态特征】落叶小乔木，高 4 m 左右。枝皮灰棕色，小枝无毛。单叶对生。花先叶开放，成伞形花序，簇生于小枝顶端，其下具数片芽鳞状苞片。核果长椭圆形，无毛，成熟后红色；果柄长 1.5～2 cm。种子长椭圆形，两端钝圆。花期 5—6 月，果期 8—10 月。

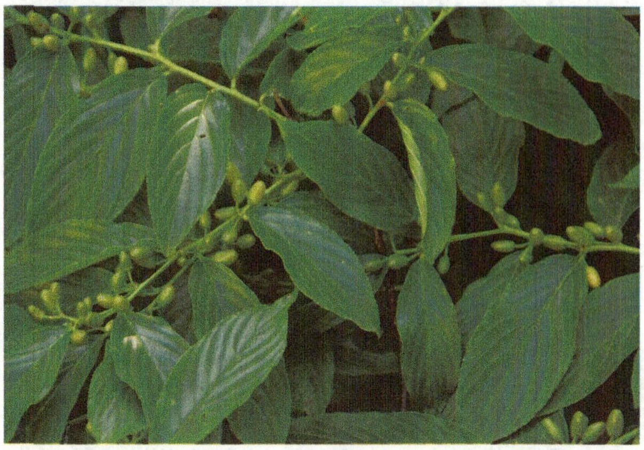

【性味功效】味酸、涩，性微温。补益肝肾，收涩固脱。

【古方选录】《圣济总录·卷五十八》山茱萸丸：山茱萸一两半，栝楼根（锉）一两半，土瓜根（锉）一两半，苦参一两半，龙骨（细研）一两半，黄连（去须）三两半。用法：上六味，先捣罗五味，次入龙骨，再研匀，用生栝楼汁和剂，酥涂杵，捣匀熟，丸如梧桐子大。每服三十丸，食后煎白茅根饮送下，一日三次。主治：消渴，症见饮水极多，肢体羸弱，小便如米泔，腰膝冷痛，诸方不能治者。

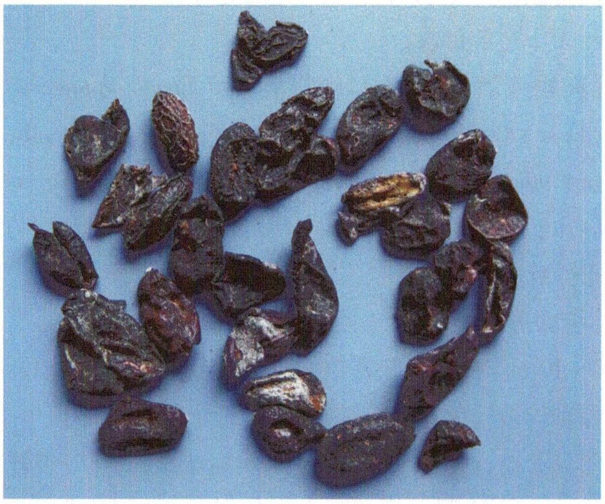

【用法用量】煎服，6～12 g；或入丸、散。

【使用注意】素有湿热而致小便淋沥涩痛者不宜服用。

【现代研究】含莫诺苷，马钱苷，山茱萸裂苷，山茱萸苷，熊果酸等。有抗血栓，抑菌，抗流感病毒，降血糖，利尿等作用。

99 吴茱萸（吴萸）

【古籍原文】气味辛、温，有小毒。主温中，下气，止痛，又除湿，血痹，逐风邪，开腠理，咳逆，寒热。（泡用。）

陈修园曰：吴萸气温，禀春气而入肝；味辛有小毒，得金味而入肺。气温能驱寒，而大辛之味，又能俾肺令之独行而无所旁掣，故中寒可温，气逆可下，胸腹诸痛可止，皆肺令下行，坐镇而无余事。仲景取治阳明食谷欲吐症，及干呕吐涎沫症，从《本经》而会悟于言外之旨也。肺喜温而恶寒，一得茱萸之大温大辛，则水道通调而湿去。肝藏血，血寒则滞而成痹，一得茱萸之大辛大温，则血活而痹除。风邪伤人，则腠理闭而为寒热、咳逆诸症。茱萸大辛大温，开而逐之，则咳逆、寒热诸症俱平矣。然犹有疑者，仲景用药悉遵《本经》，而“少阴病吐利，手足逆冷，烦躁欲死者，吴茱萸汤主之”二十字，与《本经》不符。而不知少阴之脏皆本阳明水谷以资生，而复交于中土。若阴阳之气不归中土，则上吐而下利；水火之气不归中土，则下燥而上烦；中土之气内绝，则四肢逆冷而过肘膝，法在不治。仲景取吴茱萸大辛大温之威烈，佐人参之冲和，以安中气；姜、枣之和胃，以行四末。专求阳明，是得绝处逢生之妙。张隐庵、叶天士之解俱浅。

【药物来源】为芸香科植物吴茱萸 *Euodia rutaecarpa* (Juss.) Benth.、石虎 *Euodia rutaecarpa* (Juss.) Benth. var. *officinalis* (Dode) Huang 或疏毛吴茱萸 *Euodia rutaecarpa* (Juss.) Benth. var. *bodinieri* (Dode) Huang 的干燥近成熟果实。

【植物形态特征】(1)吴茱萸：常绿灌木或小乔木，高3～10 m。树皮青灰褐色，幼枝紫褐色，幼枝、叶轴及花轴均被锈色茸毛。雌雄异株，聚伞圆锥花序顶生。萼片5枚；花瓣5枚，白色。果实扁球形，成熟时裂开成5个果瓣，呈蓇葖果状，紫红色，表面有粗大油腺点。每分果有种子1粒，黑色，有光泽。花期6—8月，果期9—10月。

(2)石虎：特点是具有特殊的刺激性气味。小叶3～11片，叶片较狭，长圆形至狭披针形，先端渐尖或长渐尖，油腺粗大。花序轴常被淡黄色或无色的长柔毛。成熟果序不及吴茱萸的果序密集。种子蓝黑色。花期7—8月，果期9—10月。

(3)疏毛吴茱萸：特点是小枝被黄锈色或丝光质的疏长毛。叶轴被长柔毛；小叶5～11片，叶形变化较大，长圆形、披针形、卵状披针形，油腺点小。花期7—8月，果期9—10月。

【性味功效】味辛、苦，性热；有小毒。散寒止痛，降逆止呕，助阳止泻。

【古方选录】《伤寒论》吴茱萸汤：吴茱萸一升，人参三两，生姜六两，大枣十二枚。用法：上四味，以水七升，煮取二升，去滓，温服七合，日三服。主治：阳明病，食谷欲呕；少阴病，吐利，手足逆冷，烦躁欲死；厥阴病，干呕吐涎沫，头痛者。

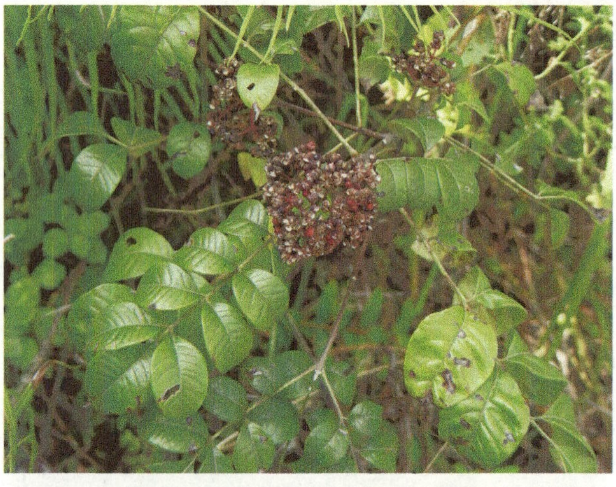

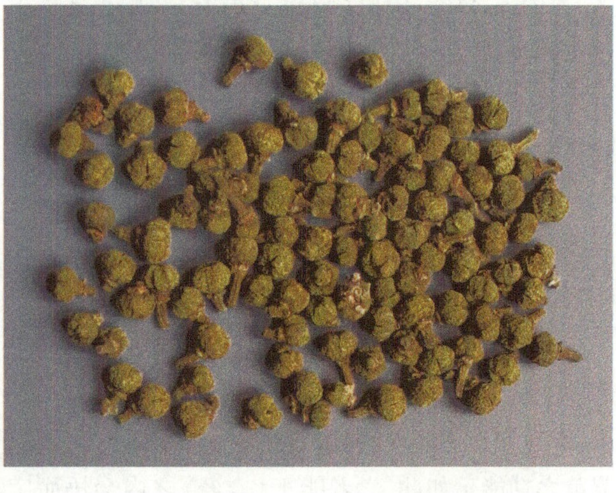

【用法用量】煎服，2～5 g；或入丸、散。外用适量。

【使用注意】阴虚有热者忌用。孕妇慎用。

【现代研究】含吴茱萸烯，月桂烯，吴茱萸内酯，吴茱萸酸，吴茱萸碱等。有抗溃疡，镇痛，抗炎，升高体温，抗菌，抗病毒，镇静，抗氧化等作用。

100 杏仁（苦杏仁）

【古籍原文】气味甘、苦、温，冷利，有小毒。主咳逆上气，雷鸣喉痹，下气产乳，金疮，寒心奔豚。（汤泡去皮尖。双仁者大毒勿用。）

陈修园曰：杏仁气味甘苦，其实苦重于甘，其性带湿，其质冷利。冷利者，滋润之意也。“下气”二字足以尽其功用。肺实而胀，则为咳逆上气。雷鸣喉痹者，火结于喉为痹痛，痰声之响如雷鸣也，杏仁下气，所以主之。气有余便是火，气下即火下，故乳汁可通，疮口可合也。心阳虚，则寒水之邪自下上奔，犯于心位。杏仁有下气之功，伐寒水于下，即所以保心阳于上也。凡此皆治有余之症，若劳伤咳嗽之人服之必死。时医谓产于叭哒者味纯甘可用，而不知纯甘非杏仁之正味。既无苦降之功，徒存其湿以生痰，甘以壅气，阴受其害，至死不悟，惜哉！

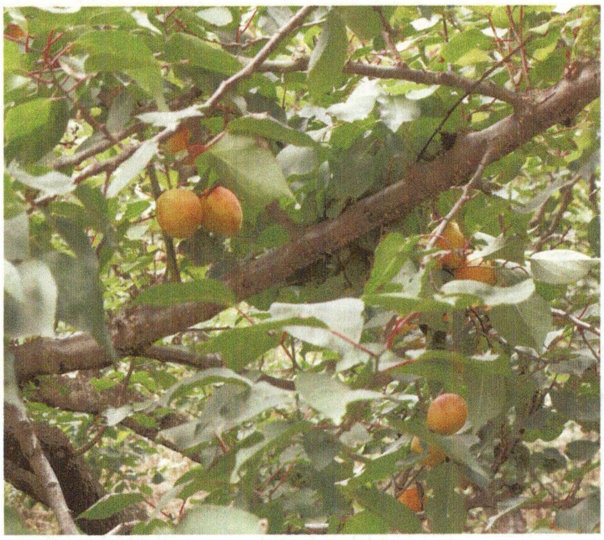

【药物来源】为蔷薇科植物山杏 *Prunus armeniaca* L. var. *ansu* Maxim. 或杏 *Prunus armeniaca* L. 等的干燥成熟种子。

【植物形态特征】（1）杏：落叶乔木。树皮暗红棕色，幼枝光滑，有不整齐纵裂纹。叶互生。花先叶开放，单生于小枝端。核果黄红色，卵圆形，略扁，侧面具一浅凹槽，径 3～4 cm，微被茸毛；核近于光滑，坚硬，扁心形，具沟状边缘。核内有种子 1 枚，红色。花期 3—4 月，果期 4—6 月。

（2）山杏：特点是叶较小，先端长渐尖，基部呈同楔形或截形。果较小，果肉亦较薄；核的边缘薄而锐利。种子味苦。

【性味功效】味苦，性微温；有小毒。降气止咳平喘，润肠通便。

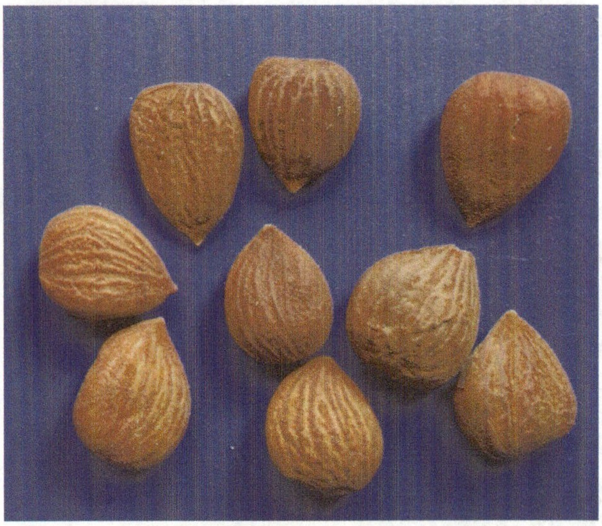

【古方选录】《太平惠民和剂局方》三拗汤：麻黄（不去根节），杏仁（不去皮尖），甘草（不炙）各等份。用法：上为粗末，每服五钱，水一盏半，姜五片，同煎至一盏，去滓，通口服。以衣被盖覆睡，取微汗为度。主治：咳喘，因外感风寒，肺气不宣所致。

【用法用量】煎服，5～10 g，生品入煎剂后下；或入丸、散。

【使用注意】大便溏泻者慎用。婴儿慎用。

【现代研究】含苦杏仁苷，苦杏仁苷酶，油酸，亚油酸等。有镇咳，平喘，抗炎，镇痛，抗肿瘤，抗脑缺血损伤，降血糖等作用。

101 乌　梅

【古籍原文】气味酸、温、平、涩，无毒。主下气，除热，烦满，安心，止肢体痛，偏枯不仁，死肌，去青黑痣，蚀恶肉。

陈修园曰：乌梅气平，禀金气而入肺；气温，禀木气而入肝；味酸无毒，得木味而入肝；味涩即酸之变味也。味胜于气，以味为主。梅得东方之味，放花于冬，成熟于夏，是禀冬令之水精，而得春生之气而上达也。主下气者，生气上达，则逆气自下矣。热烦满，心不安，《伤寒论》厥阴证，以“气上撞心，心疼热”等字该之，能下其气，而诸病皆愈矣。脾主四肢，木气克土，则肢体痛；肝主藏血，血不灌溉，则偏枯不仁而为死肌。乌梅能和肝气，养肝血，所以主之。去青黑痣及蚀恶肉者，酸收之味，外治能消痣与肉也。

张隐庵云：后人不体经义，不穷物理，但以乌梅为酸敛收涩之药，而春生上达之性未之讲也。惜哉！

【药物来源】为蔷薇科植物梅 *Prunus mume* (Sieb.) Sieb. et Zucc. 的干燥近成熟果实。

【植物形态特征】落叶小乔木。树皮淡灰色或淡绿色，多分枝。单叶互生。花单生或2朵簇生，白色或粉红色，芳香，通常先叶开放。核果球形，直径2～3 cm，一侧有浅槽，被毛，绿色，熟时黄色；核硬，有槽纹。花期1—2月，果期5月。

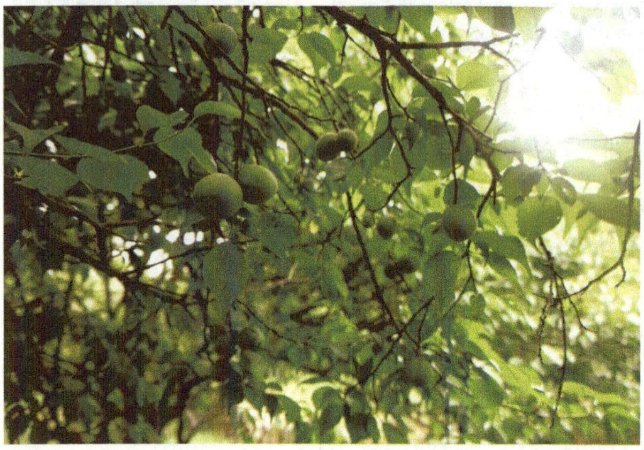

【性味功效】味酸、涩，性平。敛肺，涩肠，生津，安蛔。

【古方选录】《伤寒论》乌梅丸：乌梅三百枚，细辛六两，干姜十两，黄连十六两，当归四两，附子六两（炮，去皮），蜀椒（出汗）四两，桂枝（去皮）六两，人参六两，黄柏六两。用法：上药各为末，合治之，以苦酒渍乌梅一宿，去核，蒸之五斗米下，饭熟，捣成泥，和药令相得，纳臼中，炼蜜为丸，如梧桐子大。空服饮服十丸，每日三次。主治：蛔厥，脘腹阵痛，烦闷呕吐。

【用法用量】煎服，6～12 g；或入丸、散。

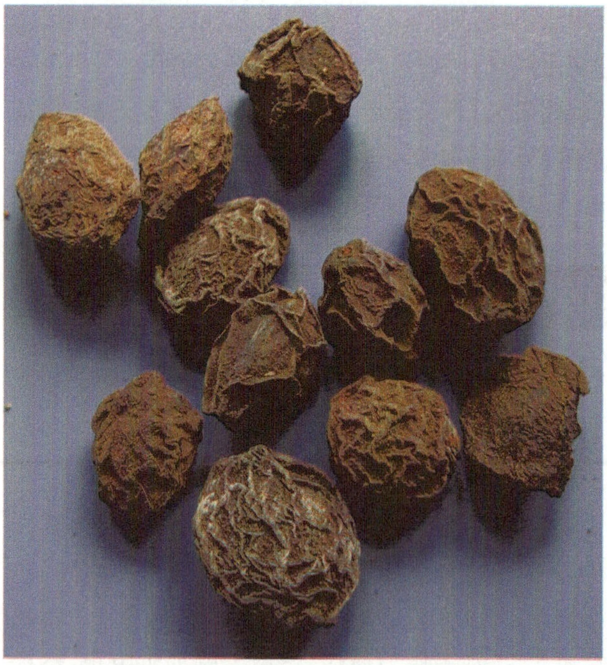

【使用注意】外有表邪或内有实热积滞者均不宜服。

【现代研究】含枸橼酸，苹果酸，琥珀酸，酒石酸，熊果酸，芦丁等。有止血，抑菌，抗休克等作用。

102 犀　角

【古籍原文】气味苦、酸、咸、寒，无毒。主百毒蛊疰，邪鬼瘴气，解钩吻、鸩羽、蛇毒，除邪，不迷惑魇寐。久服轻身。

陈修园曰：犀角气寒，禀水之气也；味苦酸咸无毒，得木火水之味也。主百毒蛊疰，邪鬼瘴气者，以犀为灵异之兽，借其灵气以辟邪也。解钩吻、鸩羽、蛇毒，除邪者，以牛属土而犀居水，得水土之精，毒物投水土中而俱化也。不迷惑魇寐，轻身者，言水火既济之效也。今人取治血症，与经旨不合。

【药物来源】为犀科动物印度犀 *Rhinoceros unicornis* L.、爪哇犀 *Rhinoceros sondaicus* Desmarest 等的角。

【动物形态特征】(1)印度犀：动物体格粗壮庞大，身长3.2～3.5 m，肩高达1.8 m。头大，颈短，耳长，眼小，鼻孔大。皮肤坚厚，全身除耳与尾外无毛。雌兽与雄兽鼻端都有一角，黑色，圆锥状，粗而不长，通常长30～40 cm。四肢粗壮，均3趾。

(2)爪哇犀：动物体形与印度犀相似而较小。皮肤有厚褶，但背部的3条褶上下完全连接。本种仅雄兽有角，生于鼻端，角较小，长约25 cm。

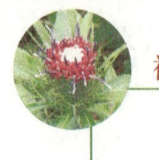

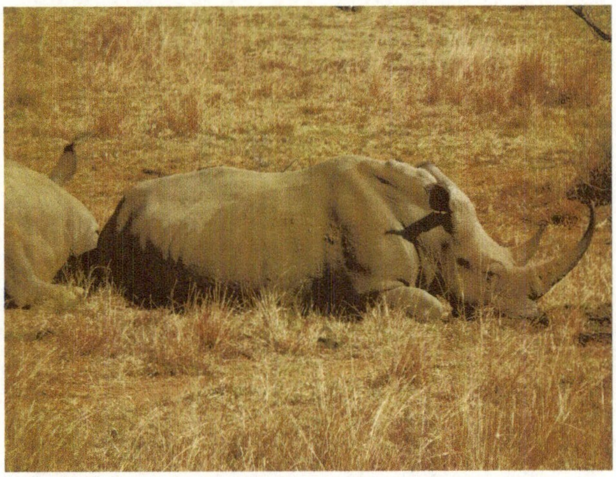

【性味功效】味酸、咸，性寒。清热，凉血，定惊，解毒。

【古方选录】《千金方》犀角地黄汤：犀角一两，生地黄八两，芍药三两，牡丹皮二两。用法：上四味，细切，以水九升，煮取三升，分三服。主治：伤寒及温病，应发汗而不汗之内蓄血者；鼻衄、吐血不尽，内余瘀血，面黄，大便黑。

【用法用量】煎服，1.5～6 g；或入丸、散。

【使用注意】不宜与川乌、草乌同用。

【现代研究】含角蛋白，组氨酸，赖氨酸，精氨酸等。有解热，抑菌等作用。犀为世界濒危动物，我国药典已不收载。

103 羚羊角

【古籍原文】气味咸，寒，无毒。主明目，益气，起阴，去恶血，注下，辟蛊毒、恶鬼不祥、常不梦魇寐。（俗作羚羊。）

参：羚羊角气寒味咸无毒，入肾与膀胱二经。主明目者，咸寒以补水，水足则目明也。益气者，水能化气也。起阴者，阴器为宗筋而属肝，肝为木，木得烈日而萎，得雨露而挺也。味咸则破血，故主去恶血；气寒则清热，故止注下也。蛊毒为湿热之毒也，咸寒可以除之。辟恶鬼不祥、常不梦魇寐者，夸其灵异通神之妙也。

【药物来源】为牛科动物赛加羚羊 *Saiga tatarica* Linnaeus 的角。

【动物形态特征】动物体形中等。头大；鼻吻膨大，鼻孔亦大，且能灵活伸缩和左右摆动；额前部分较隆突；眼大；耳短。四肢细小，蹄低而长。尾细短，下垂。雄兽具角，长于眼眶之上，向后微倾；角基部为棕黄色，上部黄白色如蜡；表面约有 20 个轮脊，角上部至尖端处光滑无轮脊。雌兽无角，仅有短的突起。

【性味功效】味咸，性寒。平肝息风，清肝明目，散血解毒。

【古方选录】《通俗伤寒论》羚角钩藤汤：羚角片一钱半，双钩藤三钱，霜桑叶二钱，滁菊花三钱，鲜生地五钱，生白芍三钱，川贝母四钱，淡竹茹（鲜刮）五钱，茯神木三钱，生甘草八分。用法：水煎服。主治：肝热生风证，症见高热不退，烦闷躁扰，手足抽搐，发为痉厥，甚则神昏，舌绛而干，或舌焦起刺，脉弦而数。

【用法用量】煎服，1～3 g，宜另煎 2 h 以上；磨汁或研粉服，每次 0.3～0.6 g；或入丸、散。

【使用注意】脾虚慢惊风者慎用。

【现代研究】含角蛋白，磷脂，磷酸钙，胆固醇，维生素 A 等。有解热，镇痛，镇静，抗惊厥，降血压等作用。

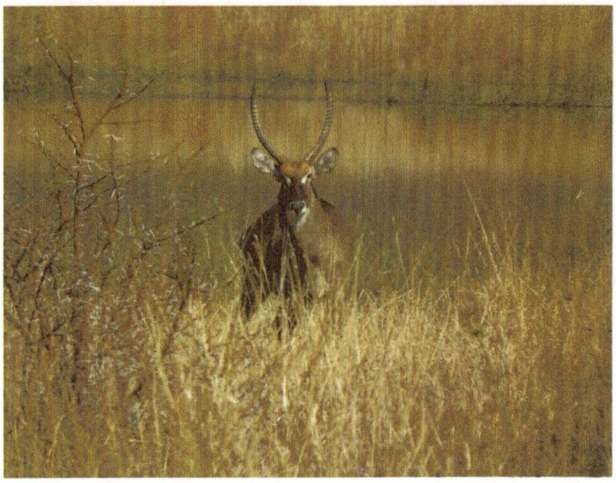

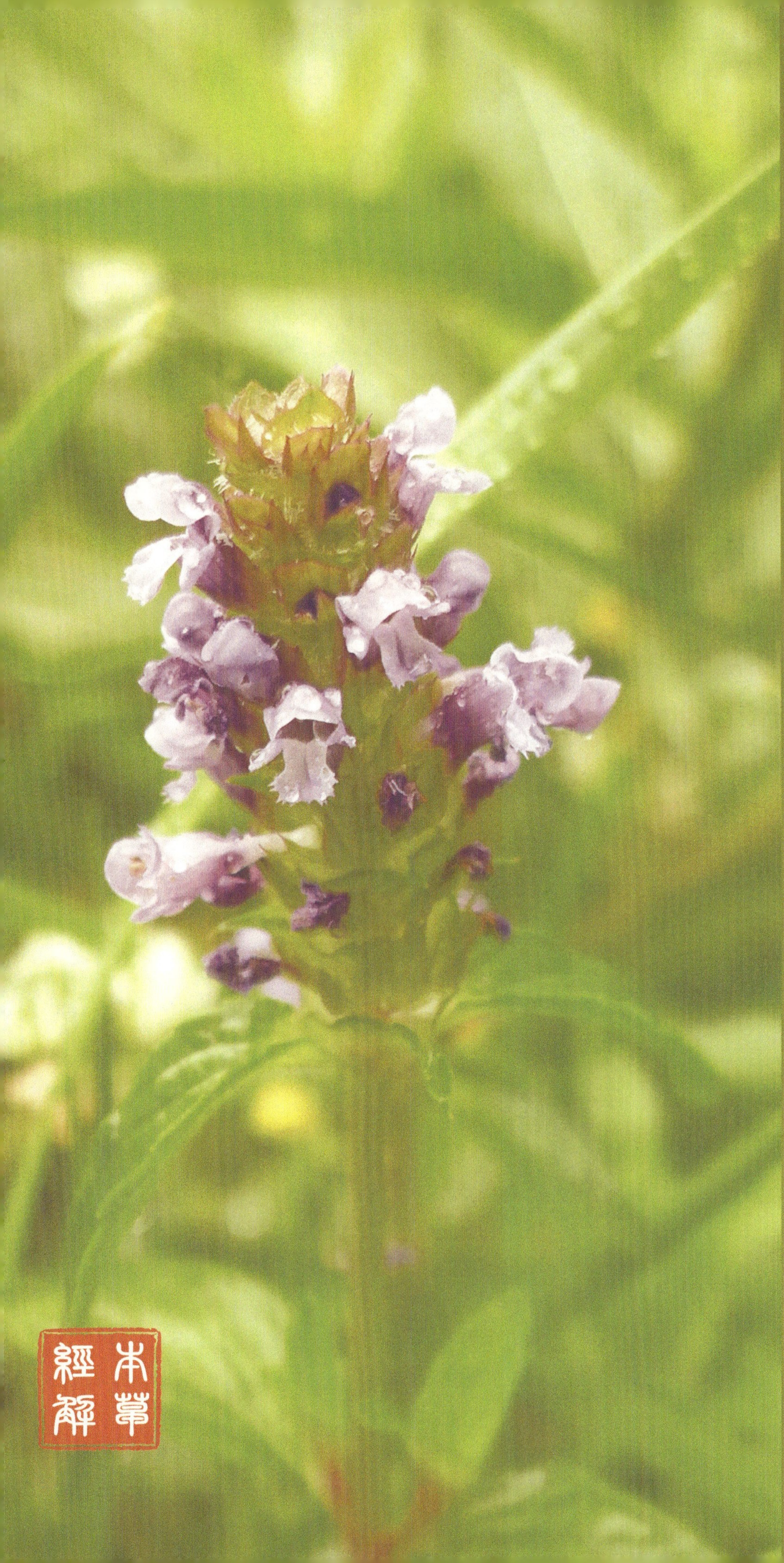

卷之四

中　品

104 鹿茸(附鹿角)

【古籍原文】气味甘、温，无毒。主漏下恶血，寒热，惊痫，益气，强志，生齿，不老。

陈修园曰：鹿为仙兽而多寿，其卧则口鼻对尾间以通督脉，督脉为通身骨节之主，肾主骨，故又能补肾。肾得其补，则志强而齿固，以志藏于肾，齿为骨余也。督得其补，则大气升举，恶血不漏，以督脉为阳气之总督也。然角中皆血所贯，冲为血海，其大补冲脉可知也。凡惊痫之病，皆挟冲脉而作。阴气虚不能宁谧于内，则附阳而上升，故上热而下寒；阳气虚不能周卫于身，则随阴而下陷，故下热而上寒。鹿茸入冲脉而大补其血，所以能治寒热惊痫也。至于长而为角，《别录》谓其主恶疮，逐恶气。以一点胚血，发泄已尽，只有拓毒消散之功也。

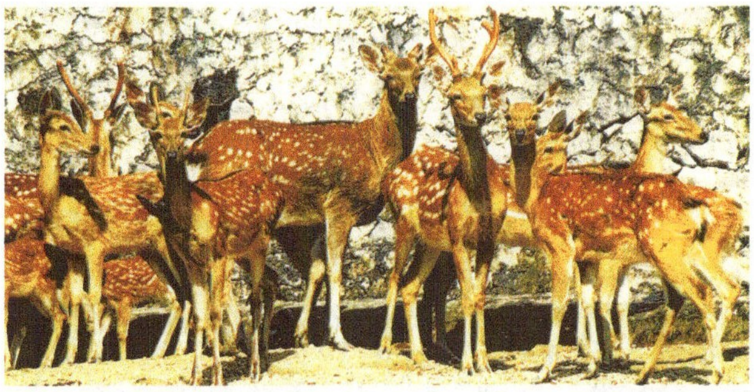

【药物来源】为鹿科动物梅花鹿 *Cervus nippon* Temminck 或马鹿 *Cervus elaphus* Linnaeus 的雄鹿未骨化密生绒毛的幼角。

【动物形态特征】(1)梅花鹿：动物体型为中型。雄鹿有角，生长完全的共有4叉，眉叉斜向前伸；第2叉与眉叉相距较远，主干末端再分1叉。雌鹿无角。耳大直立。颈细长。尾短，臀部有明显白斑。冬毛厚密，棕灰色或棕黄色，有白色斑点，夏季白斑更明显。腹部毛白色，四肢毛色较淡，背部有深棕色的纵纹。

(2)马鹿：动物体型较大。雄鹿有角，眉叉斜向前伸，与主干几成直角；主干长，稍向后倾斜；第2叉起点紧靠眉叉，第3叉与第2叉的距离远；角基有一圈隆起，表面有粗糙的嵴突。颈下被毛较长。毛色均匀，冬毛厚密，体侧黄棕色，臀部有黄白色斑。夏毛较短，赤褐色，睑、嘴及四肢内侧苍灰色。

【性味功效】味甘、咸，性温。壮肾阳，益精血，强筋骨，调冲任，托疮毒。

【古方选录】《普济方》鹿茸酒：鹿茸五钱，干山药一两。用法：上以生薄绢裹，用酒浸七日后，饮酒，日三盏为度。酒尽，将鹿茸焙干，留为补药用之。主治：虚弱，阳事不举，面色不明，小便频数，饮食不思。

【用法用量】1～2 g，研末冲服；或入丸、散。

【使用注意】凡热证及阴虚阳亢者均当忌服。

【现代研究】含雌二醇，胆固醇，雌酮，卵磷脂，脑磷脂，神经磷脂，磷脂酰胆碱，前列腺素等。有抗衰老，抗溃疡，抗诱变，抗炎，保肝，抗肿瘤，抗心肌缺血等作用。

附：鹿角

【药物来源】为鹿科动物马鹿 *Cervus elaphus* Linnaeus 或梅花鹿 *Cervus nippon* Temminck 已骨化的角或锯茸后翌年春季脱落的角基。

【动物形态特征】同“鹿茸”。

【性味功效】味咸，性温。温肾阳，强筋骨，行血消肿。

【古方选录】《普济方·卷三〇〇》鹿粉散：鹿角(烧灰)。用法：上为细末，入轻粉，油调，涂疮上。主治：脚上生恶疮。

【用法用量】煎服，6～15 g；或研末服；或入丸、散。外用磨汁涂或研末调敷。

【使用注意】阴虚火旺者忌用。

【现代研究】含胶质(25%)，磷酸钙(50%～60%)，碳酸钙及氮化物等。有抗炎作用。

105 鳖　甲

【古籍原文】气味酸、平，无毒。主心腹症瘕，坚积寒热，去痞疾、蚀肉、阴蚀、痔核、恶肉。

述：鳖甲气平，禀金气而入肺；味咸无毒，得水味而入肾。心腹者，合心下、大腹、小腹以及胁肋而言也。症瘕坚硬之积，致发寒热，为厥阴之肝气凝聚，鳖甲气平可以制肝，味咸可以软坚，所以主之也。痞者，肝气滞也，咸平能制肝而软坚，故亦主之。蚀肉，阴蚀，痔核，恶肉，一生于鼻，鼻者肺之窍也，一生于二便，二便者肾之窍也，入肺肾而软坚，所以消一切恶肉也。

【药物来源】为鳖科动物鳖 *Trionyx sinensis* Wiegmann 的背甲。

【动物形态特征】动物体呈椭圆形，背面中央凸起，边缘凹入。腹背均有甲。头尖，颈粗长，吻突出，吻端有 1 对鼻孔。眼小，瞳孔圆形。背甲与腹甲均无角质板而被有软皮。背面橄榄绿色，或黑棕色，边缘柔软，俗称“裙边”。腹面黄白色，有淡绿色斑。前肢 5 指，内侧 3 指有爪；后肢趾亦同；指间及趾间均具蹼。雄性体较扁，尾较长，末端露出于甲边。雌性相反。

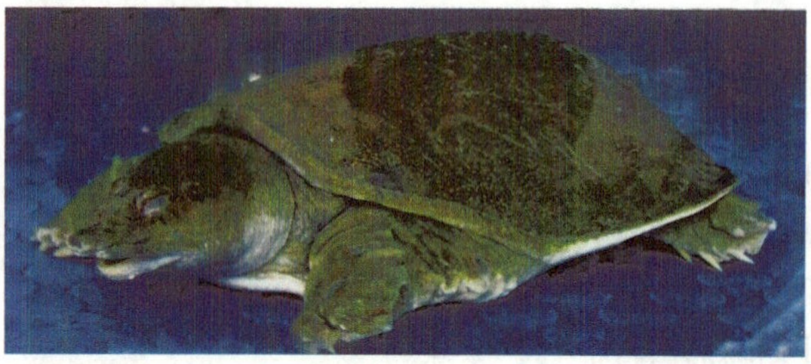

【性味功效】味咸，性微寒。滋阴潜阳，退热除蒸，软坚散结。

【古方选录】《温病条辨》青蒿鳖甲汤：青蒿二钱，鳖甲五钱，细生地四钱，知母二钱，丹皮三钱。用法：水五杯，煮取二杯，日再服。主治：温病后期，热邪深伏阴分，夜热早凉，热退无汗，能食消瘦，舌红少苔，脉细数。

【用法用量】煎服，9 ~ 24 g，先煎；或入丸、散。

【使用注意】脾胃虚寒者忌用；孕妇慎用。

【现代研究】含角蛋白，骨胶原蛋白，维生素，氨基酸，多糖等。有抗疲劳及补血等作用。

106 白僵蚕（僵蚕）

【古籍原文】气味咸、辛、平，无毒。主治小儿惊痫，夜啼，去三虫，灭黑皯，令人面色好，男子阴痒病。（凡禀金气色白之药，俱不宜炒。）

述：僵蚕气平为秋气，味辛为金味，味咸为水味，禀金水之精也。治惊痫者，金能平木也。治夜啼者，金属乾而主天，天运旋转，昼开夜阖也。杀三虫者，虫为风木所化，金主肃杀也。灭黑皯，令人面色好者，俾水气上滋也。治男子阴痒者，金能制风，咸能除痒也。

徐灵胎曰：僵蚕感风而僵，凡风气之疾皆能治之，盖借其气以相感也。

或问：因风以僵，何以反能治风？曰：邪之中人也，有气而无形，穿经透络，愈久愈深。以气类相反之药投之，则拒而不入，必与之同类者，和入诸药，使为向导，则药力至于病所，而邪与药相从，药性渐发，或从毛孔出，或从二便出，不能复留矣。此即从治之法也。风寒暑湿，莫不皆然。此神而明之之道，不专恃正治奏功矣。

【药物来源】为蚕蛾科昆虫家蚕 *Bombyx mori* Linnaeus 的 4 ~ 5 龄幼虫感染（或人工接种）白僵菌 *Beauveria bassiana*（Bals.）Vuillant 而致死的干燥体。

【动物形态特征】雌蛾、雄蛾全身均密被白色鳞片。体翅黄白色至灰白色，前翅外缘顶角后方向内凹切，各横线端线与翅脉灰褐色，后翅较前翅色淡，边缘有鳞毛。雌蛾腹部肥硕，末端钝圆；雄蛾腹部狭窄，末端稍尖。幼虫即家蚕，体色灰白色至白色，胸部稍见膨大，有皱纹。

【性味功效】味咸、辛，性平。息风止痉，祛风止痛，化痰散结。

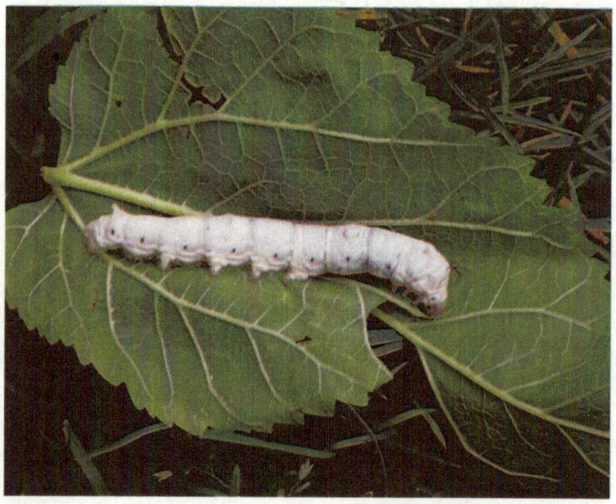

【古方选录】《圣济总录·卷十五》白僵蚕丸：白僵蚕（炒）四两，菊花四两，石膏（研）四两。用法：上为末，用葱白细研，绞取汁一大盏同拌和，入少面糊为丸，如梧桐子大。每服二十丸，以荆芥茶或温酒送下。主治：首风，每遇风时，即发头痛。

【用法用量】煎服，5～10 g；或入丸、散。

【使用注意】凡病非痰热引起者不宜使用。

【现代研究】含棕榈酸，油酸，亚油酸等。有镇静，催眠，抗惊厥，抗凝血，抗肿瘤，降血糖等作用。

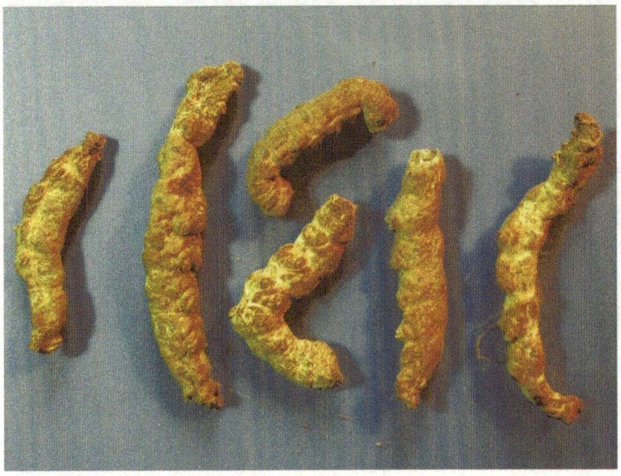

107 蚱蝉（蝉蜕、蝉衣、蝉壳）

【古籍原文】（古人用蝉，今人用蜕，气性亦相近。）气味咸、寒。主小儿惊痫，夜啼，癫病，寒热。

陈修园曰：蚱蝉气寒禀水气，味咸得水味，而要其感凉风清露之气以生，得金气最全。其主小儿惊痫者，金能平木也。蚱蝉日出有声，日入无声，故止夜啼也。癫病，寒热者，肝胆之风火也，蚱蝉具金水之气，金能制风，水能制火，所以主之。

张隐庵曰：蝉蜕、僵蚕，皆禀金水之精，故《本经》主治大体相同。但蝉饮而不食，溺而不粪；蚕食而不饮，粪而不溺。何以相同？经云：饮入于胃，上归于肺，谷入于胃，乃传之肺。是饮食虽殊，皆由肺气之通调，则尿粪虽异，皆禀肺气以传化矣。

【药物来源】为蝉科昆虫黑蚱 *Cryptotympana pustulata* Fabricius 的若虫羽化时脱落的皮壳。

【动物形态特征】昆虫体大色黑而有光泽。复眼1对，形大，两复眼间有单眼3只，触角1对。口刺吸式，唇基梳状，上唇宽短，下唇延长成管状。胸部发达，

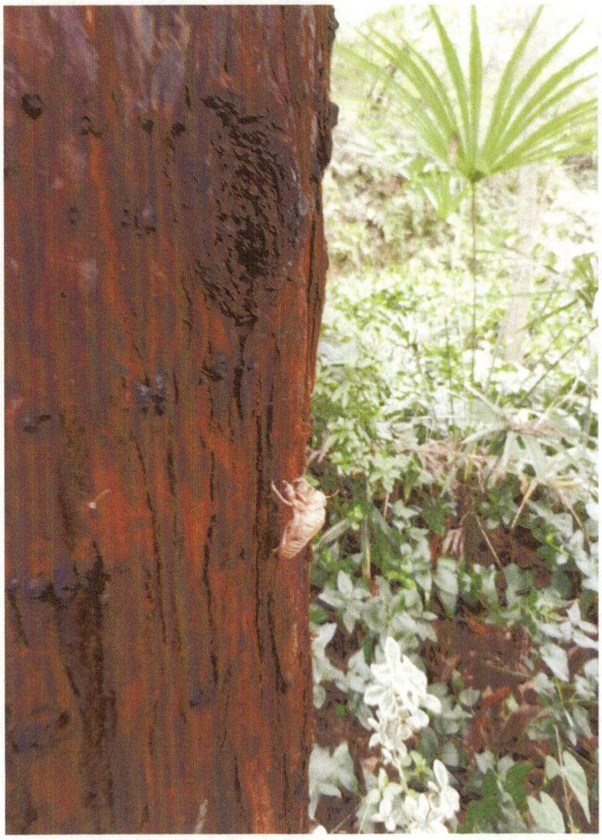

腹板上有一显著的锥状突起。足3对。翅2对，膜质，黑褐色，半透明，基部染有黄绿色。雄蝉腹部第1节间有特殊的发音器官，雌蝉同一部位有听器。

【性味功效】味甘，性寒。疏散风热，利咽，透疹，明目退翳，解痉。

【古方选录】《小儿卫生总微论方》蝉壳汤：蝉壳一两，人参一两，五味子一两，陈皮半两，甘草半两。用法：共为细末，每服半钱，生姜汤下，无时。主治：咳嗽，肺气壅滞不利。

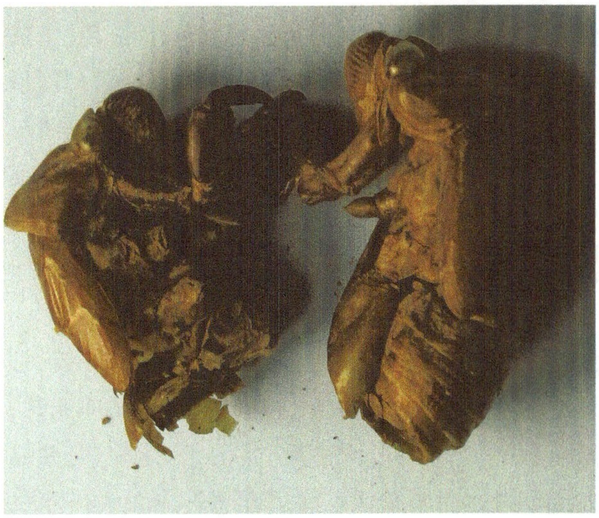

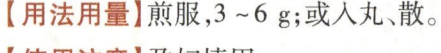

【用法用量】煎服,3~6 g;或入丸、散。

【使用注意】孕妇慎用。

【现代研究】含甲壳质,壳聚糖,蛋白质,组织胺,氨基酸及微量元素等。有解热,抗惊厥,镇静等作用。

108 石　膏

【古籍原文】气味辛、微寒,无毒。主中风寒热,心下逆气惊喘,口干舌焦,不能息,腹中坚痛,除邪鬼,产乳,金疮。

陈修园曰:石膏气微寒,禀太阳寒水之气;味辛无毒,得阳明燥金之味。风为阳邪,在太阳则恶寒发热,然必审其无汗烦躁而喘者,可与麻桂并用;在阳明则发热而微恶寒,然必审其口干舌焦大渴而自汗者,可与知母同用。曰心下气逆,即《伤寒论》气逆欲呕之互词;曰不能息,即《伤寒论》虚羸少气之互词。然必审其为解后里气虚而内热者,可与人参、竹叶、半夏、麦冬、甘草、粳米同用。腹中坚痛,阳明燥甚而坚,将至于胃实不大便之症;邪鬼者,阳明邪实,妄言妄见,或无故而生惊,若邪鬼附之。石膏清阳明之热,可以统治之。阳明之脉从缺盆下乳,石膏能润阴阳之燥,故能通乳。阳明主肌肉,石膏外糁,又能愈金疮之溃烂也。但石品见火则成石灰,今人畏其寒而煅用,则大失其本来之性矣。

【药物来源】为硫酸盐类矿物硬石膏族石膏 Gypsum 的矿石,主要含含水硫酸钙($CaSO_4 \cdot 2H_2O$)。

【药材特征】药材为单斜晶系矿石。晶体常作板状,集合体常呈致密粒状、纤维状或叶片状,颜色通常为白色,结晶体无色透明,亦可呈现灰色、肉红色、蜜黄色或黑色等。条痕白色。透明至半透明。解理面呈玻璃光泽或珍珠光泽,纤维状者呈绢丝光泽。断口贝状至多片状。硬度为1.5~2。比重为2.3。具柔性和挠性。

【性味功效】味甘、辛,性大寒。生用:清热泻火,除烦止渴。煅用:收湿,生肌,敛疮,止血。

【古方选录】《伤寒论》白虎汤:知母六两,石膏一斤,甘草二两,粳米六合。用法:上四味,以水一斗,煮米热,汤成去滓,温服一升,日三服。主治:阳明病气分热盛证,症见壮热面赤,烦渴引饮,汗出恶热,脉洪大有力。

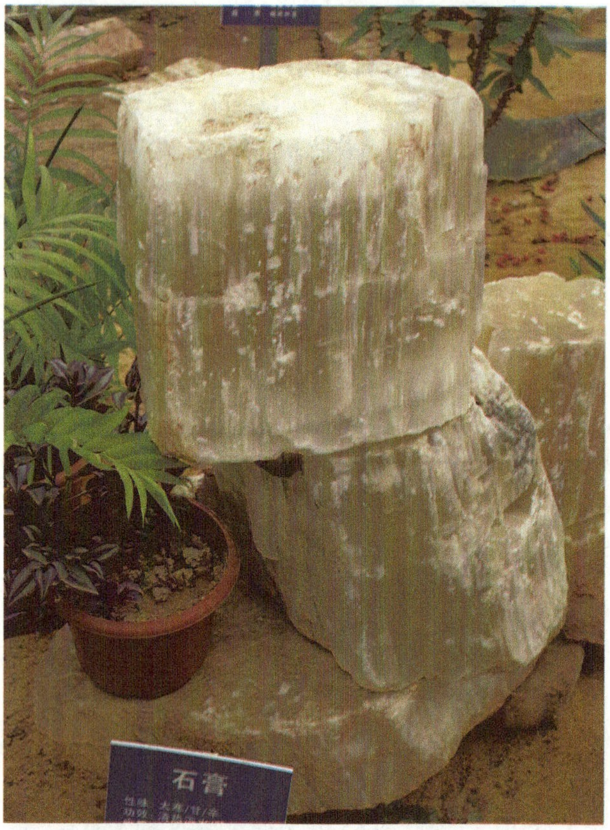

【用法用量】生石膏煎服,15~60 g,宜打碎先煎;或入丸、散。煅石膏外用适量,研末撒敷患处。

【使用注意】脾胃虚寒及阴虚内热者忌用。

【现代研究】主要含含水硫酸钙[$CaSO_4 \cdot 2H_2O$],有机物,硫化物等。有解热,抗病毒,抗炎,利尿,降血糖等作用。

下　品

109 附　子

【古籍原文】气味辛、温,有大毒。主风寒咳逆邪气,温中,金疮,破症坚积聚,血瘕,寒湿痿躄,拘挛,膝痛不能行步。(以刀削去皮脐,每个剖作四块,用滚水微温泡三日,一日一换,去盐味,晒半燥,剖十六块,于铜器炒熟用之。近世以便煮之,非法也。)

陈修园曰:《素问》谓以毒药攻邪是回生妙手,后人立补养等法是模棱巧术,究竟攻其邪而正气复,是攻之即所以补之也。附子味辛气温,火性迅发,无所不到,故为回阳救逆第一品药。《本经》云:风寒咳逆邪气,是寒邪之逆于上焦也;寒湿痿躄,拘挛,膝痛不能行步,是寒邪著于下焦筋骨也;症坚积聚,血瘕,是寒气凝结,血滞于中也。考《大观》本“咳逆邪气”句下,有“温中,金疮”四字,以中寒得暖而温,血肉得暖而合也。大意上而心肺,下而肝肾,中而脾胃,以及血肉筋骨营卫,因寒湿而病者,无有不宜。即阳气不足,寒自内生,大汗、大泻、大喘、中风、卒倒等症,亦必仗此大气大力之品,方可挽回。此《本经》言外意也。

又曰:附子主寒湿,诸家俱能解到,而仲景用之,则化而不可知之谓神。且夫人之所以生者,阳也,亡阳则死。亡字分二字,一无方切,音忘,逃也,即《春秋传》出亡之义也;一微夫切,音无,无也,《论语》“亡而为有”,孟子问有余曰“亡矣”之义也。误药大汗不止为亡阳,如唐之幸蜀,仲景用四逆汤、真武汤等法以迎之;吐利厥冷为亡阳,如周之守府,仲景用通脉四逆汤、姜附汤以救之。且太阳之标阳外呈而发热,附子能使之交于少阴而热已。少阴之神机病,附子能使自下而上而脉生,周行通达而厥愈,合苦甘之芍、草而补虚,合苦淡之苓、芍而温固,玄妙不能尽述。按其立法与《本经》之说不同,岂仲景之创见欤?然《本经》谓“气味辛温有大毒”七字,仲景即于此悟出附子大功用。温得东方风木之气,而温之至则为热,《内经》所谓少阴之上君火主之是也。辛为西方燥金之味,而辛之至则反润,《内经》所谓辛以润之是也。凡物性之偏处则毒,偏而至于无可加处则大毒。因“大毒”二字,知附子之温为至极,辛为至极也。仲景用附子之温有二法:杂于苓、芍、甘草中,杂于地黄、泽泻中,如冬日可爱,补虚法也;佐以姜、桂之热,佐以麻、辛之雄,如夏日可畏,救阳法也。用附子之辛,亦有三法:桂枝附子汤、桂枝附子去桂加白术汤、甘草附子汤,辛燥以祛除风湿也;附子汤、芍药甘草附子汤,辛润以温补水脏也;若白通汤、通脉四逆汤加人尿猪胆汁,则取西方秋收之气,保复元阳,则有大封大固之妙矣。后世虞天民、张景岳亦极赞其功,然不能从《本经》中细释其义,以阐发经方之妙,徒逞臆说以极赞之,反为蛇足矣。

【药物来源】为毛茛科植物乌头 *Aconitum carmichaelii* Debx. 的子根的加工品。

【植物形态特征】多年生草本。块根通常 2 个连生,纺锤形至倒卵形,外皮黑褐色。茎直立或稍倾斜,下部光滑无毛,上部散生贴伏柔毛。叶互生,具叶柄;叶片卵圆形,掌状 3 深裂。总状圆锥花序,花序轴有贴伏的柔毛;花蓝紫色,萼片 5 枚,上萼片高盔状。蓇葖果长圆形。花期 6—7 月,果期 7—8 月。

【性味功效】味辛、甘,性大热;有毒。回阳救逆,补火助阳,散寒止痛。

【古方选录】《伤寒论》四逆汤:甘草二两,干姜一两半,附子一枚。用法:上三味,以水三升,煮取一升二合,去滓,分温再服。强人可大附子一枚,干姜三两。主治:心肾阳虚寒厥证,症见四肢厥逆,恶寒蜷卧,神衰欲寐,腹痛下利,呕吐不渴,舌苔白滑,脉微细。

【用法用量】煎服,3 ~ 15 g,先煎、久煎;或入丸、散。

【使用注意】孕妇慎用。不宜与半夏、瓜蒌、瓜蒌子、瓜蒌皮、天花粉、川贝母、浙贝母、平贝母、伊贝母、湖北贝母、白蔹、白及同用。

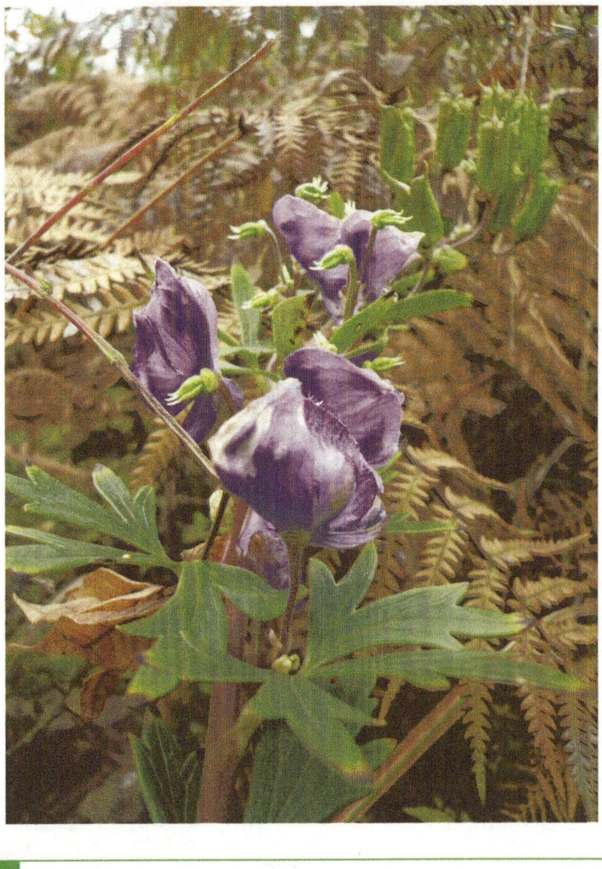

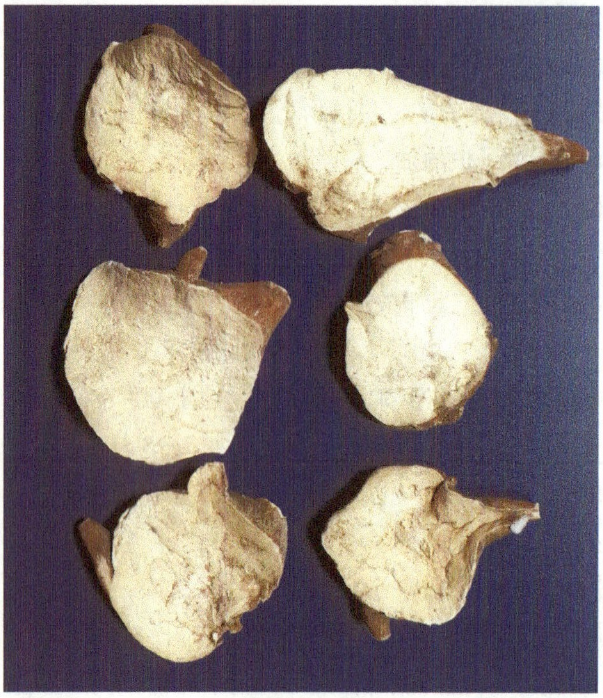

【现代研究】含乌头碱，新乌头碱，次乌头碱，去甲乌头碱，去甲猪毛菜碱，塔拉乌头胺等。有强心，抗炎，镇痛，抗氧化，抗衰老等作用。

110 半　夏

【古籍原文】气味辛、平，有毒。主伤寒寒热，心下坚，胸胀，咳逆，头眩，咽喉肿痛，肠鸣，下气，止汗。

陈修园曰：半夏气平，禀天秋金之燥气，而入手太阴；味辛有毒，得地西方酷烈之味，而入手足阳明。辛则能开诸结，平则能降诸逆也。伤寒寒热、心下坚者，邪积于半表半里之间，其主之者，以其辛而能开也。胸胀、咳逆、咽喉肿痛、头眩上气者，邪逆于巅顶、胸膈之上，其主之者，以其平而能降也。肠鸣者，大肠受湿，则肠中切痛而鸣濯濯也，其主之者，以其辛平能燥湿也。又云止汗者，另著其辛中带涩之功也。仲景于小柴胡汤用之以治寒热，泻心汤用之以治胸满肠鸣，少阴咽痛亦用之，《金匮》头眩亦用之，且呕者必加此味，大得其开结降逆之旨。用药悉遵《本经》，所以为医中之圣。

又曰：今人以半夏功专祛痰，概用白矾煮之，服者往往致吐，且致酸心少食，制法相沿之陋也。古人只用汤洗七次，去涎，今人畏其麻口，不敢从之。余每年收干半夏数十斤，洗去粗皮，以生姜汁、甘草水浸一日夜，洗净，又用河水浸三日，一日一换，滤起蒸熟，晒干切片，隔一年用之，甚效。盖此药是太阴、阳明、少阳之大药，祛痰却非专长。故仲景诸方加减，俱云呕者加半夏，痰多者加茯苓，未闻以痰多加半夏也。

【药物来源】为天南星科植物半夏 *Pinellia ternata* (Thunb.) Breit. 的干燥块茎。

【植物形态特征】多年生小草本。块茎近球形。叶出自块茎顶端，一年生的叶为单叶，卵状心形，2—3年后，叶为有3片小叶的复叶，小叶椭圆形至披针形，中间小叶较大。肉穗花序顶生，花序梗常较叶柄长，佛焰苞绿色。浆果卵状椭圆形，绿色，长4～5 mm。花期5—7月，果期8—9月。

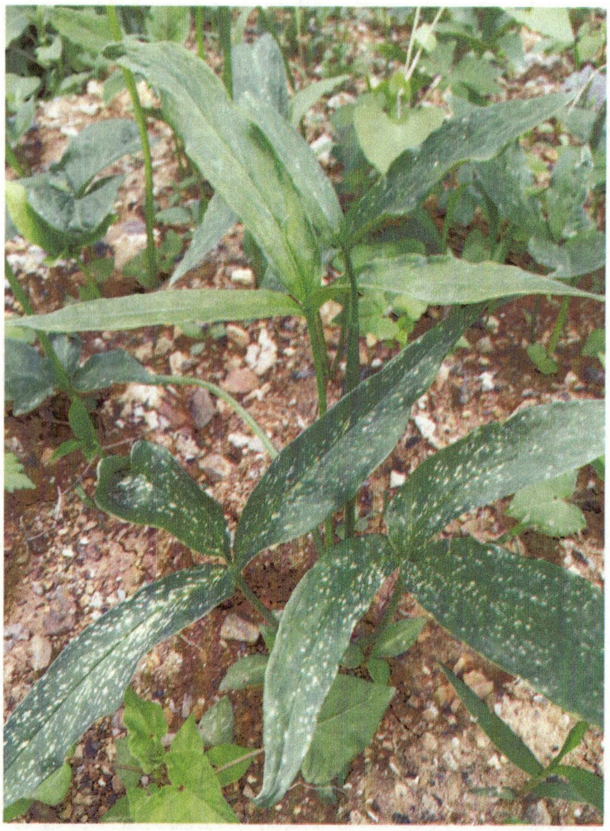

【性味功效】味辛，性温；有毒。燥湿化痰，降逆止呕，消痞散结。

【古方选录】《太平惠民和剂局方》二陈汤：半夏五两，橘红五两，白茯苓三两，甘草一两半。用法：上药㕮咀，每服四钱，用水一盏，生姜七片，乌梅一枚，同煎六分，去渣，不拘时候。主治：湿痰证，症见咳嗽痰多，色白易咯，恶心呕吐，胸膈痞闷，肢体困重，或头眩心悸，舌苔白滑或白腻，脉滑。

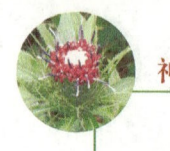

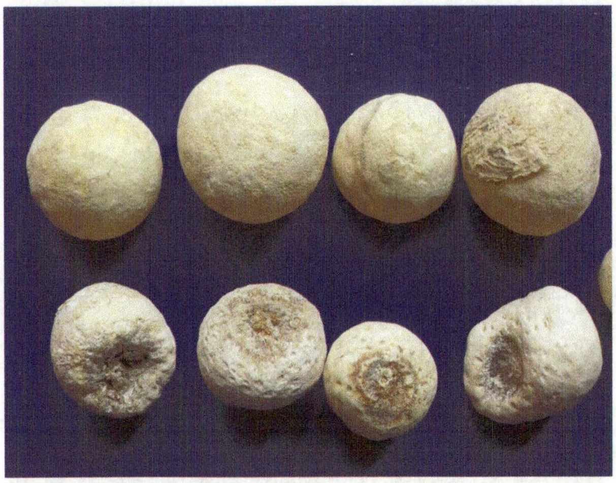

【用法用量】煎服，内服炮制后用，3～9 g；或入丸、散。外用适量，磨汁涂，或研末以酒调敷患处。

【使用注意】不宜与川乌、制川乌、草乌、制草乌、附子等同用。生品内服宜慎。

【现代研究】含茴香脑，柠檬醛，1－辛烯，β－榄香烯等。有止咳，祛痰，镇吐，抗肿瘤，降血脂等作用。

111 大 黄

【古籍原文】气味苦、寒，无毒。主下瘀血，血闭，寒热，破症瘕积聚，留饮宿食，荡涤肠胃，推陈致新，通利水谷，调中化食，安和五脏。

陈修园曰：大黄色正黄而臭香，得土之正气正色，故专主脾胃之病。其气味苦寒，故主下泄。凡血瘀而闭，则为寒热；腹中结块，有形可征曰症，忽聚忽散曰瘕。五脏为积，六腑为聚，以及留饮宿食，得大黄攻下，皆能已之。自“荡涤肠胃”下五句，是申明大黄之效，末一句是总结上四句，又大申大黄之奇效也。意谓人只知大黄荡涤肠胃，功在推陈，抑知推陈即所以致新乎？人知大黄通利水谷，功在化食，抑知化食即所以调中乎？且五脏皆禀气于胃，胃得大黄运化之力而安和，而五脏亦得安和矣，此《本经》所以有黄良之名也。（有生用者，有用清酒洗者。）

【药物来源】为蓼科植物掌叶大黄 *Rheum palmatum* L.、唐古特大黄 *Rheum tanguticum* Maxim. ex Balf. 或药用大黄 *Rheum officinale* Baill. 的干燥根和根茎。

【植物形态特征】（1）掌叶大黄：多年生高大草本。根粗壮。茎直立，高可达 2 m，中空。根生叶大，有肉质粗壮的长柄，约与叶片等长；茎生叶较小，互生，膜质。圆锥花序大型，分枝弯曲，被短毛。瘦果三角形，有翅，顶端微凹，棕色。花期 6—7 月，果期 7—8 月。

（2）唐古特大黄：多年生高大草本。茎无毛或有毛。根生叶略呈圆形或宽心形。圆锥花序大型，幼时多呈浓紫色。瘦果三角形，有翅。花期 6—7 月，果期 7—9 月。

（3）药用大黄：多年生高大草本。茎直立。根生叶有长柄，叶片圆形至卵圆形；茎生叶较小。圆锥花序，大型，花小。瘦果三角形，红色。花期、果期 6—7 月。

【性味功效】味苦，性寒。泻下攻积，清热泻火，凉血解毒，逐瘀通经，利湿退黄。

【古方选录】《伤寒论》大承气汤：大黄四两，厚朴半斤，枳实五枚，芒硝三合。用法：上四味，以水一斗，先煮二物，取二升，去滓，内大黄，更煮取二升，去滓，内芒硝，更上微火一两沸，分温再服，得下，余勿服。主治：阳明腑实证。

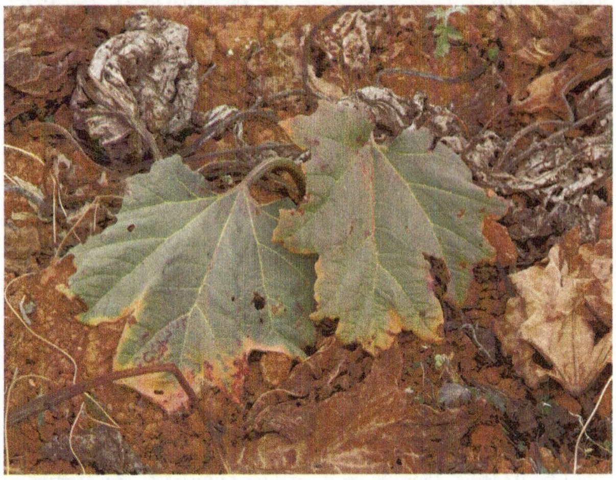

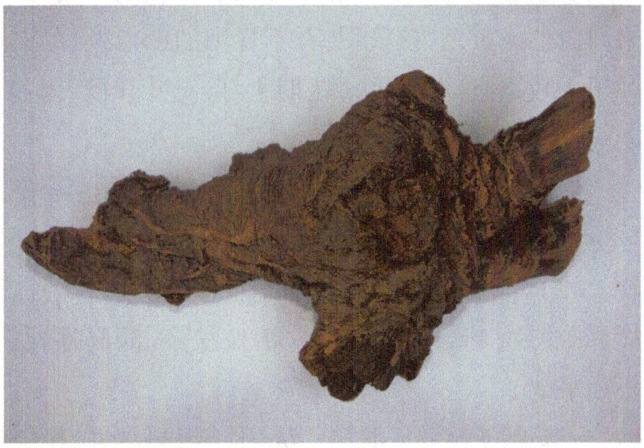

【用法用量】煎服，3 ~ 15 g。外用适量，研末敷于患处。生大黄泻下力较强，欲攻下者宜生用，入汤剂不宜久煎，或用开水泡服，久煎泻下力减弱。酒大黄善清上焦血分热毒。熟大黄泻下力缓，泻火解毒。大黄炭凉血化瘀止血。

【使用注意】孕妇及女性月经期、哺乳期慎用。脾胃虚弱者慎用。

【现代研究】上述 3 种大黄均含番泻苷，大黄酸，大黄酚，大黄素，芦荟大黄素，大黄素甲醚等。有促进排便，抗感染，抗流感病毒，止血，保肝，降血压等作用。

112 桃　仁

【古籍原文】气味苦、甘、平，无毒。主瘀血，血闭，症瘕邪气，杀小虫。（双仁者大毒。）

陈修园曰：桃仁气平为金气，味苦为火味，味甘为土味。所以泻多而补少者，以气平主降，味苦主泄，甘味之少，不能与之为敌也。

徐灵胎曰：桃得三月春和之气以生，而花色最鲜明似血，故凡血郁血结之疾，不能调和畅达者，此能入于其中而和之散之。然其生血之功少而去瘀之功多者，何也？盖桃核本非血类，故不能有所补益。若瘀瘕皆已败之血，非生气不能流通。桃之生气皆在于仁，而味苦又能开泄，故能逐旧而不伤新也。

【药物来源】为蔷薇科植物桃 *Prunus persica* （L.） Batsch 或山桃 *Prunus davidiana* （Carr.） Franch. 的干燥成熟种子。

【植物形态特征】（1）桃：落叶小乔木。小枝绿色或半边红褐色，无毛，冬芽有细柔毛。叶互生，在短枝上呈簇生状。花通常单生。核果近球形，有短茸毛；果肉白色或黄色；核极硬，有不规则的凹点及深沟。种子 1 枚，扁卵状心形。花期 4 月，先叶开放，果熟期 6—7 月。

（2）山桃：落叶小乔木。叶互生；托叶早落。花单生，阔倒卵形，粉红色至白色。核果近圆形，核小坚硬。种子 1 枚，棕红色。花期 3—4 月，果期 6—7 月。

【性味功效】味苦、甘，性平。活血祛瘀，润肠通便，止咳平喘。

【古方选录】《太平圣惠方·卷七十二》桃仁丸：桃仁三分（汤浸，去皮尖双仁，麸炒微黄），牛膝一两（去苗），当归一两（锉，微炒），桂心半两，瞿麦半两，川大黄一两（锉，微炒）。用法：上为末，炼蜜为丸，如梧桐子大，每服二十丸，食前以温酒送下。主治：妇人月水不利，脐下结痛。

【用法用量】煎服，5 ~ 10 g；或入丸、散。

【使用注意】孕妇及便溏者慎用。

【现代研究】桃仁含苦杏仁苷，挥发油，脂肪油，野樱

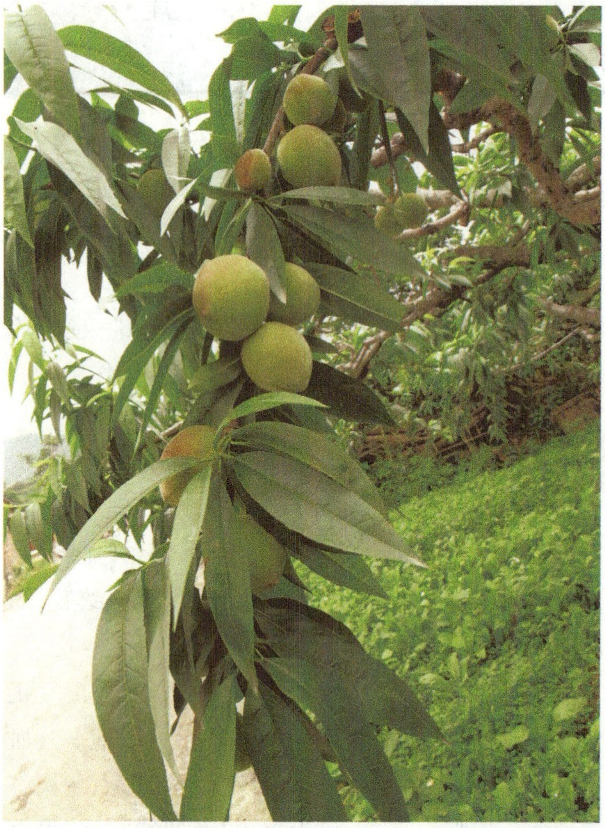

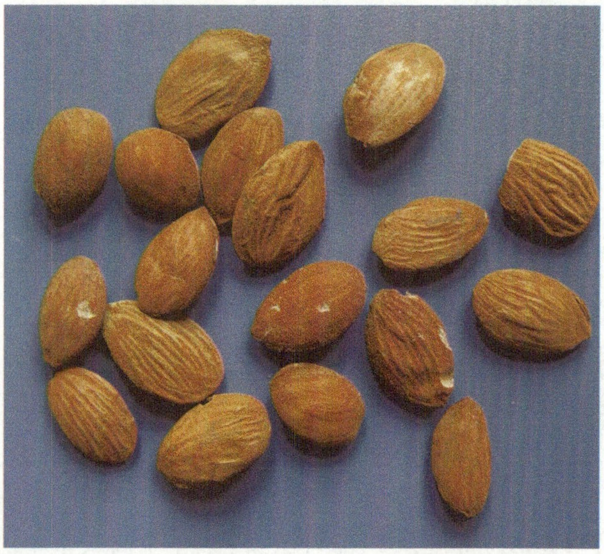

苷,苦杏仁酶,尿囊素酶等。有舒张血管,增加血流量,抑制血小板聚集,镇痛,镇咳,抗炎,抗菌,抗过敏,抗肌肉纤维化等作用。

113 旋覆花

【古籍原文】气味咸、温,有小毒。主结气,胁下满,惊悸,除水,去五脏间寒热,补中益气。

陈修园曰:旋覆花气温,禀风气而主散;味咸,得水味润下而软坚。味胜于气,故以味为主。唯其软坚,故结气、胁下满等症,皆能已之;唯其润下,故停水、惊悸及五脏郁滞而生寒热等症,皆能已之。藉咸降之力,上者下之,水气行,痰气消,而中气自然受补矣。(《本经》名金沸草,《尔雅》名盗庚。七八月开花,如金钱菊。相传叶上露水滴地即生。)

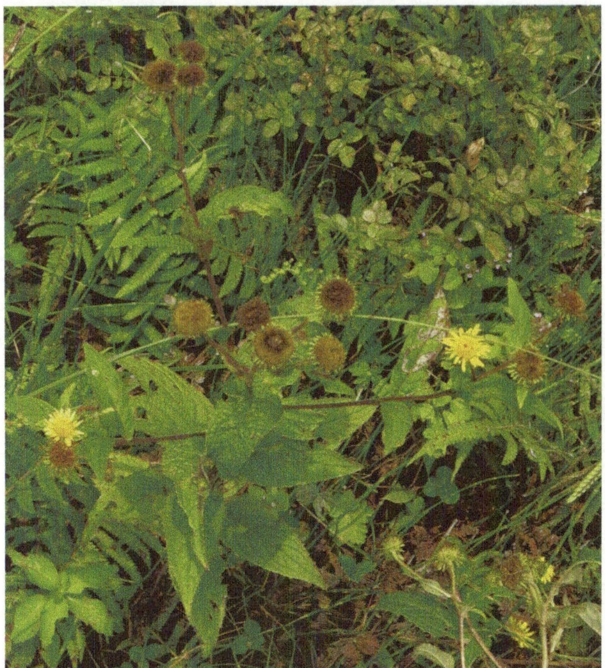

【药物来源】为菊科植物旋覆花 *Inula japonica* Thunb. 或欧亚旋覆花 *Inula britannica* L. 的干燥头状花序。

【植物形态特征】(1)旋覆花:多年生草本,高 30 ~ 80 cm。根茎短,横走或斜生,具须根。茎单生或簇生,绿色或紫色,有细纵沟。单叶互生,叶片长圆形或长圆状披针形,先端尖,基部渐狭而抱茎,全缘或有锯齿。头状花序顶生;舌状花黄色,舌片线性;管状花冠毛白色。瘦果圆柱形。花期 6—10 月,果期 9—11 月。

(2)欧亚旋覆花:本种特点为叶片呈长圆状或椭圆状披针形,基部宽大,心形,有耳,半抱茎。头状花序。瘦果圆柱形,有浅沟,被短毛。

【性味功效】味苦、辛、咸,性微温。降气,消痰,行水,止呕。

【古方选录】《校注妇人良方·卷六》旋覆花汤:旋覆花一钱,枇杷叶一钱,川芎一钱,细辛一钱,赤茯苓一钱,前胡一钱五分。用法:加生姜、大枣,水煎服。主治:风痰呕逆,饮食不下,头目昏闷。

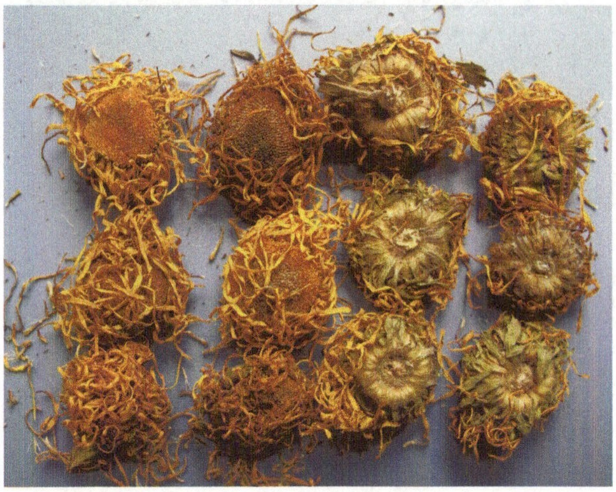

【用法用量】煎服,3 ~ 9 g,包煎;或入丸、散。

【使用注意】阴虚劳嗽、肺燥咳嗽者慎用。

【现代研究】含旋覆花素,大花旋覆花素,旋覆花内酯,槲皮素,异槲皮素,木樨草素等。有镇咳,抑菌,抗炎等作用。

114 桔　梗

【古籍原文】气味辛、微温,有小毒。主胸胁痛如刀刺,腹满,肠鸣幽幽,惊恐悸气。

张隐庵曰:桔梗治少阳之胁满,上焦之胸痹,中焦之肠鸣,下焦之腹满。又惊则气上,恐则气下,悸则动中,是桔梗为气分之药,上中下皆可治也。张元素不参经义,谓桔梗乃舟楫之药,载诸药而不沉。今人熟念在口,终身不忘,以元素杜撰之言为是,则《本经》几可废矣!医门豪杰之士能明神农之《本经》,轩岐之《灵》《素》,仲祖之《论》《略》,则千百方书皆为糟粕。设未能也,必为方书所囿,而蒙蔽一生矣。可畏哉!

【药物来源】为桔梗科植物桔梗 *Platycodon grandiflorum*

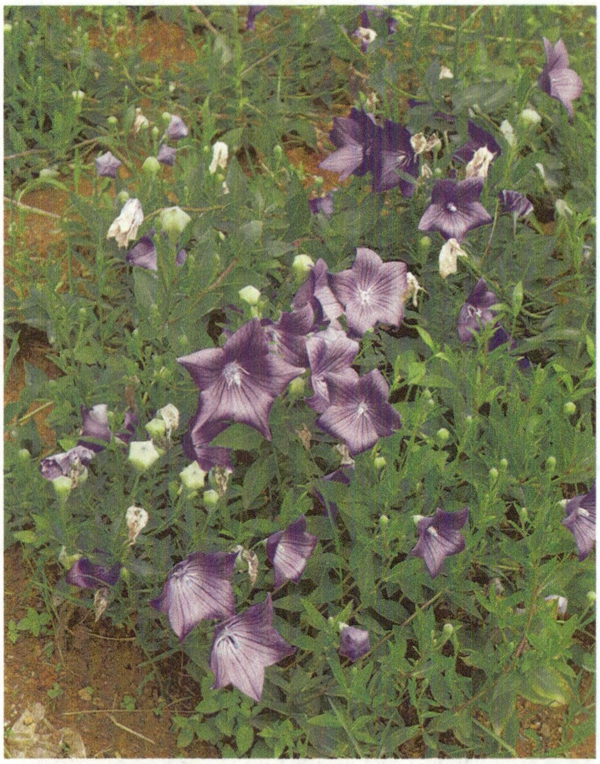

（Jacq.）A. DC. 的干燥根。

【植物形态特征】多年生草本。根肉质，圆柱形，或有分枝。茎直立，单一或分枝。叶近于无柄。花单生于茎顶，或数朵成疏生的总状花序。蒴果倒卵形，熟时顶部5瓣裂。种子卵形，有3条棱。花期7—9月，果期8—10月。

【性味功效】味苦、辛，性平。宣肺，利咽，祛痰，排脓。

【古方选录】《金匮要略》桔梗汤：桔梗一两，甘草二两。用法：上二味，以水三升，煮取一升，分温再服，则吐脓血也。主治：肺痈，咳而胸满，振寒脉数，咽干不渴，时出浊唾腥臭，久久吐脓如米粥者。

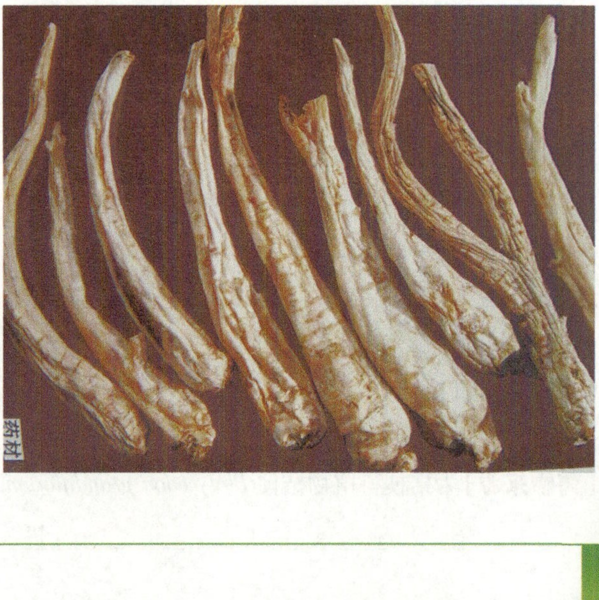

【用法用量】煎服，3 ~ 10 g；或入丸、散。

【使用注意】气机上逆、呕吐、呛咳、眩晕、阴虚火旺咳血等不宜用。用量过大易致恶心呕吐。

【现代研究】含桔梗皂苷，远志皂苷，桔梗聚糖等。有祛痰，抗菌，抗炎，增强免疫力，抗溃疡，镇静，镇痛，解热，抗过敏等作用。

115 葶苈子

【古籍原文】味苦寒。主症瘕积聚结气（水饮所结之疾），饮食寒热，破坚逐邪（亦皆水气之疾），通利水道（肺气降则水道自通）。

徐灵胎曰：葶苈滑润而香，专泻肺气，肺为水源，故能泻肺即能泻水，凡积聚寒热从水气来者，此药主之。

大黄之泻从中焦始，葶苈之泻从上焦始。故《伤寒论》中承气汤用大黄，而陷胸汤用葶苈也。

【药物来源】为十字花科植物播娘蒿 *Descurainia sophia*（L.）Webb. ex Prantl. 或独行菜 *Lepidium apetalum* Willd. 的干燥成熟种子。

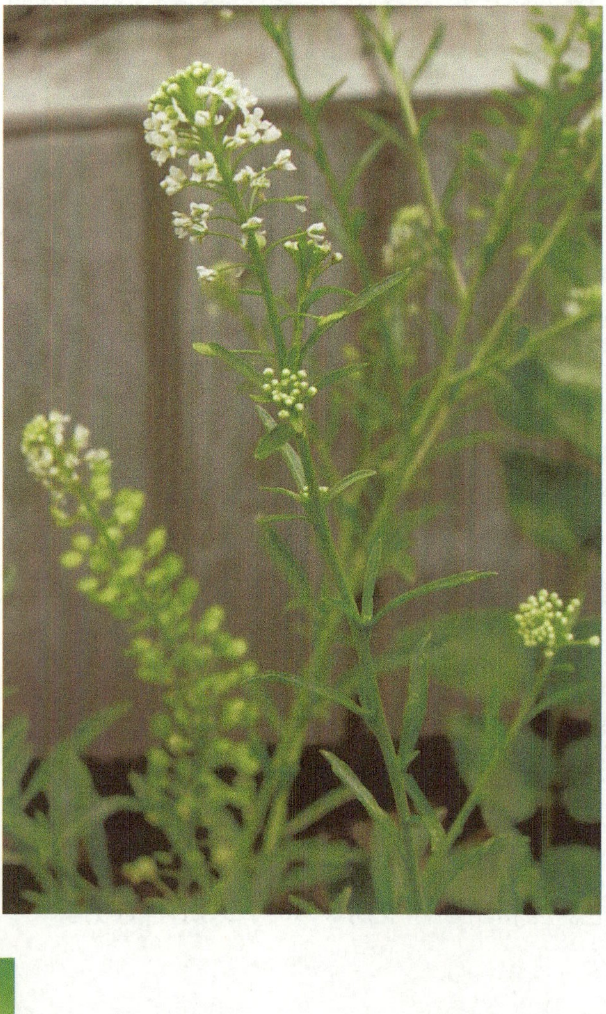

【植物形态特征】(1)播娘蒿:一年生或二年生草本,高30~70 cm,全体灰白色,被叉状或分歧柔毛。茎上部多分枝,较柔细。叶互生。总状花序顶生,果序时特别伸长,花小。长角果,线形。种子小,卵状扁平,褐色。花期4—6月,果期5—7月。

(2)独行菜:一年生或二年生草本,高10~30 cm。茎直立,上部多分枝,被有多数微小的头状毛。叶互生。长总状花序,顶生;花小。短角果,卵状椭圆形,扁平;中央开裂,假隔膜膜质、白色。种子倒卵状椭圆形,淡红棕色。花期5—6月,果期6—7月。

【性味功效】味辛、苦,性大寒。泻肺平喘,行水消肿。

【古方选录】《金匮要略》葶苈大枣泻肺汤:葶苈(熬令黄色,捣,丸如弹子大),大枣十二枚。用法:上先以水三升,煮枣取二升,去枣内葶苈,煮取一升,顿服。主治:肺痈喘不得卧。

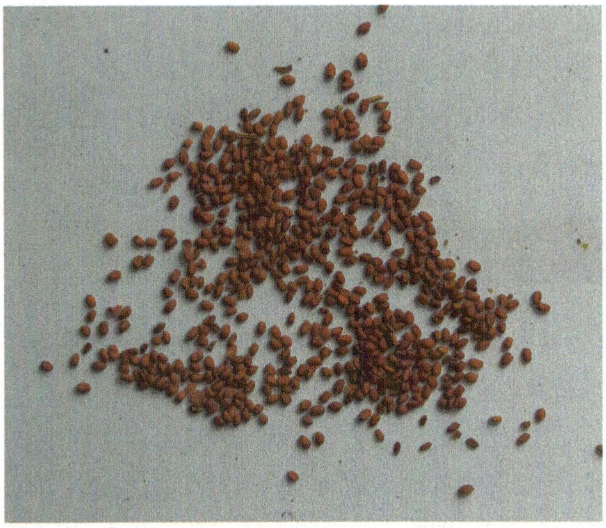

【用法用量】煎服,3~10 g,包煎。

【使用注意】虚寒喘促,脾虚肿满者忌用。

【现代研究】播娘蒿种子含挥发油,油酸、亚麻酸、亚油酸、白芥酸、棕榈酸等脂肪油,β-谷甾醇。独行菜种子含脂肪油,芥子油酸,蛋白质,糖类等。有镇咳,强心,利尿,降血脂,抗抑郁,抗血小板聚集,抗肿瘤,抗菌等作用。

116 连　翘

【古籍原文】气味苦、平。主寒热,鼠瘘,瘰疬,痈肿,恶疮,瘿瘤,结热,蛊毒。

【药物来源】为木樨科植物连翘 *Forsythia suspensa* (Thunb.) Vahl 的干燥果实。

【植物形态特征】多年生落叶灌木。枝开展或伸长,稍带蔓性,常着地生根。小枝稍呈四棱形,节间中空,仅在节部具有实髓。单叶对生。花先叶开放,腋生。蒴果狭卵形略扁,先端有短喙,成熟时2瓣裂。种子多数,棕色。花期3—5月,果期7—8月。

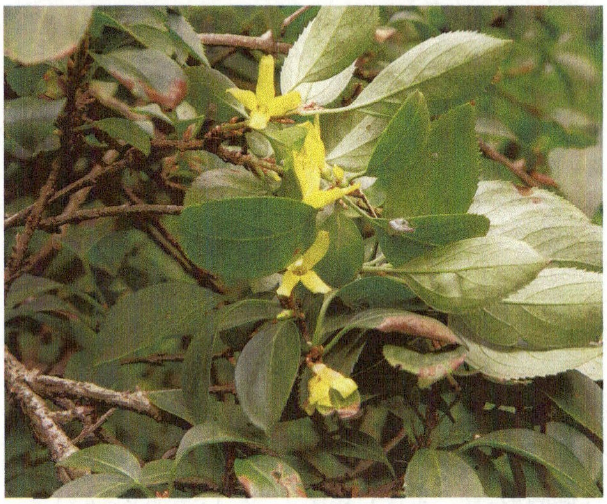

【性味功效】味苦、辛,性微寒。清热解毒,消肿散结,疏散风热。

【古方选录】《温病条辨》银翘散:连翘一两,银花一两,苦桔梗六钱,薄荷六钱,竹叶四钱,生甘草五钱,芥穗四钱,淡豆豉五钱,牛蒡子六钱。用法:上杵为散,每服六钱,鲜苇根汤煎,香气大出,即取服,勿过煮。病重者,约二时一服,日三服,夜一服;轻者三时

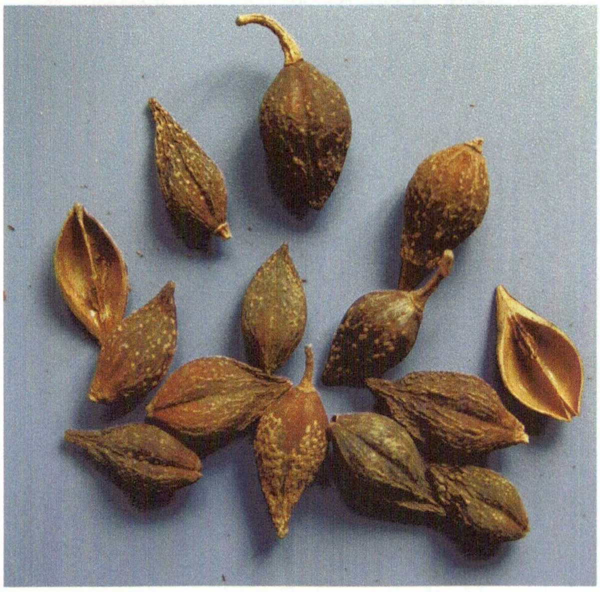

一服，日三服，夜一服；病不解者，作再服。主治：温病初起，症见发热，微恶风寒，无汗或有汗不畅，头痛口渴，咳嗽咽痛，舌尖红，苔薄白或薄黄，脉浮数。

【用法用量】煎服，6～15 g；或入丸、散。

【使用注意】脾胃虚寒及气虚脓清者不宜使用。

【现代研究】含连翘酯苷，连翘苷，齐墩果酸，咖啡酸等。有抗菌，抗氧化，抗肿瘤，抗炎，止痛，抗过敏等作用。

117 夏枯草

【古籍原文】气味苦、辛、寒。主寒热，瘰疬，鼠瘘，头疮，破症，散瘿，结气，脚肿，湿痹，轻身。

【药物来源】为唇形科植物夏枯草 *Prunella vulgaris* L. 的干燥果穗。

【植物形态特征】多年生草本。茎方形。叶对生，近基部的叶有柄，上部叶无柄，叶片椭圆状披针形，全缘或略有锯齿。轮伞花序顶生，呈穗状。小坚果褐色，长椭圆形，具3条棱。花期5—6月，果期6—7月。

【性味功效】味辛、苦，性寒。清肝泻火，明目，散结消肿。

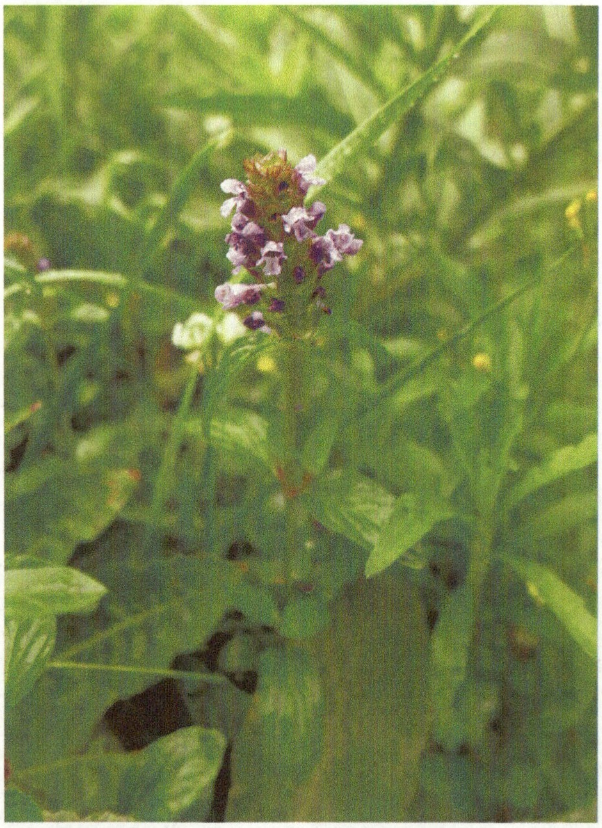

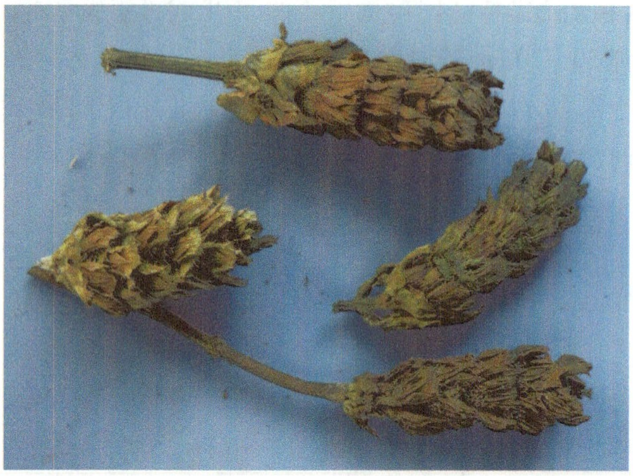

【古方选录】《摄生众妙方》夏枯草汤：夏枯草六两。用法：水二钟，煎至七分，去滓，食远服。虚甚当煎浓膏服，并涂患处，多服益善。主治：瘰疬马刀，不问已溃未溃，或日久成漏。

【用法用量】煎服，9～15 g；或入丸、散；或煎膏。全草可鲜用，15～30 g。

【使用注意】脾胃虚弱者慎用。

【现代研究】含迷迭香酸，齐墩果酸，熊果酸，芦丁，木樨草素等。有降血压，抗肿瘤，抗炎，抑制免疫反应等作用。

118 代赭石（赭石）

【古籍原文】气味苦、寒，无毒。主鬼疰，贼风，蛊毒，杀精物恶鬼，腹中毒，邪气，女子赤沃漏下。

述：代赭石气寒入肾，味苦无毒入心。肾为坎水，代赭气寒益肾，则肾水中一阳上升；心为离火，代赭味苦益心，则心火中一阴下降。水升火降，阴阳互藏其宅，而天地位矣。故鬼疰、贼风、精魅恶鬼，以及蛊毒、腹中邪毒，皆可主之。肾主二便，心主血，血热则赤沃漏下。苦寒清心，心肾相交，所以主女子赤沃漏下。仲景旋覆代赭汤用之极少，后人昧其理而重用之，且赖之以镇纳诸气，皆荒经之过也。

【药物来源】为氧化物类矿物刚玉族赤铁矿赭石 Haematitum，主要含三氧化二铁（Fe_2O_3）。

【药材特征】三方晶系矿石。晶体常呈薄片状、板状。一般以致密块状、肾状、葡萄状、豆状、鱼子状、土状等集合体最为常见。结晶者呈铁黑色或钢灰色；土状或粉末状者，呈鲜红色。但条痕都呈樱桃红色。结晶者呈金属光泽,土状者呈土状光泽。硬度为5.5~6。

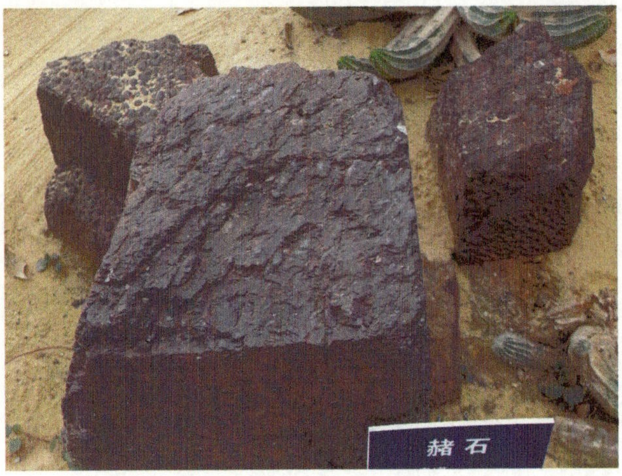

【性味功效】味苦,性寒。平肝潜阳,重镇降逆,凉血止血。

【古方选录】《伤寒论》旋覆代赭汤:旋覆花三两,人参二两,生姜五两,代赭石一两,甘草三两,半夏半升,大枣十二枚。用法:上七味,以水一斗,煮取六升,去滓,再煎取三升,温服一升,日三服。主治:胃虚痰阻,胃气上逆证。

【用法用量】煎服,9~30 g,宜先煎。平肝潜阳、重镇降逆宜生用,止血宜煅用。

【使用注意】脾胃虚寒,食少便溏者慎用。孕妇慎用。

【现代研究】主要含三氧化二铁,镉,铬,铜,锰等。有镇静,抗惊厥,抗炎,止血等作用。

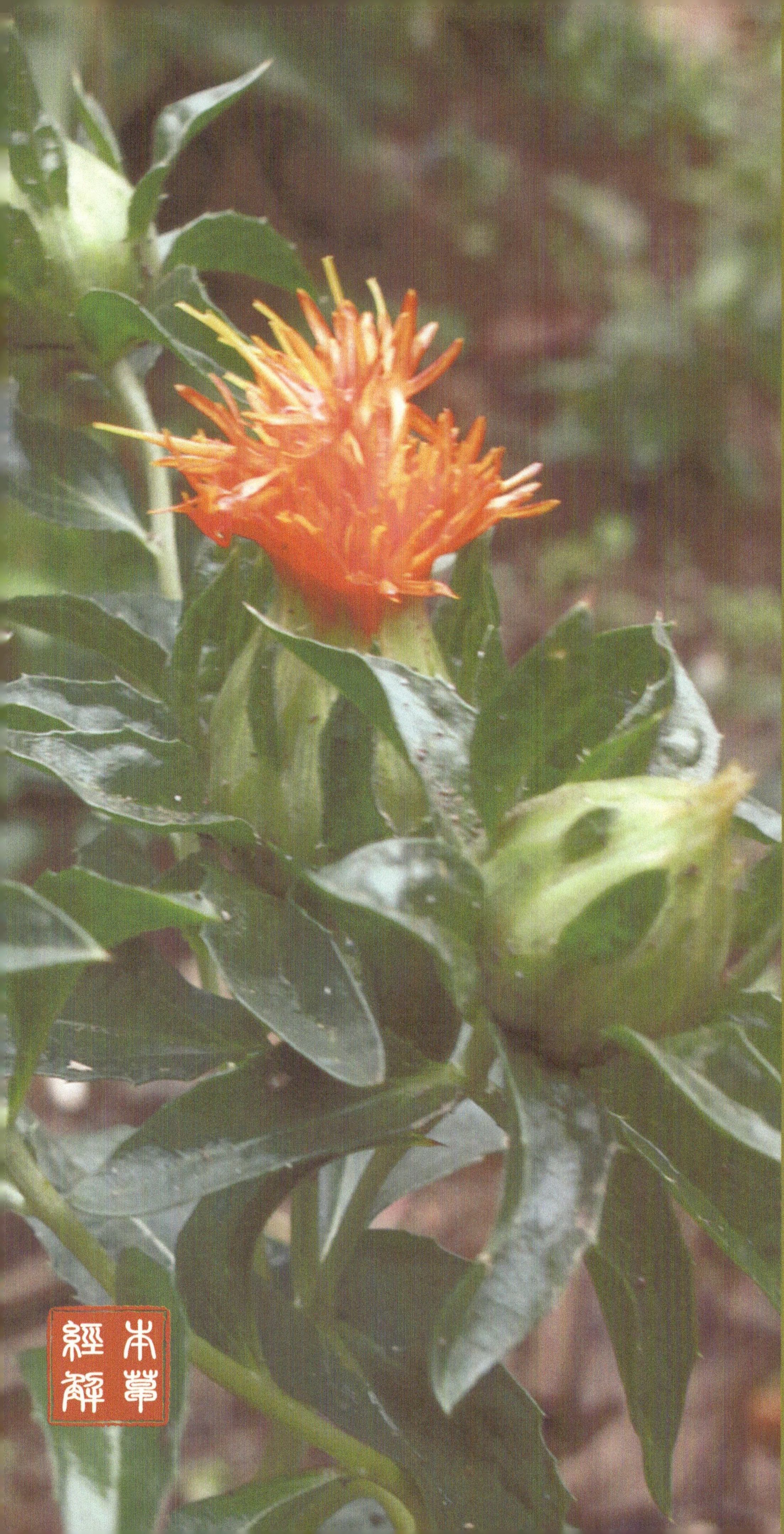

本草附录

119 何首乌

【古籍原文】气味苦、温，无毒。主瘰疬，消痈肿，疗头面风疮，治五痔，止心痛，益血气，黑髭发，悦颜色。久服长筋骨，益精髓，延年不老。亦治妇人产后及带下诸疾。（《开宝》）

陈修园曰：后世增入药品，余多置而弗论，唯何首乌于久疟久痢多取用之。盖疟少阳之邪也，久而不愈，少阳之气惯为疟邪所侮，俯首不敢与争，任其出入往来，绝无忌惮，纵旧邪已退，而新邪复乘虚入之，则为疟。纵新邪未入，而营卫不调之气，自袭于少阳之界，亦为疟。首乌妙在直入少阳之经，其气甚雄，雄则足以折疟邪之势；其味甚涩，涩则足以堵疟邪之路。邪若未净者，佐以柴、苓、橘、半，邪若已净者，佐以参、术、芪、归，一二剂效矣。设初疟而即用之，则闭门逐寇，其害有不可胜言者矣。久痢亦用之者，以土气久陷，当于少阳求其生发之气也，亦以首乌之味最苦而涩，苦以坚其肾，涩以固其脱。宜温者与姜、附同用，宜凉者与芩、连同用，亦捷法也。此外，如疽疮、五痔之病，则取其蔓延而通经络。瘰疬之病，则取其入少阳之经。精滑、泄泻、崩漏之病，则取其涩以固脱。若谓首乌滋阴补肾，能乌须发，益气血，悦颜色，长筋骨，益精髓，延年，皆耳食之误也。凡物之能滋润者，必其脂液之多也；物之能补养者，必气味之和也。试问：涩滞如首乌，何以能滋？苦劣如首乌，何以能补？今之医辈竟奉为补药上品者，盖惑于李时珍《纲目》“不寒不燥，功居地黄之上”之说也。余二十年来目击受害者比比。以医为苍生之司命，不敢避好辩之名也。

【药物来源】为蓼科植物何首乌 *Polygonum multiflorum* Thunb. 的干燥块根。

【植物形态特征】多年生缠绕草本。根细长，外表红褐色至暗褐色。茎基部略呈木质，中空。叶互生，具长柄，叶片狭卵形或心形，先端渐尖，基部心形或箭形，全缘或微带波状，两面均光滑无毛。密聚成大型圆锥花序，瘦果椭圆形。花期 10 月，果期 11 月。

【性味功效】制何首乌：味苦、甘、涩，性微温。补肝肾，益精血，乌须发，强筋骨，化浊降脂。

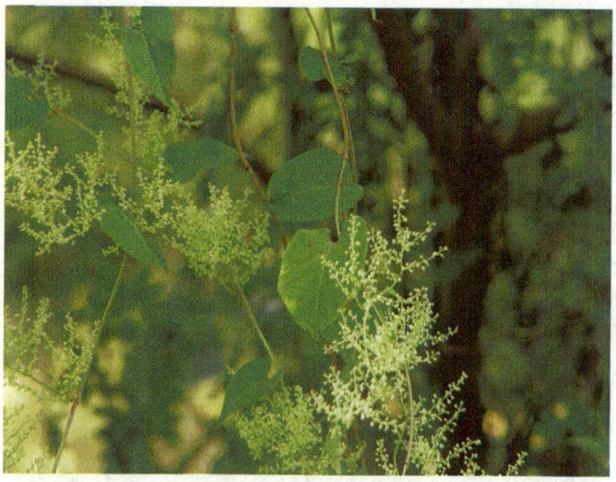

生何首乌：味苦、甘、涩，性微温。解毒，消痈，截疟，润肠通便。

【古方选录】《赤水玄珠》何首乌丸：何首乌，为末，鳖血为丸，黄豆大，辰砂为衣。用法：五更白汤送下二丸。主治：久疟阴虚，热多寒少，以此补而截之。

【用法用量】制何首乌：煎服，6 ~ 12 g；或入丸、散。生何首乌：煎服，3 ~ 6 g；外用适量。

【使用注意】湿痰壅盛、大便溏薄者不宜使用。

【现代研究】含蒽醌类化合物，主要包括大黄酚、大黄素、大黄酸、大黄素甲醚、大黄酚蒽酮等。对疲劳所致心脏不适的强心作用显著。有延缓衰老，保肝，促进肠管蠕动等作用。

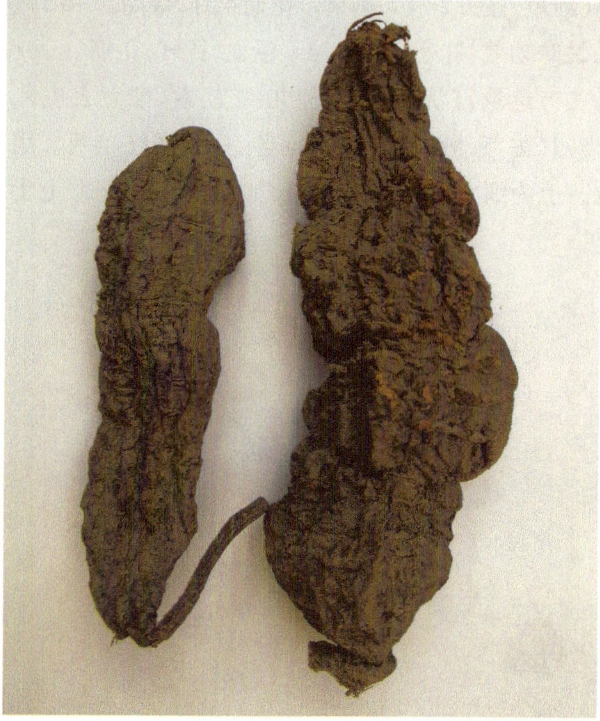

120 延胡索

【古籍原文】气味辛、温，无毒。主破血，妇人月经不调，腹中结块，崩中淋露，产后诸血症，血晕，暴血冲上，因损下血。煮酒或酒磨服。(《开宝》)

【药物来源】为罂粟科植物延胡索 *Corydalis yanhusuo* W. T. Wang 的干燥块茎。

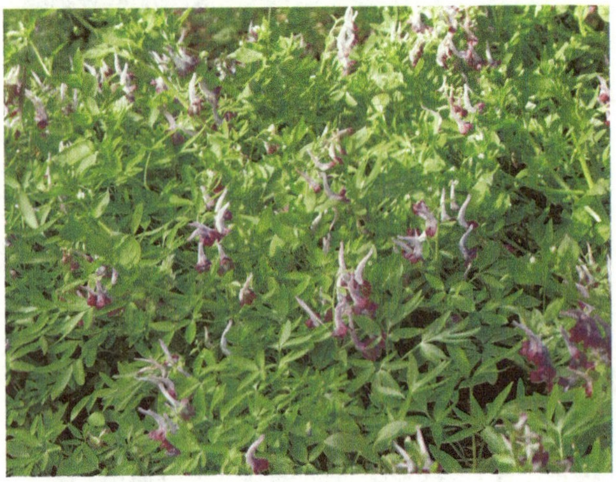

【植物形态特征】多年生草本，高 10 ~ 20 cm。块茎球形。地上茎短，纤细。茎生叶为互生，小叶片长椭圆形、长卵圆形或线形，全缘。总状花序，顶生或对叶生；花红紫色，横着于纤细的小花梗上；雄蕊 6 枚；花柱细短，柱头 2 枚。蒴果。花期 4 月，果期 5—6 月。

【性味功效】味辛、苦，性温。活血，行气，止痛。

【古方选录】《济生方》三神丸：玄胡索(醋煮去皮)、当归(去芦，酒浸，锉，略炒)各一两，橘红二两。用法：上为细末，酒煮米糊为丸，如梧桐子大，每服七十

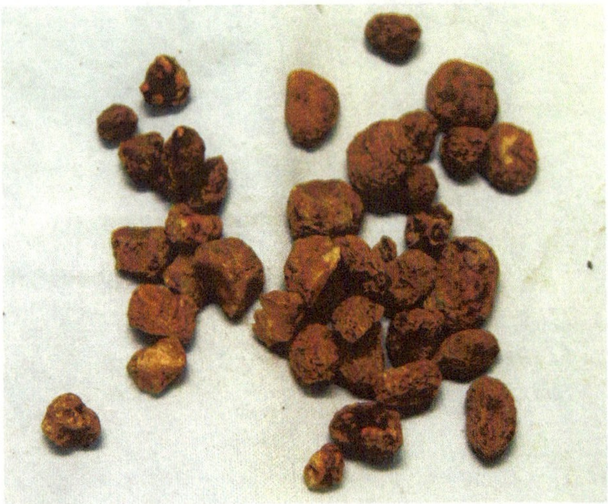

丸，加至一百丸，空心艾汤下，米饮亦得。主治：治室女血气相搏，腹中刺痛，痛引心端，经行涩少，或经事不调，以致疼痛。

【用法用量】煎服，3 ~ 10 g；或入丸、散；研粉吞服，每次 1.5 ~ 3 g。醋制可增加有效成分的煎出，增强其止痛作用。

【使用注意】孕妇慎用。

【现代研究】含生物碱，大量淀粉，少量黏液质、挥发油及树脂等。具有镇痛，催眠，镇静，扩张外周血管，降血压，降血脂，预防心肌缺血，预防脑缺血损伤，抑制胃酸分泌，抗溃疡等作用。

121 肉豆蔻

【古籍原文】气味辛、温，无毒。主温中，消食，止泄，治精冷，心腹胀痛，霍乱，中恶，鬼气，冷疰，呕沫，冷气，小儿乳霍。(《开宝》)

【药物来源】为肉豆蔻科植物肉豆蔻 *Myristica fragrans* Houtt. 的干燥种仁。

【植物形态特征】常绿乔木，高可达 20 m。叶互生，椭圆状披针形或长圆状披针形，全缘，上面淡黄棕色，下面色较深，并有红棕色的叶脉。花雌雄异株。果实梨形或近于圆球形，下垂。花期 2—3 月，盛果期有两次，即 5—7 月及 10—12 月。

【性味功效】味辛，性温。温中行气，涩肠止泻。

【古方选录】《杨氏家藏方》肉豆蔻散：肉豆蔻一枚，剜小窍子，入乳香三小块在内，以面裹煨，面熟为度，去面，碾为细末。用法：每服一钱，米饮送下，小儿半

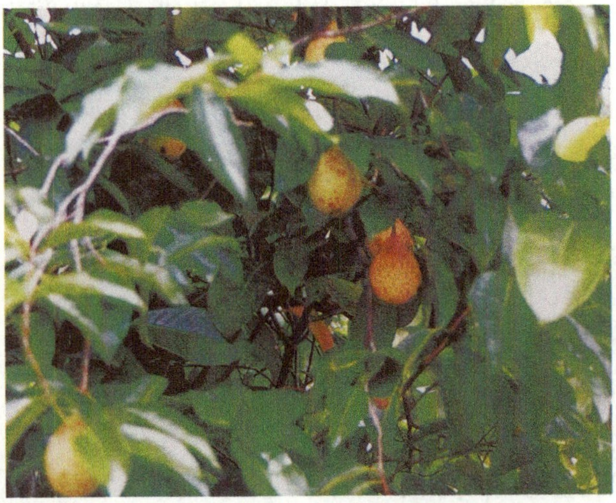

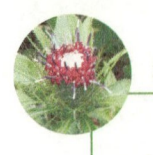

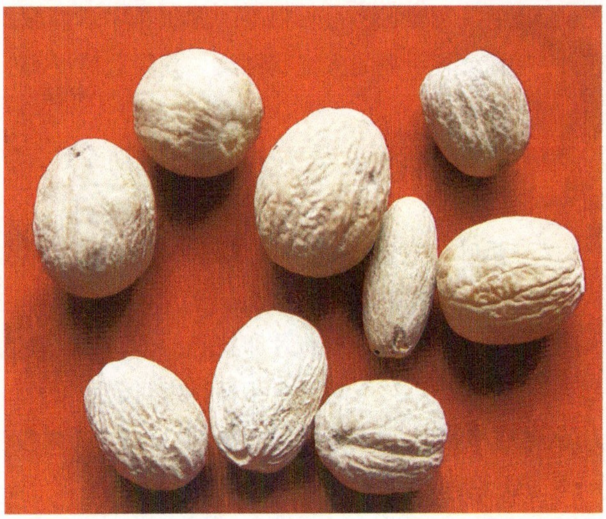

钱。主治:治脾虚泄泻,肠鸣不食。

【用法用量】煎服,3 ~ 10 g;或入丸、散。涩肠止泻须煨熟去油用。

【使用注意】湿热泻痢者不宜使用。

【现代研究】含脂肪油、挥发油、淀粉、蛋白质,另含肉豆蔻醚、木脂素、三萜皂苷等。有止泻,抗心律失常,镇静,抗炎,镇痛,抗菌,保肝,抗氧化,抗肿瘤等作用。

122 补骨脂

【古籍原文】气味辛、温,无毒。主五劳七伤,风虚冷,骨髓伤败,肾冷精流,及妇人血气,堕胎。(《开宝》)

陈修园曰:堕胎者,言其人素有堕胎之病,以此药治之,非谓以此药堕之也。上文主字,直贯至此。盖胎藉脾气以长,藉肾气以举,此药温补脾肾,所以大有固胎之功。数百年来,误以黄芩为安胎之品,遂疑温药碍胎,见《开宝》有"堕胎"二字,遽以"堕"字不作病情解,另作药功解,与上文不相连贯。李濒湖、汪讱庵、叶天士辈因之,贻害千古。或问《本经》牛膝本文亦有"堕胎"二字,岂非以"堕"字作药功解乎?曰彼顶"逐血气"句来,唯其善逐,所以善堕。古书错综变化,难与执一不通者道。

【药物来源】为豆科植物补骨脂 *Psoralea corylifolia* L. 的干燥成熟果实。

【植物形态特征】一年生草本,全体被黄白色毛及黑褐色腺点。茎直立,枝坚硬,具纵棱。叶互生,叶阔卵形或三角状卵形,叶柄被白色茸毛;托叶成对,三角状

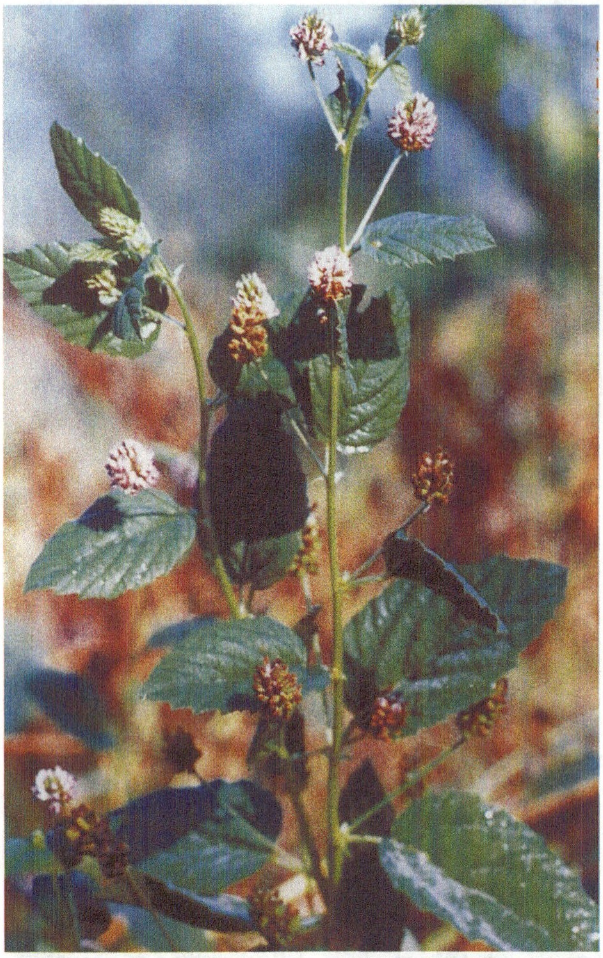

披针形。花多数,密集成穗状的总状花序;花冠蝶形,淡紫色或黄色;雄蕊 10 枚,雌蕊 1 枚。荚果椭圆形。种子 1 枚,气香而腥。花期 7—8 月,果期 9—10 月。

【性味功效】味辛、苦,性温。温肾壮阳,纳气平喘,温脾止泻;外用消风祛斑。

【古方选录】《圣济总录》补骨脂散:补骨脂(炒)一两,茴香子(舶上者,炒)三分。用法:入散。主治:肾气虚冷,小便无度。

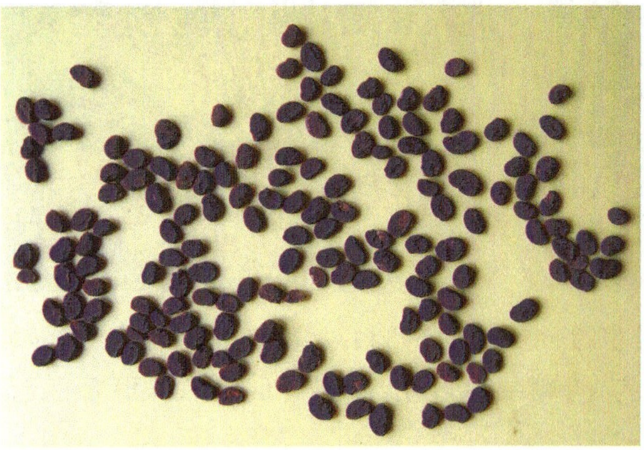

【用法用量】煎服，6～10 g。外用以 20%～30% 酊剂涂患处。

【使用注意】阴虚火旺及大便秘结者忌服。

【现代研究】含补骨脂素，异补骨脂素，补骨脂甲素，三酰甘油，甾醇，皂苷，萜类，有机酸等。有扩张冠状动脉血管，兴奋心脏，收缩子宫减少出血，致光敏，增强免疫力，增强内分泌功能，促进骨髓造血功能等作用。

123 白豆蔻（豆蔻）

【古籍原文】气味辛温，无毒。主积冷气，止吐逆，反胃，消谷下气。（《开宝》）

【药物来源】为姜科植物白豆蔻 *Amomum kravanh* Pierre ex Gagnep. 或爪哇白豆蔻 *Amomum compactum* Soland ex Maton 的干燥成熟果实。按产地不同分为"原豆蔻"和"印尼白蔻"。

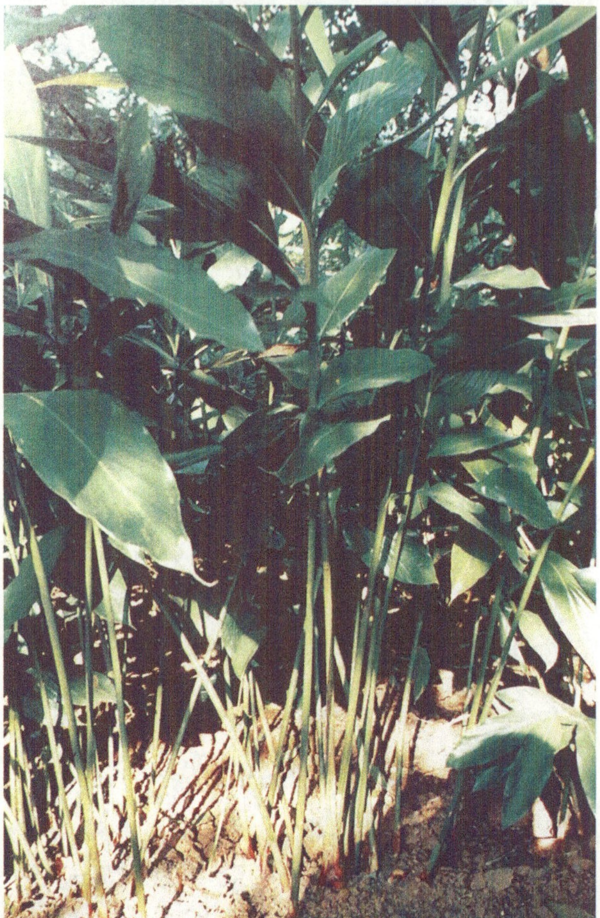

【植物形态特征】（1）白豆蔻：茎丛生，株高约 3 m。茎基叶鞘绿色，叶片卵状披针形，两面光滑无毛，近无柄，叶鞘口及叶舌密被长粗毛。穗状花序圆柱形，苞片三角形，具明显的方格状网纹。蒴果近球形，略具钝 3 棱，有 7～9 条浅槽，易开裂为 3 瓣。种子为不规则的多面体，种沟浅，有芳香味。花期 5 月，果期 6—8 月。

（2）爪哇白豆蔻：株高 1～1.5 m，根茎延长。茎基叶鞘红色，叶片披针形，揉之有松节油味，叶鞘口无毛。穗状花序圆柱形，苞片卵状长圆形，具纵条纹及缘毛。果扁球形，干时具 9 条槽，被疏长毛。种子为不规则多面体，种沟明显。花期 2—5 月，果期 6—8 月。

【性味功效】味辛，性温。化湿行气，温中止呕，开胃消食。

【古方选录】《赤水玄珠》白豆蔻散：白豆蔻仁三钱。用法：为末，酒送下。主治：胃寒作吐及作痛者。

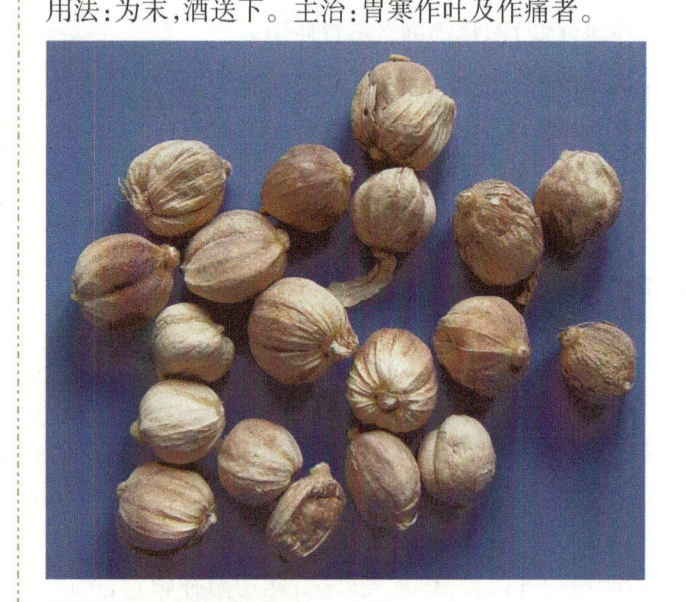

【用法用量】煎服，3～6 g，后下；或入丸、散。

【使用注意】阴虚血燥而无寒湿者忌服。

【现代研究】果实主要含挥发油，其中有右旋龙脑、右旋樟脑、葎草烯及其环氧化物、1,8－桉叶素、α－拍帕烯、δ－拍帕烯、α－蒎烯、β－蒎烯、石竹烯、月桂烯、桃金娘醛、松油烯－4－醇、香桧烯等。有抑菌，平喘，芳香健胃，抗炎等作用。

124 缩砂仁（砂仁）

【古籍原文】气味辛、涩、温，无毒。主虚劳冷泻，宿食不消，赤白泄痢，腹中虚痛，下气。（《开宝》）

【药物来源】为姜科植物阳春砂 *Amomum villosum* Lour.、绿壳砂 *Amomum villosum* Lour. var. *xanthioides* T. L. Wu et Senjen 或海南砂 *Amomum longiligulare* T. L. Wu 的干燥成熟果实。

【植物形态特征】多年生草本，高达 3 m。根茎圆柱形，横走，细小有节。茎直立。叶两列，无柄；叶线状披针形，先端渐尖，基部渐狭；全缘，两面无毛。花茎由根茎抽出；穗状花序球形，苞片小；花萼管状；侧生退化雄蕊；子房下位，3 室。蒴果近球形，具刺状突起，成熟时红棕色。种子多数。花期 3—6 月，果期 6—9 月。

【性味功效】味辛，性温。化湿开胃，温脾止泻，理气安胎。

【古方选录】《小儿卫生总微论方》缩砂散：缩砂一两。用法：去皮为末，每用一钱，以猪腰子一片批开，入药末在内，绵系，米泔煮熟，与儿食之，次服白矾丸。主治：小儿滑泄，肛头脱出。

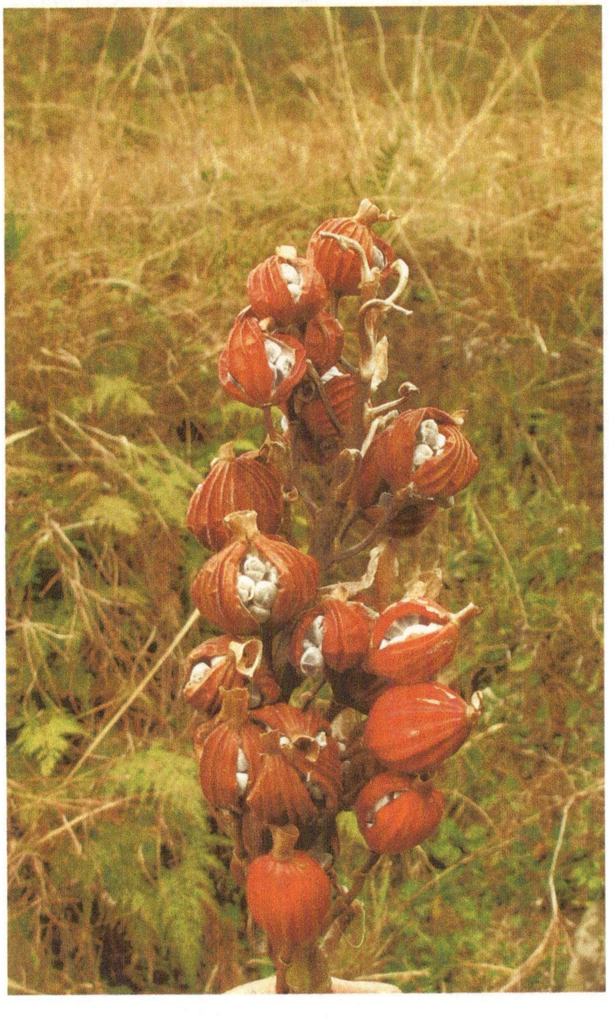

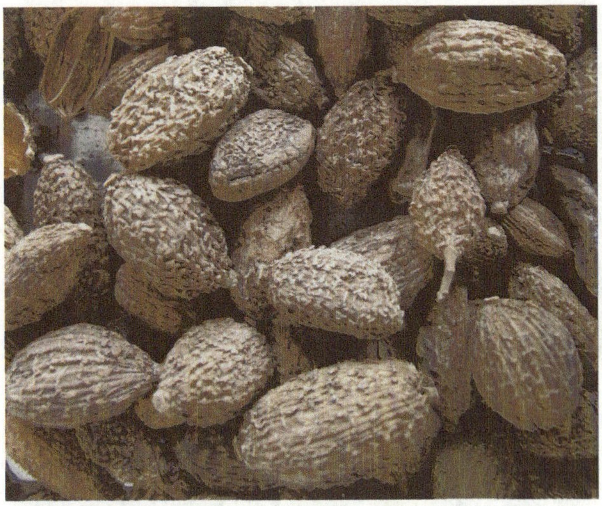

【用法用量】煎服，3 ~ 6 g，宜后下；或入丸、散。

【使用注意】阴虚有热者忌服。

【现代研究】阳春砂含挥发油，主要成分是乙酸龙脑酯、樟脑、樟烯、龙脑、α - 蒎烯等。绿壳砂含挥发油，主要成分为樟脑、橙花叔醇、龙脑、柠檬烯等。海南砂的挥发油中主要成分是 α - 蒎烯、β - 蒎烯、桉叶醇、柠檬烯、樟烯、樟脑等。可显著增强大鼠胃肠动力，促进胃液分泌。有抗溃疡，利胆，抗炎，抑菌，镇痛，抗氧化，抗肿瘤等作用。

125 郁　金

【古籍原文】气味苦、寒，无毒。主血积，下气，生肌止血，破恶血，血淋，尿血，金疮。（《唐本草》）

陈修园曰：时医徇名有二误：一曰生脉散，因其有“生脉”二字，每用之以救脉脱，入咽少顷，脉未生而人已死矣；一曰郁金，因其命名为“郁”，往往取治于气郁之症，数服之后，气郁未解，而血脱立至矣。医道不明，到处皆然，而江、浙、闽、粤尤其甚者。

【药物来源】为姜科植物温郁金 *Curcuma wenyujin* Y. H. Chen et C. Ling、姜黄 *Curcuma longa* L. 等的干燥块根。

【植物形态特征】（1）温郁金：多年生草本，高 80 ~ 160 cm。主根茎陀螺状，侧根茎指状；须根细长，末端常膨大成纺锤形块根。叶片长圆形，先端尾尖，基部圆形或三角形。穗状花序圆柱状；小花数朵生于苞片内；花萼白色，筒状；花冠管漏斗状，白色；侧生退化雄蕊长圆形，黄色；子房被伏毛。花期 4—6 月。

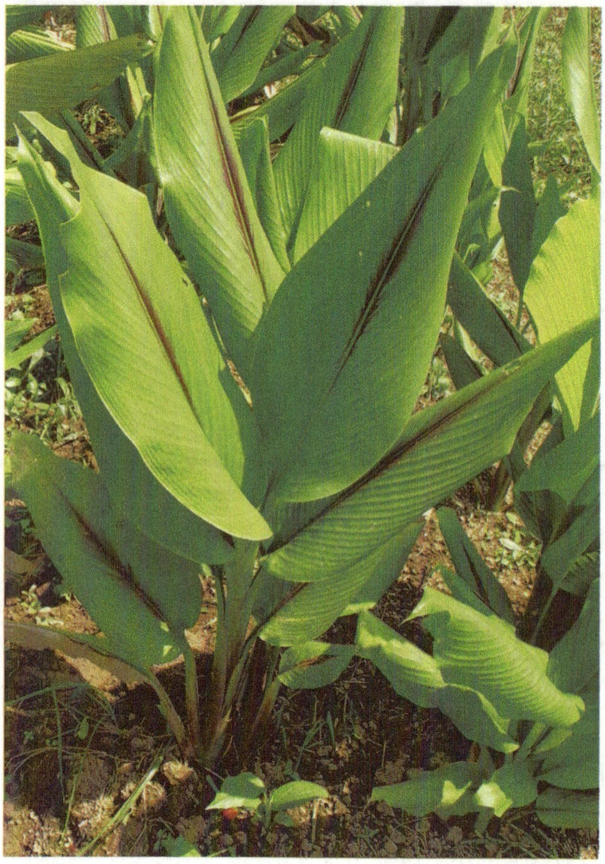

（2）姜黄：多年生草本，高1～1.5 m。根茎发达，成丛，分枝呈椭圆形或圆柱形，橙黄色，极香；根粗壮，末端膨大成块根。叶基生；叶片长圆形或窄椭圆形，先端渐尖，基部楔形。花葶由叶鞘抽出；穗状花序圆柱形；上部无花的苞片粉红色或淡红紫色；中下部有花的苞片嫩绿色或绿白色；花萼筒绿白色；花冠管漏斗状，淡黄色；子房下位，外被柔毛。花期8月。

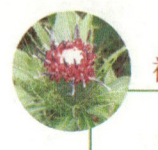

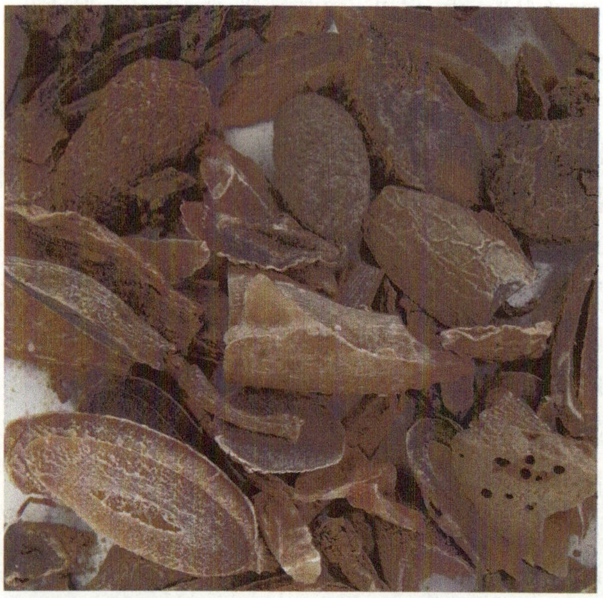

【性味功效】味辛、苦，性寒。活血止痛，行气解郁，清心凉血，利胆退黄。

【古方选录】《摄生众妙方》郁金丹：川芎二两，防风、郁金、猪牙皂角、明矾各一两，蜈蚣二条（黄脚、赤脚各一）。用法：上为末，蒸饼丸，如桐子大，空心茶清下十五丸。主治：痫疾。

【用法用量】煎服，3～10 g；研末服，2～5 g；或入丸、散。排结石用量可稍大。临床生用居多，经醋制后疏肝止痛力增强。

【使用注意】孕妇宜慎用。不宜与丁香、母丁香同用。

【现代研究】含挥发油，姜黄素，姜黄酮等。有保护肝细胞，促进肝细胞再生和抑制肝细胞纤维化的作用，还有抗炎、止痛、抗早孕等作用。

126 神曲（六神曲）

【古籍原文】气味辛、甘、温，无毒。主化水谷宿食，症结积聚，健脾暖胃。（《药性》）

陈修园曰：凡曲糵皆主化谷，谷积服此便消。或鼻中如闻酒香，药性所言主治，亦不外此。症结积聚者，水谷之积久而成也。健脾暖胃者，化水谷之效也。除化水谷之外，并无他长。今人以之常服，且云祛百病，怪甚！考造曲之法：六月六日，是六神聚会之日，用白曲百斤，青蒿、苍耳、野蓼自然汁各三升，杏仁研泥、赤小豆为末各三升，以配青龙、白虎、朱雀、玄武、勾陈、螣蛇六神，通和作饼，麻叶或楮叶包罯，如造酱黄法，待生黄衣，晒干收之。陈久者良。药有六种，以配六神聚会之日，罯发黄衣作曲，故名六神曲。今人除去“六”字，只名神曲，任意加至数十味，无非克破之药，大伤元气。且有百草神曲，害人更甚！近日通行福建神曲，其方于六神本方中，去赤小豆，恶其易蛀，加五苓散料、平胃散料及麦芽、谷芽、使君子、榧子、大黄、黄芩、大腹皮、砂仁、白蔻、丁香、木香、藿香、香附、良姜、芍药、防风、秦艽、羌活、独活、川芎、苏叶、荆芥、防已、党参、茯苓、莱菔子、苡米、木通、茶叶、干姜、干葛、枳壳、山楂、槟榔、青皮、木瓜、薄荷、蝉蜕、桃仁、红花、三棱、莪术、郁金、菖蒲、柴胡、菊花等为末，制为方块，以草罯发黄衣晒干。此方杂乱无序，误人匪浅，而竟盛行一时者，皆误信招牌上夸张等语。而惯以肥甘自奉之辈，单服此克化之品，未尝不痛快一时，而损伤元气，人自不觉。若以入方，则古人之方，立法不苟，岂堪此杂乱之药碍此碍彼乎？且以药末合五谷，罯造发黄而为曲，只取其速于酿化，除消导之外，并无他长，何以统治百病？且表散之品，因罯发而失其辛香之气；攻坚之品，以罯发而失其雄入之权。补养之药，气味中和，以罯发而变为臭腐秽浊之物，伤脾妨胃，更不待言，明者自知。余临证二十年，而泉州一带先救误服神曲之害者，十居其七。如感冒病，宜审经以发散，若服神曲，则里气以攻伐而虚，表邪随虚而入里矣。伤食新病宜助胃以克化，伤食颇久宜承气以攻下，若服神曲，则酿成甜酸秽腐之味，滞于中焦，漫无出路，则为恶心胀痛矣。吐泻是阴阳不交，泄泻是水谷不分，赤白痢是湿热下注，噎膈是贲门干槁，翻胃是命门火衰，痰饮是水气泛溢，与神曲更无干涉。若误服之，轻则致重，重则致死，可不慎哉？（唯"范志"字号药品精，制法妙，余与吴先生名条光同年，因知其详。可恨市中多假其字号，宜细辨之。）

【药物来源】为辣蓼、青蒿、杏仁等药加入面粉或麸皮混合后，经发酵而成的曲剂。

【药材特征】加工好的药材呈方形或长方形的块状，宽约 3 cm，厚约 1 cm，外表土黄色，粗糙；质硬脆易断，断面不平，类白色，可见未被粉碎的褐色残渣及发酵后的空洞。有陈腐气，味苦。以陈久、无虫蛀者佳。

【性味功效】味甘、辛，性温。消食和胃。

【古方选录】《普济方》神曲丸：神曲、芜荑、吴茱萸各等份。用法：熬，生姜自然汁和丸，如梧桐子大，食前粥饮下三十丸。主治：治休息痢，日夜不止，腹内冷痛。

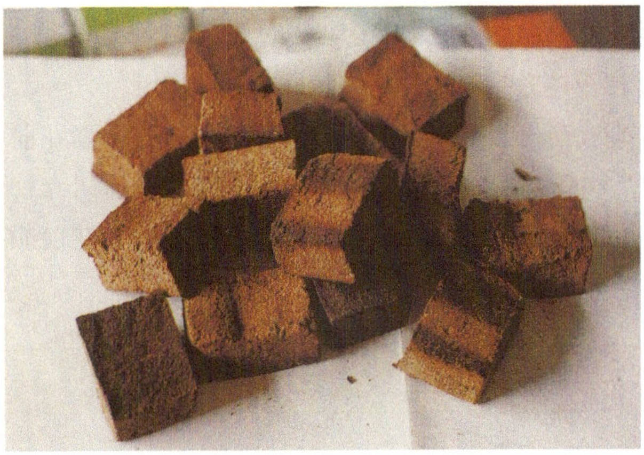

【用法用量】煎服，6 ~ 15 g；或入丸、散。消食易炒焦用。

【使用注意】脾阴虚、胃火盛者不宜用。

【现代研究】含酵母菌，淀粉酶，维生素 B，麦角甾醇，蛋白质，脂肪，挥发油等。有增进食欲，维持正常消化功能等作用。

127 藿香（广藿香）

【古籍原文】气味辛、甘、温，无毒。主风水毒肿，去恶气，止霍乱，心腹痛。（《别录》）

【药物来源】为唇形科植物广藿香 *Pogostemon cablin* (Blanco) Benth. 的干燥地上部分。

【植物形态特征】一年生或多年生草本，高 40 ~ 110 cm。茎直立，四棱形，略带红色，稀被微柔毛及腺体。叶对生，椭圆状卵形或卵形，边缘具不规则的钝锯齿，下面被短柔毛。轮伞花序聚成顶生的总状花序；萼 5 裂；花冠唇形，紫色或白色；雄蕊 4 枚。小坚果倒卵状三棱形。花期 6—7 月，果期 10—11 月。

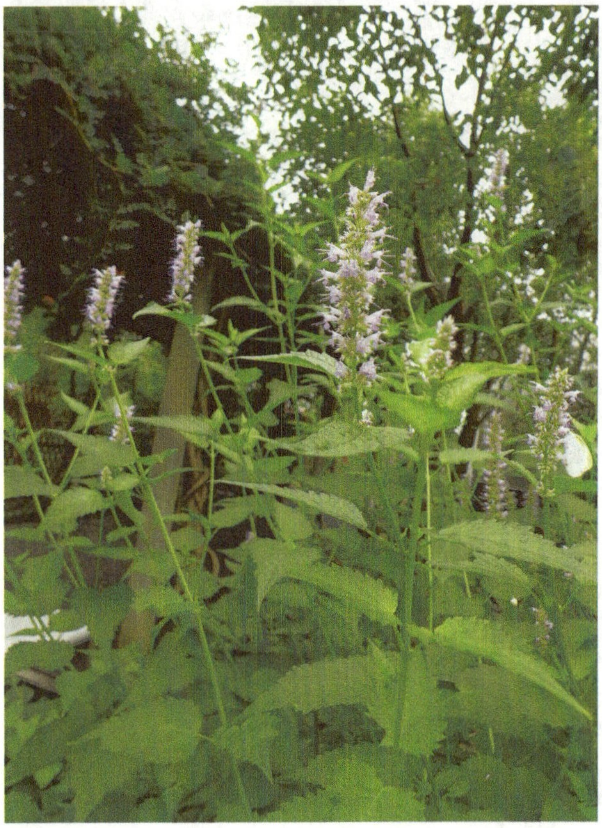

【性味功效】味辛，性微温。芳香化浊，和中止呕，发表解暑。

【古方选录】《鸡峰普济方》藿香散：高良姜、藿香各半两。用法：上为末，均分为四服，每服以水一碗，煎至一盏，温服，未定再服。主治：疟证。

【用法用量】煎服，3～10 g；或入丸、散。外用适量。

【使用注意】阴虚血燥者不宜使用。

【现代研究】含百秋李醇、α－蒎烯、β－蒎烯等挥发油，甲基胡椒酚，苯甲醚，茴香醛，d－柠檬烯，对甲氧基桂皮醛等。有促进胃液分泌，解痉，止泻，抗真菌，抗螺旋体，发汗等作用。

128 前　胡

【古籍原文】气味苦、寒，无毒。主痰满，胸胁中痞，心腹结气，风头痛，去痰，下气，治伤寒寒热，推陈致新，明目益精。（《别录》）

【药物来源】为伞形科植物白花前胡 *Peucedanum praeruptorum* Dunn 或紫花前胡 *Peucedanum decursivum* Maxim. 的干燥根。

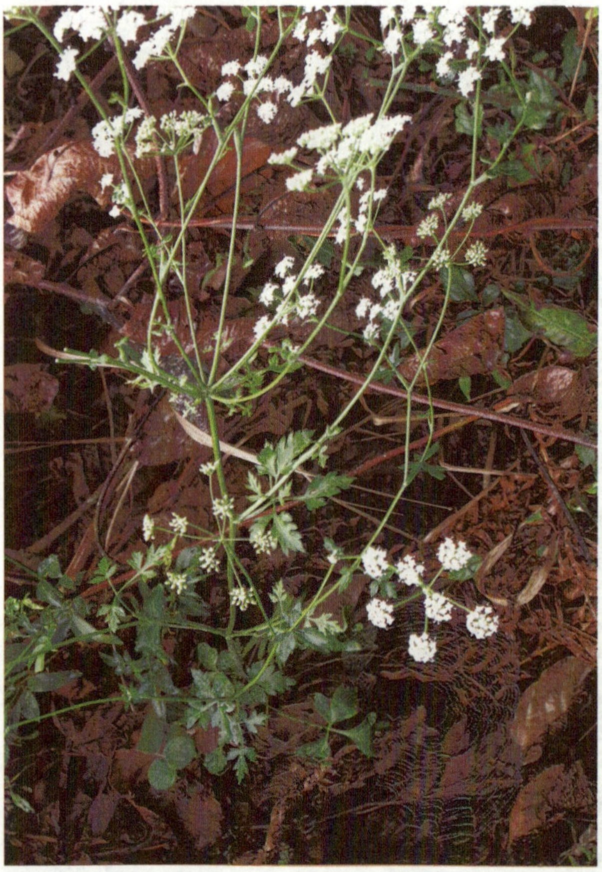

【植物形态特征】（1）白花前胡：多年生草本，高30～120 cm。根圆锥形。茎直立，单一，上部分枝。基生叶和下部叶纸质，圆形至宽卵形，2～3 回 3 出羽状分裂，叶柄基部有宽鞘，抱茎；顶端叶片生在膨大的叶鞘上。复伞形花序，顶生或腋生；花瓣白色；雄蕊 5 枚。双悬果椭圆形或卵圆形，背棱和中棱线状，侧棱有窄翅。花期 8—10 月，果期 10—11 月。

（2）紫花前胡：多年生草本，高 70～140 cm。基生叶和下部叶纸质。复伞形花序顶生，小伞梗多数，紫色；花瓣深紫色；雄蕊 5 枚；花柱 2 枚。双悬果椭圆形。花期 8—9 月，果期 9—10 月。

【性味功效】味苦、辛，性微寒。降气化痰，散风清热。

【古方选录】《太平圣惠方》前胡散：前胡一两（去芦头），麦门冬一两半（去心），贝母一两（煨微黄），桑根白皮一两（锉），杏仁半两（汤浸，去皮尖，麸炒微黄），甘草一分（炙微赤，锉）。用法：上药捣筛为散，每服四钱，以水一中盏，入生姜半分，煎至六分，去滓，不计时候，温服。主治：咳嗽涕唾稠黏，心胸不利，时有烦热。

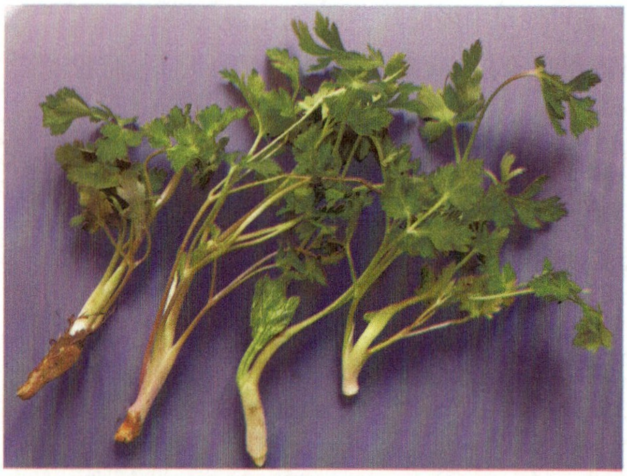

【用法用量】煎服，3～10 g；或入丸、散。

【使用注意】阴虚咳嗽、寒饮咳嗽者应慎用。

【现代研究】白花前胡含挥发油及香豆素等；紫花前胡含挥发油，香豆素，香柑内酯等。白花前胡有祛痰，钙拮抗，增加冠状动脉血流量等作用；紫花前胡有抑制肠管收缩等作用。

129 红花（红蓝花）

【古籍原文】气味辛、温，无毒。主产后血晕口噤，腹

内恶血不尽，绞痛，胎死腹中。并酒煮服。亦主蛊毒。(《开宝》)

【药物来源】为菊科植物红花 *Carthamus tinctorius* L. 的干燥花。

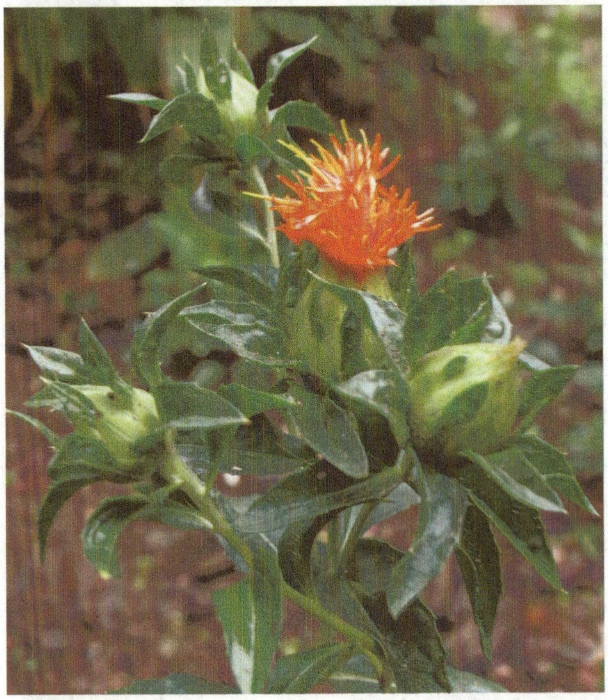

【植物形态特征】一年生草本，高 30～90 cm，全体光滑无毛。茎直立，基部木质化，上部多分枝。叶互生，质硬，近于无柄而抱茎；卵形或卵状披针形，边缘具刺齿。头状花序，花序大，顶生；管状花多数，通常两性，橘红色；雄蕊 5 枚；雌蕊 1 枚，柱头长。瘦果椭圆形或倒卵形。花期 6—7 月，果期 8—9 月。

【性味功效】味辛，性温。活血通经，散瘀止痛。

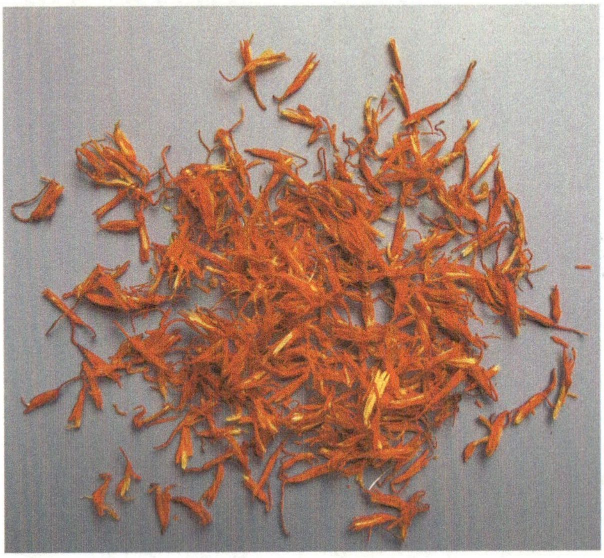

【古方选录】《金匮要略》红蓝花酒：红蓝花一两。用法：以酒一大升，煎减半，顿服一半；未止，再服。主治：妇人六十二种风及腹中血气刺痛。

【用法用量】煎服，3～10 g；或入丸、散；或浸酒。外用适量，捣敷患处。

【使用注意】孕妇忌用。有出血倾向者不宜多用。

【现代研究】含红花醌苷，新红花苷，红花苷，红花黄色素和黄色素等。有减轻心肌缺血，抑制血小板聚集，增强纤维蛋白溶解作用，兴奋子宫和肠道平滑肌，抗炎，镇痛，降血脂等作用。

130 香　附

【古籍原文】气味甘、微寒，无毒。除胸中热，充皮毛。久服令人益气，长须眉。(《别录》)

【药物来源】为莎草科植物莎草 *Cyperus rotundus* L. 的干燥根茎。

【植物形态特征】多年生草本。匍匐根茎长，先端具肥大纺锤形的块茎，外皮紫褐色，有棕毛或黑褐色的毛状物。叶窄线形；鞘棕色，常裂成纤维状。穗状花序轮廓为陀螺形，小穗 3～10 枚，线形；花 8～28 朵；

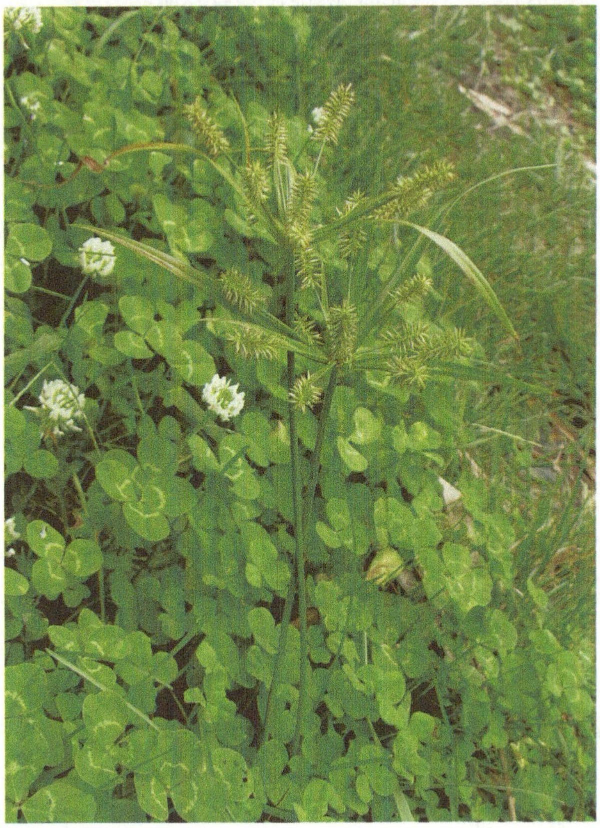

小穗轴膜质，中间绿色，两侧紫红色或红棕色；雄蕊3枚；柱头3枚。小坚果长圆状倒卵形。花期5—8月，果期7—11月。

【性味功效】味辛、微苦、微甘，性平。疏肝解郁，理气宽中，调经止痛。

【古方选录】《太平惠民和剂局方》快气汤：香附子（炒，去毛）三十二两，缩砂仁八两，甘草（爁）四两。用法：上为细末，每服一钱，用盐汤点下。主治：一切气疾心腹胀满，胸膈噎塞，噫气吞酸，胃中痰逆呕吐及宿酒不解，不思饮食。

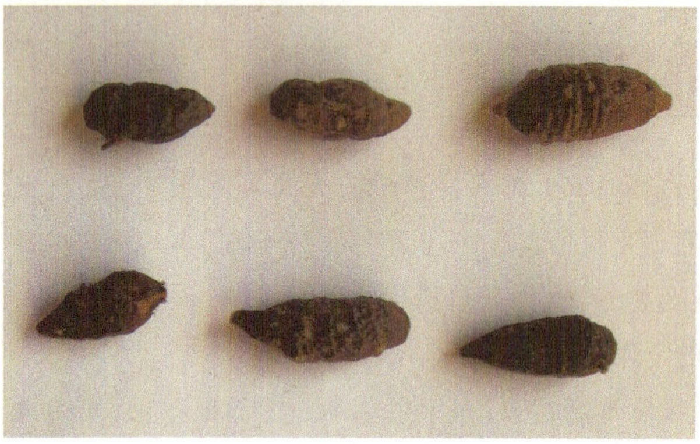

【用法用量】煎服，6～10 g；或入丸剂。醋制止痛功效增强。

【使用注意】气虚无滞、阴虚血热者忌服。

【现代研究】主要含β－蒎烯、香附子烯、α－香附酮、β－香附酮等挥发油，糖类，苷类，黄酮类，三萜类，酚类，生物碱等。对子宫有抑制作用。还有抗炎，镇痛，解热，抗菌，降血压，抗肿瘤，增加胆汁流量，保护肝细胞等作用。

131 金樱子

【古籍原文】气味酸、涩，无毒。主脾泄下痢，止小便利，涩精气。久服令人耐寒轻身。

【药物来源】为蔷薇科植物金樱子 *Rosa laevigata* Michx. 的成熟果实。

【植物形态特征】常绿攀缘灌木，高达5 m。茎无毛，有钩状皮刺和刺毛。羽状复叶；小叶革质，椭圆状卵形或披针状卵形。花单生于侧枝顶端；萼片5枚；花瓣5枚；白色；雄蕊多数。果实倒卵形，成熟时紫红色或紫褐色，外面密被刺毛。花期5月，果期9—11月。

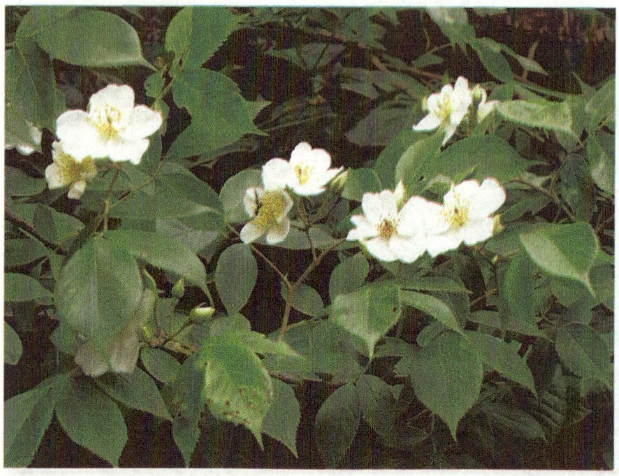

【性味功效】味酸、甘、涩，性平。固精缩尿，固崩止带，涩肠止泻。

【古方选录】《明医指掌》金樱子膏：金樱子十斤。用法：剖开去子毛，于木臼内杵碎，以水二升，煎成膏子服。主治：梦遗，精不固。

【用法用量】煎服，6～12 g；或入丸、散；或熬膏。

【使用注意】有实火、邪热者忌服。

【现代研究】含苹果酸，枸橼酸，鞣酸及树脂等。有收

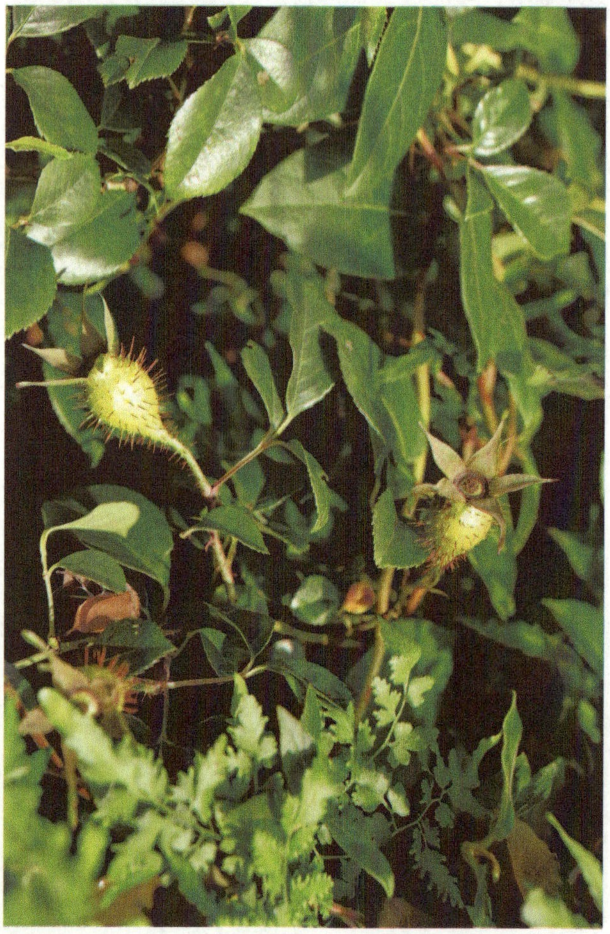

敛止泻作用，煎剂对金黄色葡萄球菌、大肠杆菌、铜绿假单胞菌、破伤风杆菌、钩端螺旋体及流感病毒均有抑制作用，还有抗动脉粥样硬化等作用。

132 茯 神

【古籍原文】气味甘、平，无毒。主辟不祥，疗风眩风虚，五劳口干，止惊悸，多恚怒，善忘，开心益智，安魂魄，养精神。（《别录》）

张隐庵曰：离松根而生者为茯苓，抱松根而生者为茯神，总以茯苓为胜。茯苓皮、茯神木，后人收用，各有主治，然皆糟粕之药，并无精华之气，不足重也。

【药物来源】为多孔菌科真菌茯苓 *Poria cocos*（Schw.）Wolf 菌核中间抱有松根的部分。

【药材特征】常见者为菌核体。多为不规则的块状。菌核中间有一松树根贯穿。表皮淡灰棕色或黑褐色。子实体伞形，蜂窝状，通常附菌核的外皮而生，初白色，后逐渐转变为淡棕色，孔作多角形，担子棒状，担孢子椭圆形至圆柱形。

【性味功效】味甘、淡，性平。宁心安神。

【古方选录】《圣济总录》茯神汤：茯神（去木）、人参各一两，酸枣仁（炒，去皮，别研）五两。用法：上三味粗捣筛，每服三钱匕，以水一盏，入生姜半分，拍碎，煎至七分，去滓，空腹温服，日二夜一。主治：虚劳烦躁不得眠。

【用法用量】煎服，10～15 g；或入丸、散。

【使用注意】肾虚小便不利或不禁、虚寒滑精者慎用。

【现代研究】含多糖，茯苓酸，胆碱，组氨酸等。有镇静作用。

133 丁香（公丁香）

【古籍原文】气味辛、温，无毒。主温脾胃，止霍乱壅胀，风毒，诸种齿疳䘌，能发诸香。（《开宝》）

【药物来源】为桃金娘科植物丁香 *Eugenia caryophllata* Thunb. 的干燥花蕾。

【植物形态特征】常绿乔木，高达 10 m。叶对生；叶柄明显；叶片长方卵形或长方倒卵形，全缘。花芳香，成顶生聚伞圆锥花序；花冠白色，稍带淡紫色；短

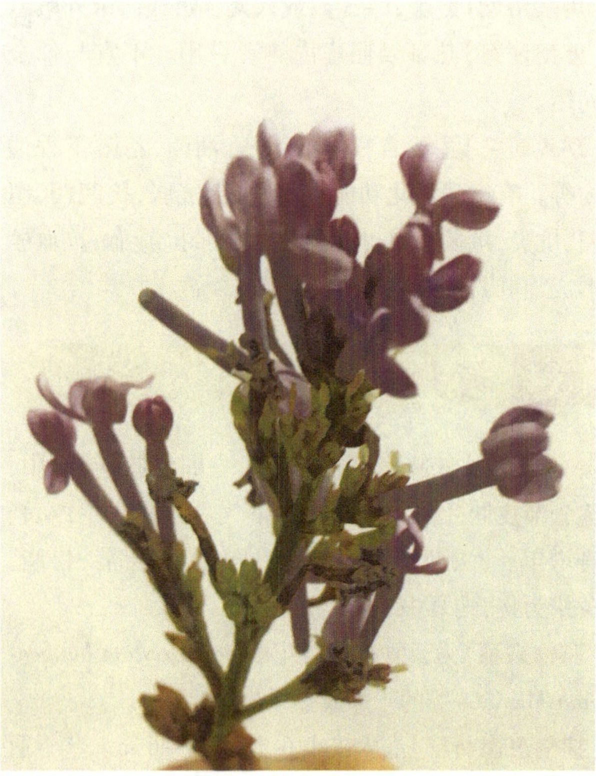

管状，4 裂；雄蕊多数；子房下位。浆果红棕色，长方椭圆形。种子长方形。花期 1—2 月，果期 6—7 月。

【性味功效】味辛，性温。温中降逆，补肾助阳。

【古方选录】《伤寒全生集》丁香柿蒂散：丁香一钱五分，柿蒂一钱五分，茴香一钱，干姜一钱，良姜一钱，陈皮一钱。用法：上药各为细末，用热姜汤调下。示止，宜再服。主治：伤寒阴证呃逆及胸中虚寒，呃逆不止者。

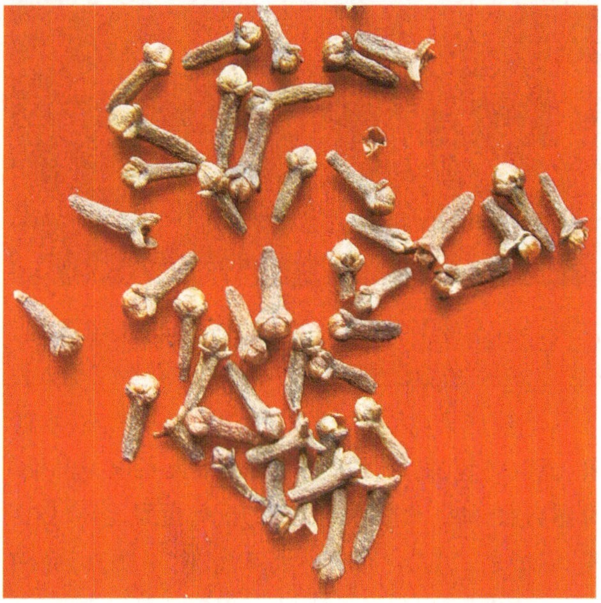

【用法用量】煎服，1～3 g；或入丸、散；或研末外敷。

【使用注意】热证及阴虚内热者忌用。不宜与郁金同用。

【现代研究】主要含挥发油，丁香油酚，乙酰丁香油酚等。有增强消化功能，缓解腹部气胀，抗腹泻，镇痛，抗炎，抗菌杀虫，抗血小板聚集，抗凝血，抗血栓形成，利胆，抗缺氧等作用。

134 蜀椒（花椒）

【古籍原文】气味辛、温，有毒。主邪气咳逆，温中，逐骨节皮肤死肌，寒湿痹痛，下气。久服头不白，轻身增年。（去闭口去目。椒目同巴豆、菖蒲、松脂、黄蜡为挺，纳耳中，治聋。）

【药物来源】为云香科植物花椒 *Zanthoxylum bungeanum* Maxim. 等的干燥成熟果皮。

【植物形态特征】灌木或小乔木，高 3～6 m。茎干通常有增大的皮刺。叶互生，单数羽状复叶，叶片卵形、椭圆形至广卵形，边缘钝锯齿状，齿间具腺点，下面在中脉基部有丛生的长柔毛。伞房状圆锥花序，顶生或顶生于侧枝上，花单性。果实红色至紫红色，密生疣状突起的腺体。种子卵圆形。花期 3—5 月，果期 7—10 月。

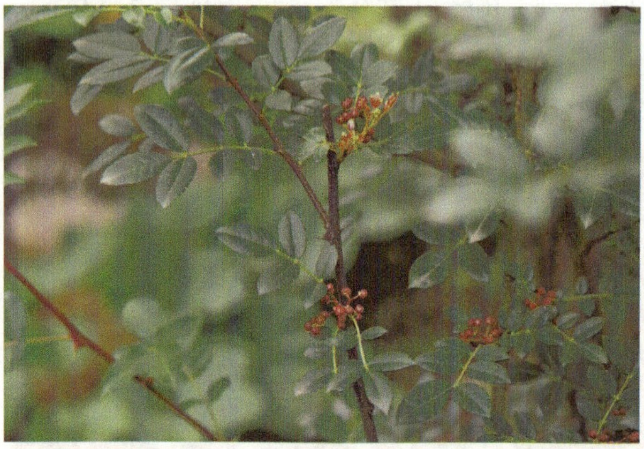

【性味功效】味辛，性温。温中止痛，杀虫止痒。

【古方选录】《金匮要略》大建中汤：蜀椒二合（去汗），干姜四两，人参二两。用法：上三味，以水四升，煮取二升，去滓，纳胶饴一升，微火煮取一升半。分温再服，如一炊顷，可饮粥二升，后更服，当一日食糜，温覆之。主治：心胸中大寒痛，呕不能食，腹中寒，上冲皮起，出现有头足，上下痛而不可触近。

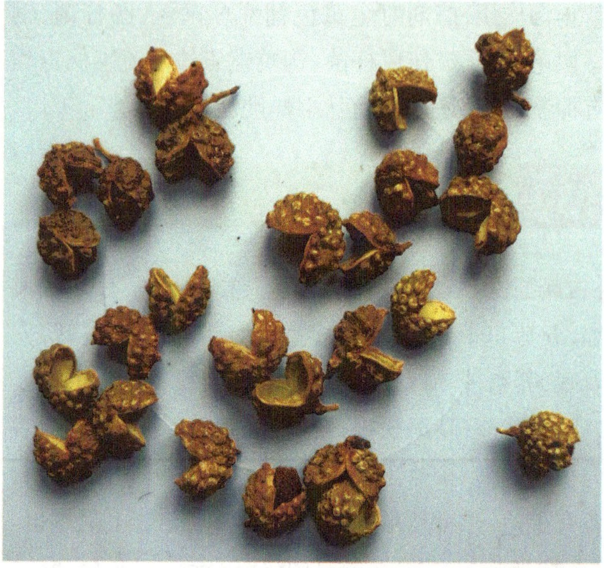

【用法用量】煎服，3～6 g。外用适量，煎汤熏洗。

【使用注意】阴虚火旺者忌服。孕妇慎服。

【现代研究】含柠檬烯、月桂烯、α－蒎烯、β－蒎烯等挥发油，牻牛儿醇，枯醇，茵芋碱等。有抗菌，抗溃疡，镇痛，抗炎等作用。对动物离体小肠有双向调节作用。

135 沉　香

【古籍原文】气味辛、微温，无毒。疗风水毒肿，去恶风。（《别录》）

【药物来源】为瑞香科植物白木香 *Aquilaria sinensis* (Lour.) Gilg 含有树脂的木材。

【植物形态特征】常绿乔木，高达 30 m。幼枝被绢状毛。叶互生，椭圆披针形、披针形或倒披针形，全缘。

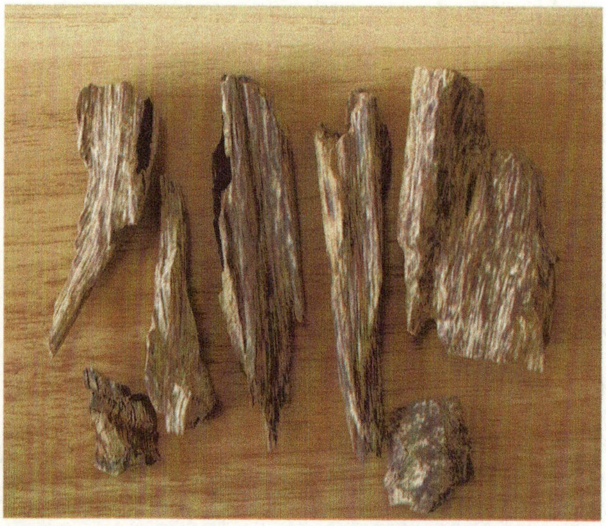

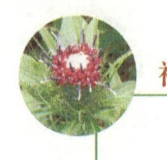

伞形花序;花白色;花被钟形,5 裂;雄蕊 10 枚;子房上位。蒴果倒卵形,木质,扁压状。种子通常 1 枚,卵圆形,基部具有角状附属物。花期 3—4 月,果期 5—6 月。

【性味功效】味辛、苦,性微温。行气止痛,温中止呕,纳气平喘。

【古方选录】《圣济总录》沉香丸:沉香(锉)一两,青橘皮、陈橘皮(并汤浸去白,焙)、胡椒、蘹香子(炒)、楝实(锉,炒)、荜澄茄(炒)各半两。用法:上七味,粗捣筛,每服二钱匕,水半盏,酒半盏,入葱白一握,煎至半盏,去滓热服。主治:伤寒虚痞,气逆呕吐。

【用法用量】煎服,1 ~5 g,后下;入丸、散剂或磨汁冲服,每次 0.5 ~1 g。

【使用注意】阴亏火旺、气虚下陷者慎服。

【现代研究】含有挥发油,其中含沉香螺醇、苄基丙酮等。有促进消化液与胆汁的分泌,止痛,镇静,止喘,松弛肌肉,抗菌等作用。

136 乌　药

【古籍原文】气味辛、温,无毒。主中恶,心腹痛,蛊毒,疰忤鬼气,宿食不消,天行疫瘴,膀胱、肾间冷气攻冲背膂,妇人血气,小儿腹中诸虫。(《拾遗》)

【药物来源】为樟科植物乌药 *Lindera aggregata* (Sims) Kosterm. 的干燥块根。

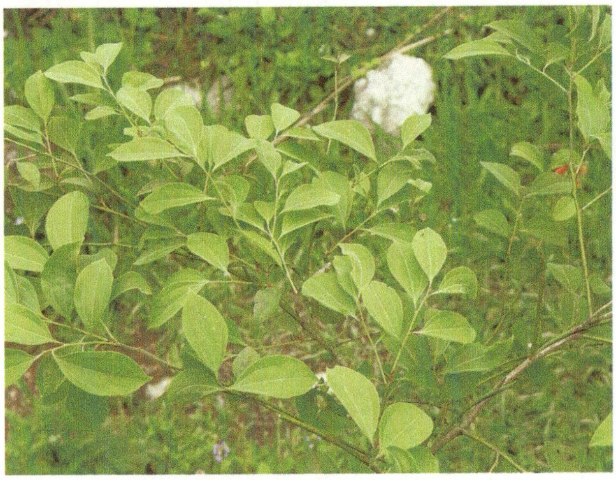

【植物形态特征】常绿灌木或小乔木,高 4 ~5 m。根木质,膨大粗壮,略成念珠状。叶互生,革质,椭圆形至广倒卵形,全缘。伞形花序腋生;花单性,雌雄异株,黄绿色;花被 6 片;雄蕊 9 枚;子房上位,球形。核果近球形,初绿色,成熟后变黑色。花期 3—4 月,果期 10—11 月。

【性味功效】味辛,性温。行气止痛,温肾散寒。

【古方选录】《博济方》乌药散:乌药一两,莳萝一分(二味炒令黄色)。用法:同为末,温酒下二钱。若是干脚气,用苦楝子一个,柏浆水一升,煎至五合,调下。主治:干湿脚气。

【用法用量】煎服,6 ~10 g;或入丸、散。

【使用注意】气虚、内热者忌服。

【现代研究】含生物碱和挥发油,如乌药醇、乌药烯、乌药酸等。能促进消化液的分泌,对胃肠平滑肌有兴奋和抑制双重作用。还有兴奋大脑皮质,升高血压,发汗,抗炎,镇痛等作用。

137 琥　珀

【古籍原文】气味甘、平,无毒。主安五脏,定魂魄,杀精魅邪气,消瘀血,通五淋。(《别录》)

【药物来源】为古代松科松属植物的树脂埋藏地下经久凝结而成。

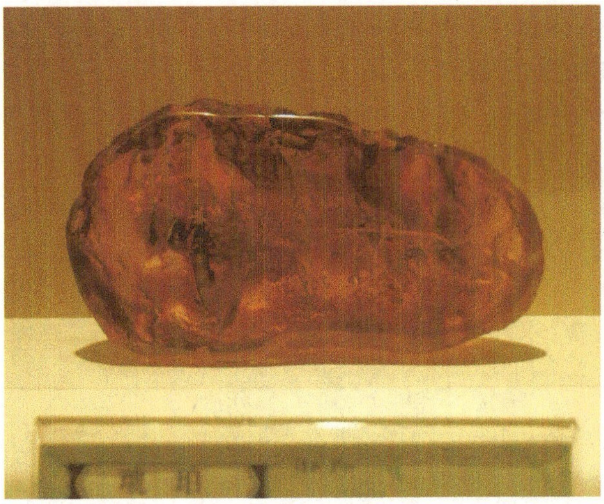

【药材特征】多呈不规则的粒状、块状、钟乳状及散粒状。有时内部包含着植物或昆虫的化石。颜色为黄色、棕黄色及红黄色。条痕白色或淡黄色。具松脂光泽。透明至不透明。断口贝壳状极为显著。

【性味功效】味甘,性平。镇惊安神,活血散瘀,利尿通淋。

【古方选录】《小儿卫生总微论方》琥珀散:琥珀末一分,真珠末一分,朱砂末半分,铅霜半分,赤芍药末一分半。用法：上拌匀，每服一字，煎金银薄荷汤调下，无时。主治：天吊惊风发搐。

【用法用量】研末冲服或入丸、散，每次 1.5 ~ 3 g。不入煎剂。外用适量。

【使用注意】阴虚内热及无瘀滞者忌服。

【现代研究】含树脂及挥发油，尚含琥珀氧松香酸、琥珀松香酸、琥珀银松酸等。有抑制中枢神经，抗惊厥，抗休克等作用。

138 竹茹

【古籍原文】气味甘、微寒，无毒。主呕啘，温气，寒热，吐血，崩中。（《别录》）

张隐庵曰：此以竹之脉络而通人之脉络也。人身脉络不和，则吐逆而为热矣；脉络不和，则或寒或热矣；充肤热肉，淡渗皮毛之血，不循行于脉络，则上吐血而下崩中矣。竹茹通脉络，皆能治之。

【药物来源】为禾本科植物青竿竹 *Bambusa tuldoides* Munro、大头典竹 *Sinocalamus beecheyanus* (Munro) McClure var. *pubescens* P. F. Li 或淡竹 *Phyllostachys nigra* (Lodd.) Munro var. *henonis* (Mitf.) Stapf ex Rendle 的茎竿的干燥中间层。

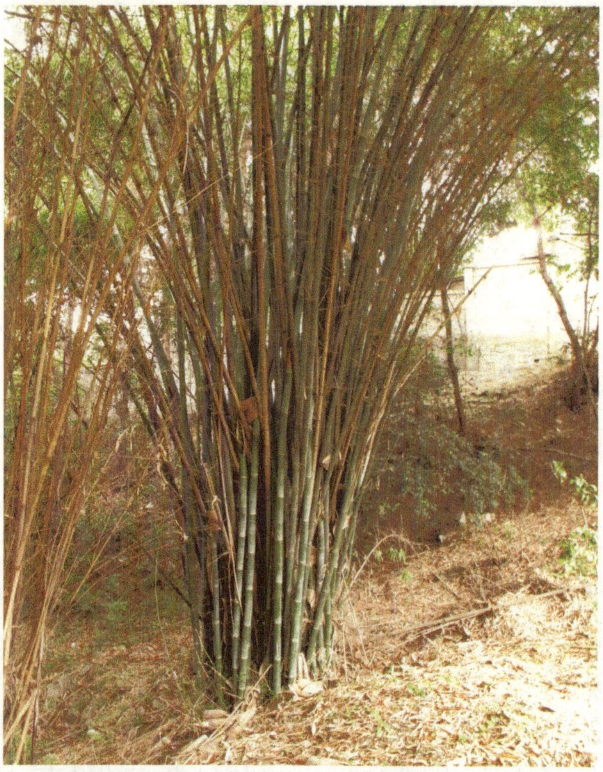

【植物形态特征】(1) 青竿竹：植株木质化，呈乔木状。植株丛生，无刺。竿直立或近直立，高达 15 m，径约 6 cm，顶端不弯垂。竿的节上分枝较多；节间圆柱形，竿的节间和箨光滑无毛。

(2) 大头典竹：植株木质化，呈乔木状。竿高达 15 m，多少有些作“之”字形折曲，幼竿被毛，中部以下的竿节上通常具毛环，节间较短；箨鞘背部疏被黑褐色、贴生前向刺毛。小穗通常呈麦秆黄色；内稃背部被柔毛。叶鞘通常被毛，叶舌较长，外稃背面被疏柔毛。

(3) 淡竹：植株木质化，呈乔木状。竿高 6 ~ 18 m，箨鞘背面无毛或上部具微毛，黄绿色至淡黄色而具有灰黑色之斑点和条纹；箨耳及其繸毛均极易脱落；箨叶长披针形，有皱折，基部收缩。小枝具叶 1 ~ 5 片，叶鞘鞘口无毛；叶片深绿色，无毛，窄披针形，质薄。穗状花序小技排列成覆瓦状的圆锥花序。

【性味功效】味甘，性微寒。清化热痰，除烦，止呕。

【古方选录】《圣济总录》竹茹汤：竹茹一合（新竹者），甘草一分（锉），乌梅两枚（捶破）。用法：上三味，同用水一盏半，煎取八分，去滓放温，时时细呷。主治：伤暑烦渴不止。

【用法用量】煎服，5 ~ 10 g。生用清热化痰，姜汁炒用止呕。

【使用注意】胃寒呕吐及感寒挟食作吐者忌用。

【现代研究】含酚性成分，氨基酸，有机酸，糖类，涩味质等。有止咳，祛痰，止吐，抗菌等作用。

139 竹沥

【古籍原文】气味甘、大寒，无毒。疗暴中风，风痹，胸中大热，止烦闷，消渴，劳复。（《别录》）

【药物来源】为禾本科植物青竿竹 *Bambusa tuldoides* Munro、大头典竹 *Sinocalamus beecheyanus* (Munro) McClure var. *pubescens* P. F. Li 或淡竹 *Phyllostachys nigra* (Lodd.) Munro var. *henonis* (Mitf.) Stapf ex Rendle 的新鲜茎竿经火烤灼而流出的淡黄色澄清液汁。

【植物形态特征】同“竹茹”。

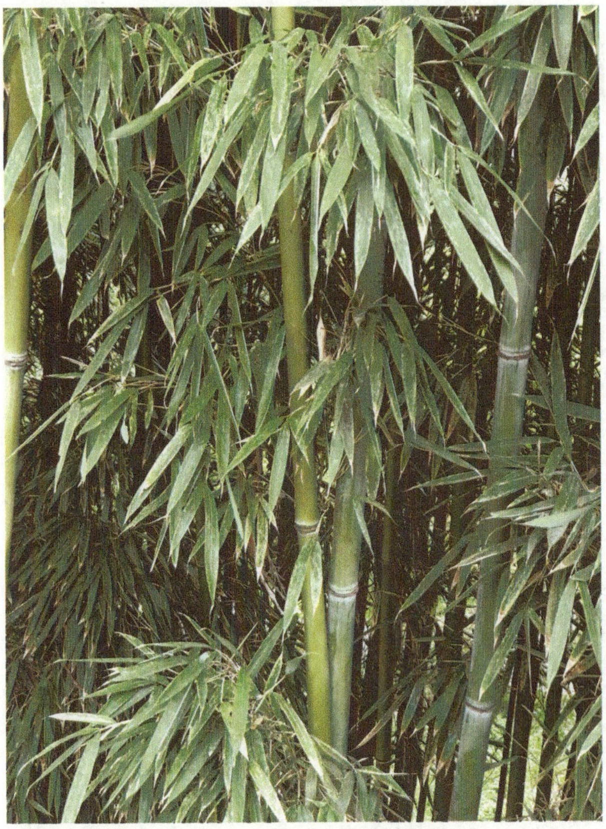

【性味功效】味甘,性寒。清热豁痰,定惊利窍。

【古方选录】《千金方》竹沥汤:竹沥二升,生葛汁一升,生姜汁三合。用法:上三味相和温暖,分三服,平旦、日晡、夜各一服。主治:风痱四肢不收,心神恍惚,不知人,不能言。

【用法用量】冲服,30~50 mL。

【使用注意】脾虚便溏、寒痰者忌用。

【现代研究】含酚性成分,有机酸,多种氨基酸,以及葡萄糖、果糖、蔗糖等。有镇咳,祛痰等作用。

140 青橘皮(青皮)

【古籍原文】气味苦、辛、温,无毒。主气滞,下食,破积结及膈气。(《图经》)

【药物来源】为芸香科植物橘 *Citrus reticulata* Blanco 及其栽培变种的干燥幼果或未成熟果实的果皮。

【植物形态特征】常绿小乔木或灌木,高3~4 m。枝细,多有刺。叶互生;叶片披针形或椭圆形,有半透明油点。花单生或数朵丛生于枝端或叶腋;花瓣5片;雄蕊15~30枚;雌蕊1枚。柑果近圆形或扁圆形。种子卵圆形。花期4—5月,果期8—10月。

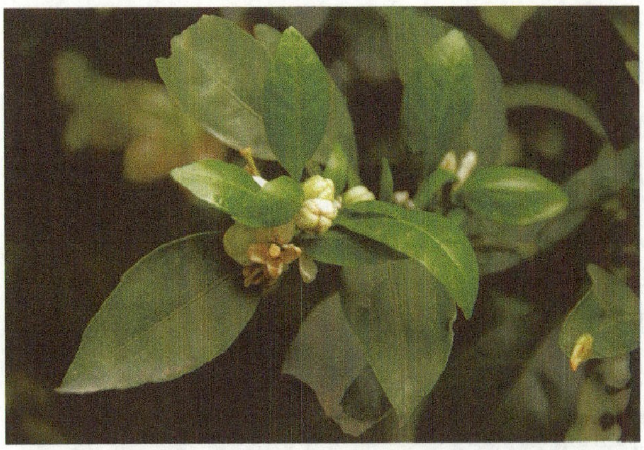

【性味功效】味苦、辛,性温。疏肝破气,消积化滞。

【古方选录】《沈氏尊生书》青皮丸:青皮、山楂、神曲、麦芽、草果。用法:为丸服。主治:食痛、饱闷、噫败卵气。

【用法用量】煎服,3~10 g;或入丸、散。

【使用注意】气虚者慎服。

【现代研究】含挥发油,黄酮苷,天冬氨酸、谷氨酸、脯氨酸等多种氨基酸。有促进消化液的分泌,排出肠内积气,解痉,利胆,祛痰,平喘,升高血压,抗休克等作用。

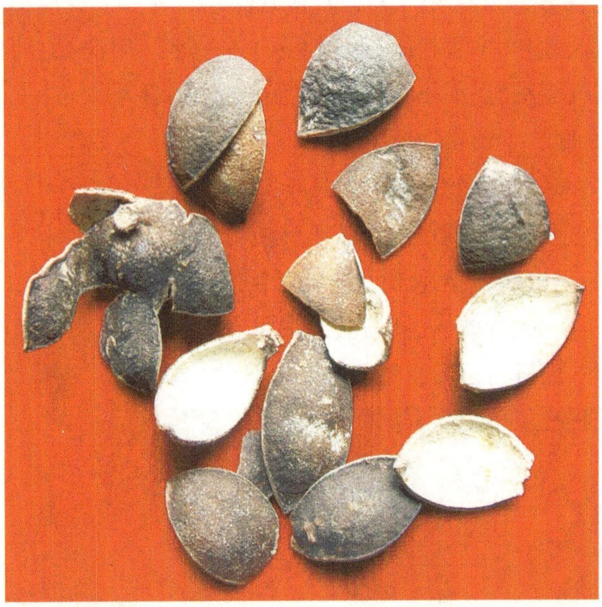

141 木　瓜

【古籍原文】气味酸、温,无毒。主湿痹脚气,霍乱大吐下,转筋不止。(《别录》)

【药物来源】为蔷薇科植物贴梗海棠 *Chaenomeles*

speciosa (Sweet) Nakai 的干燥近成熟果实。

【植物形态特征】多年生灌木,高 2 ~ 3 m。枝棕褐色,有刺。托叶近半圆形;叶片卵形至椭圆状披针形,边缘有锯齿,两面均无毛,或幼时在下面中肋上有淡棕色柔毛。花数朵簇生,绯红色,也有白色或粉红色;萼片 5 枚;花瓣 5 枚;雄蕊多数;子房下位。梨果卵形或球形,黄色或黄绿色,芳香。花期 3—4 月,果期 9—10 月。

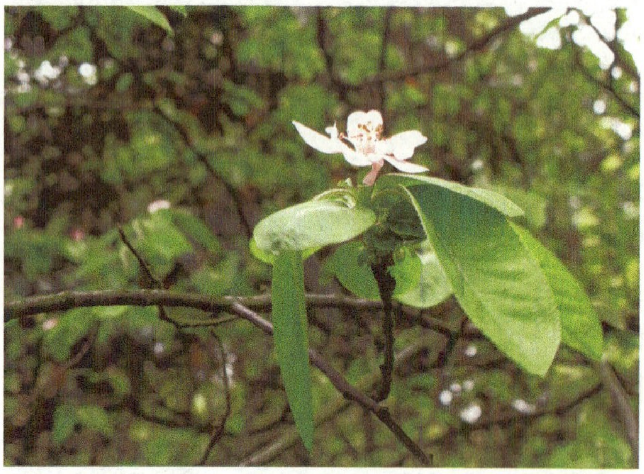

【性味功效】味酸,性温。舒筋活络,化湿和胃。

【古方选录】《小儿药证直诀》木瓜丸:木瓜(末)、麝香、腻粉、木香(末)、槟榔(末)各一字。用法:上同研,面糊丸,如小黄米大,每服一二丸,甘草水下,无时服。主治:止吐。

【用法用量】煎服,6 ~ 9 g;或入丸、散。

【使用注意】胃酸过多者不宜使用。

【现代研究】含皂苷,黄酮类,鞣质,维生素 C,多糖,苹果酸、枸橼酸、酒石酸等多种有机酸。有抗炎,镇痛,保肝,抑菌,抗肿瘤等作用。

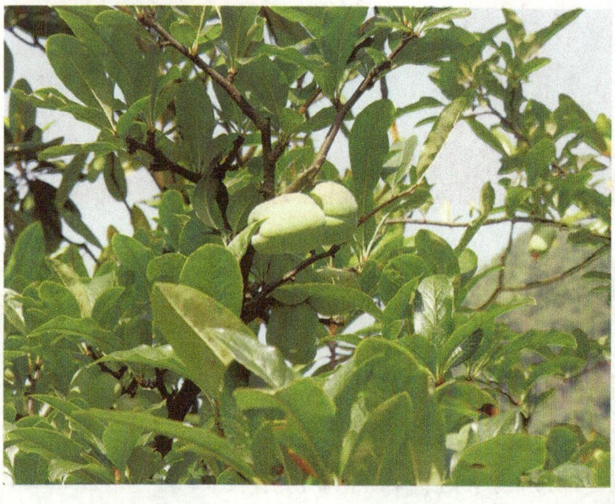

142 枇杷叶

【古籍原文】气味苦、平,无毒。主卒啘不止,下气。(刷去毛。)(《别录》)

【药物来源】为蔷薇科植物枇杷 *Eriobotrya japonica* (Thunb.) Lindl. 的干燥叶。

【植物形态特征】常绿小乔木,高约 10 m。小枝粗壮,黄褐色。叶片革质,披针形、倒披针形、倒卵形或长椭圆形,上面光亮、多皱,下面及叶脉密生灰棕色茸毛。圆锥花序顶生;花瓣白色。果实球形或长圆形,黄色或橘黄色。花期 9—11 月,果期翌年 4—5 月。

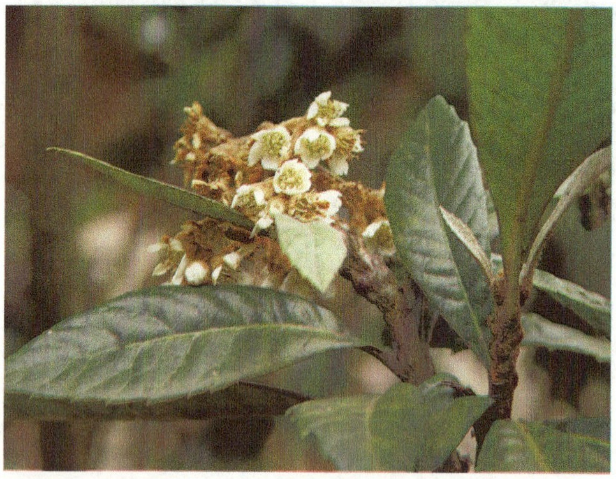

【性味功效】味苦,性微寒。清肺止咳,降逆止呕。

【古方选录】《圣济总录》枇杷叶汤:枇杷叶(拭去毛,炙)四两,陈橘皮(汤浸去白,焙)五两,甘草三两(炙,锉)。用法:上三味粗捣筛,每服三钱匕,水一盏,入生姜一枣大,切,同煎至七分,去滓稍热服,不拘时候。主治:哕逆不止,饮食不入。

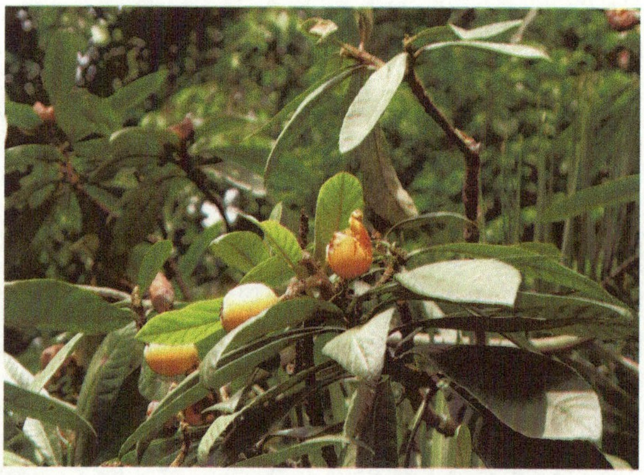

【用法用量】煎服，6～10 g；或入丸、散。止咳宜蜜炙用，止呕宜生用。

【使用注意】寒咳及胃寒呕逆者应慎用。

【现代研究】含挥发油，橙花叔醇，金合欢醇，α－蒎烯，β－蒎烯，莰烯，苦杏仁苷，熊果酸等。有镇咳，祛痰，显著增强胃肠道蠕动，促进胃液分泌，利胆，抗炎，抗肿瘤等作用。

143 龙眼肉（龙眼）

【古籍原文】气味甘、平，无毒。主五脏邪气，安志，厌食，除蛊毒，去三虫。久服强魂聪明，轻身不老，通神明。（《别录》）

【药物来源】为无患子科植物龙眼 *Dimocarpus longan* Lour. 的假种皮。

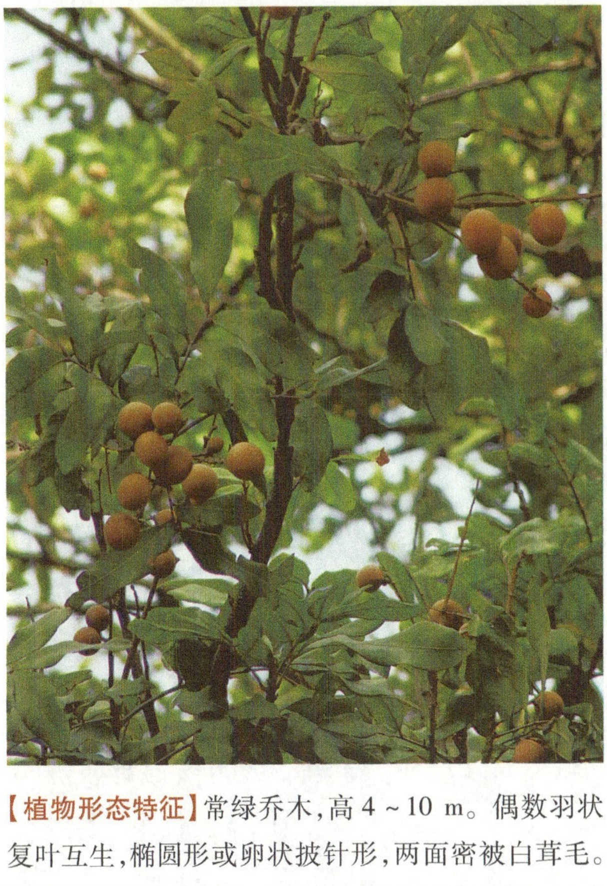

【植物形态特征】常绿乔木，高 4～10 m。偶数羽状复叶互生，椭圆形或卵状披针形，两面密被白茸毛。圆锥花序顶生或腋生，花两性，或间性花与两性花共存，黄白色。核果球形，假种皮白色肉质，内有黑褐色种子 1 粒。花期 3—4 月，果期 7—8 月。

【性味功效】味甘，性温。补益心脾，养血安神。

【古方选录】《杂病源流犀烛・卷六》龙眼汤：龙眼、

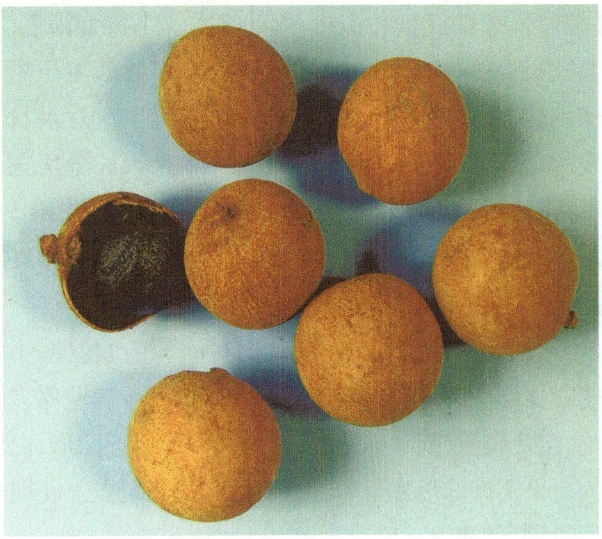

丹参、人参、远志、茯神、黄耆、甘草、升麻、柴胡。用法：上药各等份，煎服。主治：健忘，上虚下盛者。

【用法用量】煎服，9～15 g；或入丸、散。

【使用注意】肝阴虚有热者慎用。糖尿病患者不宜食用。

【现代研究】含蛋白质，葡萄糖，蔗糖，滑石酸，脂肪，维生素等。有增强免疫力，抗应激，抗衰老，抗焦虑，抑菌及影响内分泌等作用。

144 山楂子（山楂）

【古籍原文】气味酸、冷，无毒。煮汁服，止水痢；沐头洗身，治疮痒。

【药物来源】为蔷薇科植物山里红 *Crataegus pinnatifida* Bge. var. *major* N. E. Br. 或山楂 *Crataegus pinnatifida* Bge. 的成熟果实。

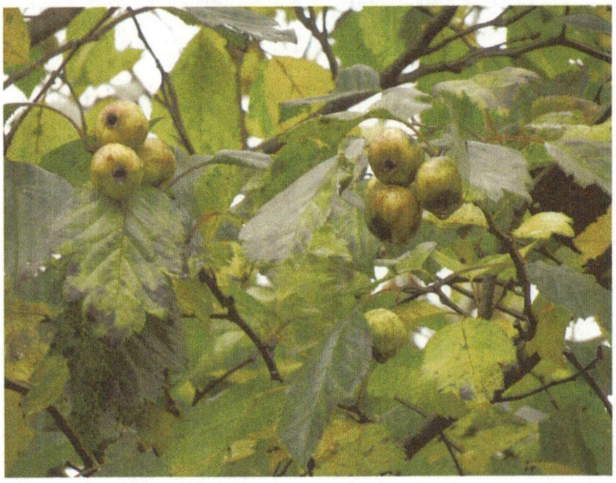

【植物形态特征】(1)山楂:落叶灌木。小枝紫褐色,老枝灰褐色,枝有细刺。单叶互生或多数簇生于短枝先端,叶片宽卵形或三角状卵形,有 5 ~ 9 片羽状裂片,上面绿色,有光泽。花 10 ~ 12 朵聚成伞房花序;萼片 5 枚,绿色;花冠白色或带粉红色;花瓣 5 片;雄蕊 20 枚;子房下位。梨果近球形,成熟时深红色。花期 5—6 月,果期 8—10 月。

(2)山里红:落叶乔木,高约 6 m。树皮粗糙,小枝圆柱形。叶片宽卵形或三角状卵形。伞房花序多花,苞片膜质,线状披针形;花瓣倒卵形或近圆形,白色。果实近球形或梨形,深红色,有浅色斑点。花期 5—6 月,果期 9—10 月。

【性味功效】味酸、甘,性微温。消食健胃,行气散瘀,化浊降脂。

【古方选录】《杂病源流犀烛》山楂子散:山楂(净肉)。用法:上一味,为末,艾汤调下。主治:便血,肠风,用寒药、热药及补脾药俱不效者。

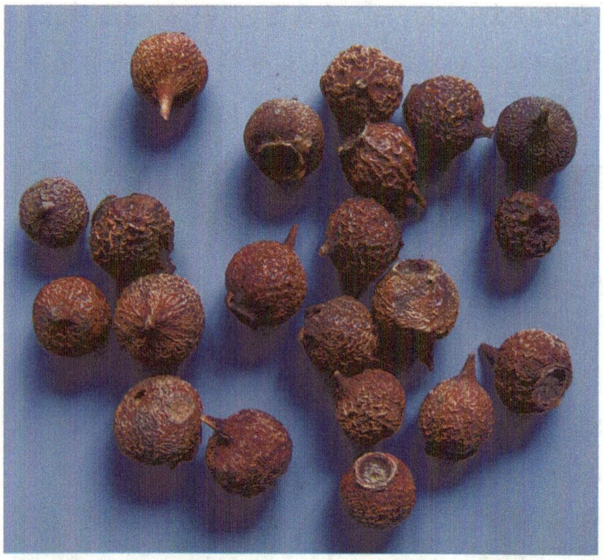

【用法用量】煎服,9 ~ 12 g;或入丸、散。生山楂偏于消食散瘀,焦山楂偏于止泻止痢。

【使用注意】胃酸分泌过多、脾胃虚弱无积滞者慎用。

【现代研究】含有机酸,三萜类,黄酮类。有促进肠蠕动,降血压,增加冠状动脉血流量,强心,降血脂,抗心律不齐,抑菌等作用。

145 小 麦

【古籍原文】气味甘、寒,无毒。主除客热,止烦渴咽燥,利小便,养肝气,止漏血唾血,令女人易孕。(《别录》)

【药物来源】为禾本科植物小麦 *Triticum aestivum* L. 的干燥成熟果实。

【植物形态特征】一年生或二年生草本植物,高 60 ~ 100 cm。秆直立,丛生,茎秆中空,有节。叶片扁平,长披针形。穗状花序直立,小穗两侧扁平,有芒或无芒;雄蕊 3 枚,花药丁字着生;子房卵形。颖果矩圆形或近卵形,浅褐色。花期 4—5 月,果期 5—6 月。

【性味功效】味甘,性凉。养心除烦,健脾益肾,除热止渴。

【古方选录】《金匮要略》甘麦大枣汤:甘草三两,小麦一升,大枣十枚。用法:上三味,以水六升,煮取三升,温分三服。主治:妇人脏躁。

【用法用量】煎服,30 ~ 60 g。外用适量。研粉为主食之一。

【使用注意】糖尿病等患者不宜多食。

【现代研究】含淀粉,蛋白质,脂肪,矿物质,维生素等。有镇痛,抗病毒等作用。

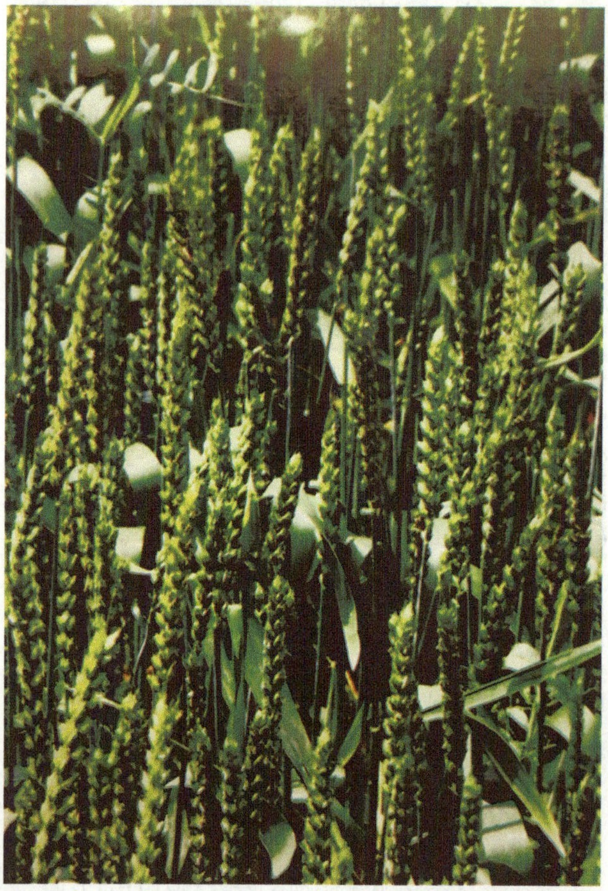

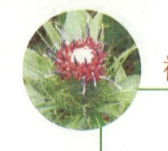

146 马料豆(穞豆)

【古籍原文】气味甘、平，无毒。生研涂痈肿，煮汁杀鬼毒，止痛。久服令人身重。

【药物来源】为豆科植物野大豆 *Glycine soja* Sieb. et Zucc. 的种子。

【植物形态特征】一年生缠绕草本。茎细弱，伏地相互缠绕，或缠绕向上，多分枝，密生黄色长硬毛。3出羽状复叶。总状花序腋生；花萼钟状；花冠蝶形，白色或淡紫色。荚果长圆形或稍呈镰刀形，密生黄色长硬毛。花期、果期8—9月。

【性味功效】味甘，性凉。补益肝肾，祛风解毒。

【古方选录】《纲目拾遗·卷八》黑白丸：马料豆一斤，白蒺藜(去刺)一斤。用法：炒，磨末，炼蜜为丸，如梧桐子大，每服2～3钱，温开水送下。主治：痞积。

【用法用量】煎服，9～15 g；或入丸、散。外用适量。

【使用注意】脾虚泄泻者慎用。

【现代研究】含蛋白质，脂肪，碳水化合物，胡萝卜素，维生素，烟酸，大豆黄酮等。有雌激素样作用，对离体小鼠小肠有解痉作用。

147 绿　豆

【古籍原文】气味甘、寒，无毒。主丹毒，烦热，风疹，药石发动，热气奔豚。生研绞汁服，亦煮食，消肿下气，压热，解砒石之毒，用之勿去皮，令人小壅。(《开宝》)

【药物来源】为豆科植物绿豆 *Phaseolus radiates* L. 的干燥种子。

【植物形态特征】一年生直立或末端微缠绕草本，被淡褐色长硬毛。复叶互生，阔卵形至棱状卵形。总状花序腋生；苞片卵形或卵状长椭圆形，有长硬毛；花黄色。荚果圆柱状，成熟时黑色。种子短矩形，绿色或暗绿色。花期6—7月，果期8月。

【性味功效】味甘，性寒。清热解毒，消暑，利尿。

【古方选录】《证治准绳》绿豆饮：绿豆粉一两，黄连、葛根、甘草各半两。用法：上为细末，每服五分至一钱，温豉汤调下。主治：误服热毒之剂，烦躁闷乱，或做吐，或狂渴。

【用法用量】煎服，15～30 g；或煎汤、煮粥、做糕饼食用。外用适量。

【使用注意】脾胃虚寒、肠滑泄泻者不宜使用。

【现代研究】含蛋白质，脂肪，膳食纤维，糖类，胡萝卜素，维生素，钾、钠、钙、镁、铁等成分。有抗菌抑菌，降低血清胆固醇，抗肿瘤，解毒等作用。

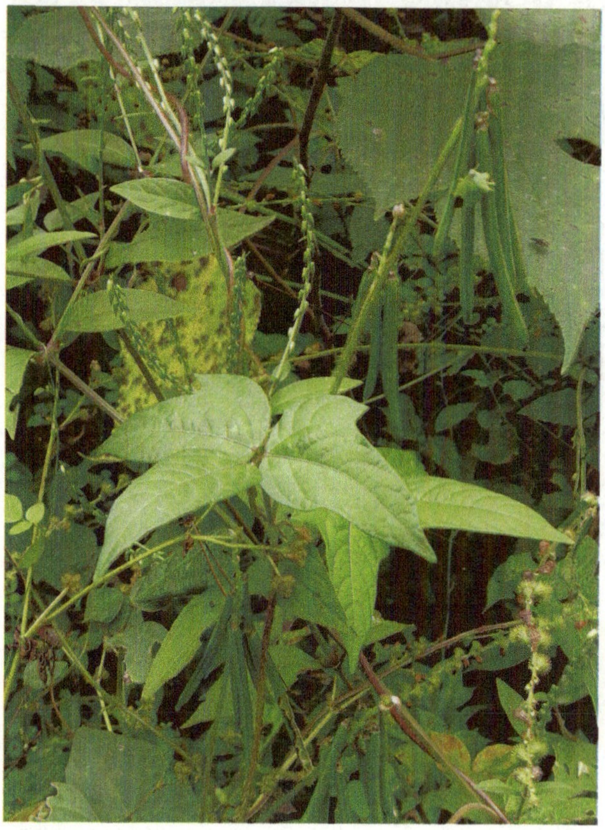

148 扁豆(白扁豆)

【古籍原文】气味甘、微温，无毒。主和中下气。(《别录》)

【药物来源】为豆科植物扁豆 *Dolichos lablab* L. 的干燥成熟种子。

【植物形态特征】一年生缠绕藤本，长达6 m。茎常呈淡紫色或淡绿色，无毛或疏被柔毛。3出复叶，被白色柔毛；顶生小叶全缘。总状花序腋生，直立。花冠蝶形，白色或淡紫色。荚果长椭圆形，先端具弯曲的喙。种子2～5粒，长方状扁圆形，白色、黑色或红褐色。花期7—8月，果期9月。

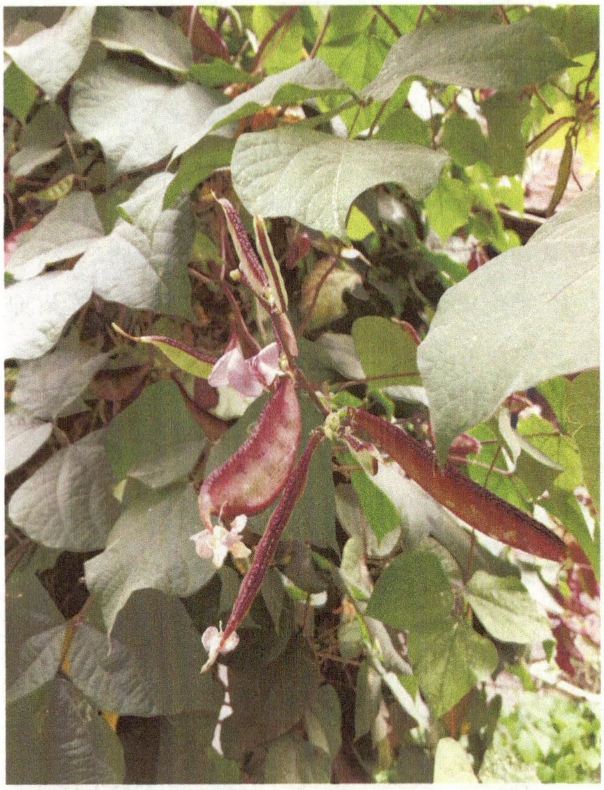

【性味功效】味甘，性微温。健脾化湿，和中消暑。

【古方选录】《千金方·卷二十》扁豆散：扁豆一升，香薷一升。用法：上以水六升，煮取二升，分服。主治：霍乱。

【用法用量】煎服，9 ~ 15 g。健脾止泻宜炒用，消暑解毒宜生用。

【使用注意】不宜多食，以免壅气伤脾。

【现代研究】含蛋白质，脂肪，多糖，钙、磷、铁、钾及食物纤维，维生素等。有抗菌，抗病毒，抗氧化，增强T淋巴细胞的活性，提高细胞免疫功能，降血糖，降血清胆固醇等作用。

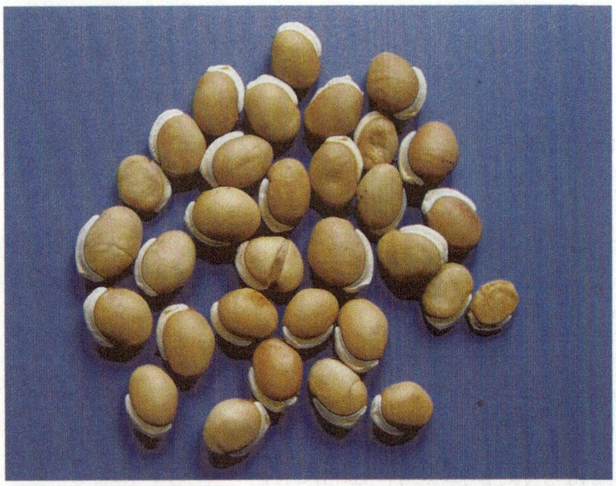

149 谷芽[附麦芽、黍芽、豆黄卷(大豆黄卷)]

【古籍原文】气味苦、温，无毒。主寒中，下气，除热。(《别录》)

陈修园曰：凡物逢春萌芽而生长，今取干谷透发其芽，更能达木气以制化脾土，故能消导米谷积滞。推之麦芽、黍芽、大豆黄卷，性皆相近。而麦春长夏成，尤得木火之气，凡怫郁致成膨膈等症，用之最妙。人但知其消谷，不知其疏肝，是犹称骥以力也。

【药物来源】为禾本科植物稻 *Oryza sativa* L. 的颖果经发芽而成。

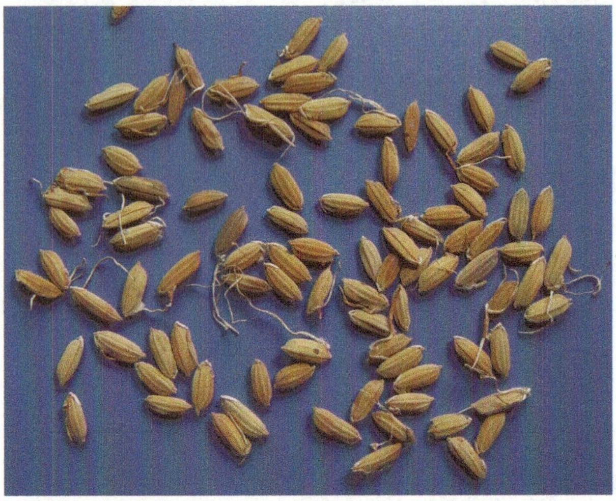

【植物形态特征】一年生栽培植物。秆直立，丛生，高约1 m。叶鞘无毛，下部者长于节间；叶舌膜质而较硬，披针形，基部两侧下延与叶鞘边缘相结合；叶片扁平，披针形至条状披针形。圆锥花序疏松，成熟时向下弯曲，分枝具角棱，常粗糙；小穗长圆形，两侧扁压状，长6 ~ 8 mm，含3朵小花，下方两小花退化仅存极小的外稃；颖极退化；退化外稃长3 ~ 4 mm，两性小花外稃，有5条脉，常具细毛，芒或无芒；内稃具3条脉，亦被细毛；鳞被2枚，卵圆形；雄蕊6枚；花柱2枚，筒短，柱头帚刷状，自小花两侧伸出。颖果平滑。花期、果期6—10月。

【性味功效】味甘，性温。消食和中，健脾开胃。

【古方选录】《杂症会心录·卷下》消胃饮：制半夏一钱，陈皮一钱五分，神曲一钱，厚朴一钱(姜炒)，莱菔子一钱(炒,研),谷芽二钱(炒),砂仁八分。用法:加煨姜二片,水煎服。主治:气滞食阻,在阳明而作胀。

【用法用量】煎服,9 ~ 15 g;或研末入丸、散。

【使用注意】不宜多食。

【现代研究】含蛋白质,脂肪油,淀粉,纤维素,麦芽糖,果糖,葡萄糖,腺嘌呤,胆碱,以及天冬氨酸、γ-氨基丁酸等多种氨基酸。有助消化的作用。

附1:麦芽

【药物来源】为禾本科植物大麦 *Hordeum vulgare* L. 的成熟种子经发芽干燥的炮制加工品。

【植物形态特征】越年生草本。秆粗壮,光滑无毛,直立,高 50 ~ 100 cm。叶鞘松弛抱茎;两侧有较大的叶耳;叶舌膜质;叶片扁平。穗状花序,小穗稠密;颖线状披针形,微具短柔毛,先端延伸成 8 ~ 14 mm 的芒;外稃背部无毛,内稃和外稃等长。颖果腹部有纵沟或内陷,先端有短柔毛。花期 3—4 月,果期 4—5 月。

【性味功效】味甘,性平。行气消食,健脾开胃,回乳消胀。

【古方选录】《妇人良方》麦芽散:大麦芽不以多少。用法:炒黄为末,每服三钱,沸汤调下,与粥间服。主治:产后五七日不大便。

【用法用量】煎服,10 ~ 15 g;回乳炒用,60 g;或研末入丸、散。

【现代研究】含粗纤维,淀粉,饱和脂肪酸,蛋白质等。有促进胃酸及胃蛋白酶分泌,抑制泌乳素分泌,降血糖,抗菌等作用。

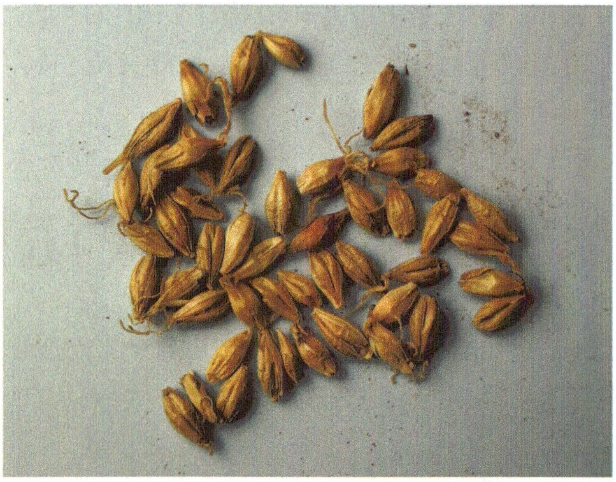

附2:黍芽

【药物来源】为禾本科植物黍 *Panicum miliaceum* L. 的成熟种子经发芽干燥的炮制加工品。

【植物形态特征】一年生栽培草本。秆粗壮,直立,单生或少数丛生,高 60 ~ 120 cm,有时有分枝,节密被髭毛,节下有疣基毛。叶鞘松弛,被疣基毛;叶片线状披针形,具柔毛或无毛,边缘常粗糙。圆锥花序开展或较紧密;小穗卵状椭圆形;颖纸质,无毛。谷粒圆形或椭圆形,乳白色或褐色。花期、果期 7—10 月。

【性味功效】味甘,性微温。益气补中,消食,解毒。

【古方选录】《圣济总录》:黍米二合(水淘净)。用法:水研澄取白汁,呷尽即瘥。主治:干霍乱。

【用法用量】煎服,9 ~ 15 g。

【现代研究】含粗纤维,淀粉,饱和脂肪酸,蛋白质等。有助消化作用。

附3:豆黄卷(大豆黄卷)

【药物来源】为豆科植物大豆 *Glycine max* (L.) Merr. 的成熟种子经发芽干燥的炮制加工品。

【植物形态特征】一年生直立草本,高 60 ~ 180 cm。茎粗壮,密生褐色长硬毛。叶柄长,密生黄色长硬毛;3 出复叶,顶生小叶菱状卵形,先端渐尖,基部圆形、阔楔形。总状花序腋生;苞片及小苞片披针形,有毛;花冠小,白色或淡紫色,稍较萼长;雄蕊 10 枚。

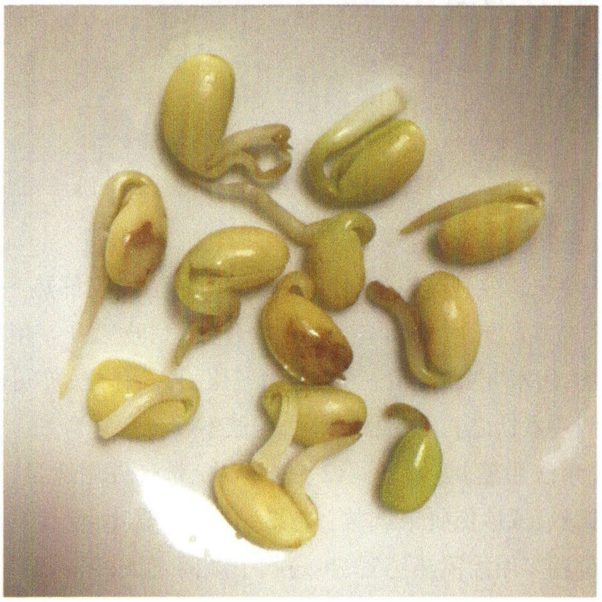

荚果长方披针形，褐色，密被黄色长硬毛。种子卵圆形或近于球形，黄绿色或黑色。花期6—7月，果期8—10月。

【性味功效】味甘，性平。解表祛暑，清热利湿。

【古方选录】《圣济总录》大豆散：大豆黄卷（醋拌炒干）、大黄（微煨去皮）各一两。用法：捣为散，每服二钱匕，临卧时煎葱、橘皮汤调下，平明以利大肠为度。主治：水病，通身肿满，喘急，大小便涩。

【用法用量】煎服，9～15 g。

【现代研究】含大豆黄酮苷，染料木苷，大豆皂醇，胆碱，叶酸和泛酸等。有抗菌，抗病毒等作用。

150 豆豉（淡豆豉）

【古籍原文】气味苦、寒，无毒。主伤寒头痛寒热，瘴气恶毒，烦躁满闷，虚劳喘吸，两脚疼冷。（《别录》）

【药物来源】为豆科植物大豆 *Glycine max*（L.）Merr. 成熟种子的发酵加工品。

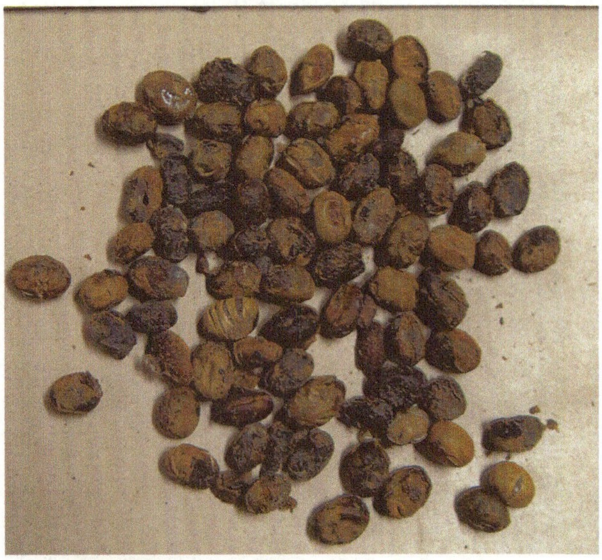

【植物形态特征】同"豆黄卷"。

【性味功效】味苦、辛，性凉。解表，除烦，宣发郁热。

【古方选录】《肘后备急方》豆豉饮：豆豉三升。用法：用水九升，煮取三升，分为三服，日二作之；亦可酒渍煮饮之。主治：中缓风，四肢不收者。

【用法用量】煎服，6～12 g；或入丸、散。外用适量，捣敷，或炒焦研末调敷。传统认为，以桑叶、青蒿发酵者多用治风热感冒、热病胸中烦闷之证；以麻黄、紫苏发酵者，多用治风寒感冒头痛。

【使用注意】胃虚易泛恶者慎用。

【现代研究】含大豆异黄酮，大豆皂苷，大豆蛋白，多糖，酶类，维生素，微量元素等。有发汗，助消化，抗氧化，抗肿瘤，降血糖，调节血脂等作用。

151 饴糖（胶饴、白饴糖）

【古籍原文】气味甘、大温，无毒。主补虚乏，止渴，去血。（《别录》）

【药物来源】为米、麦、粟或蜀黍等粮食，经发酵糖化制成。

【药材特征】饴糖有软、硬之分，软者为黄褐色浓稠液体，黏性很大，称胶饴；硬者系软饴糖经搅拌、混入空气后凝固而成，为多孔之黄白色糖饼，称白饴糖。

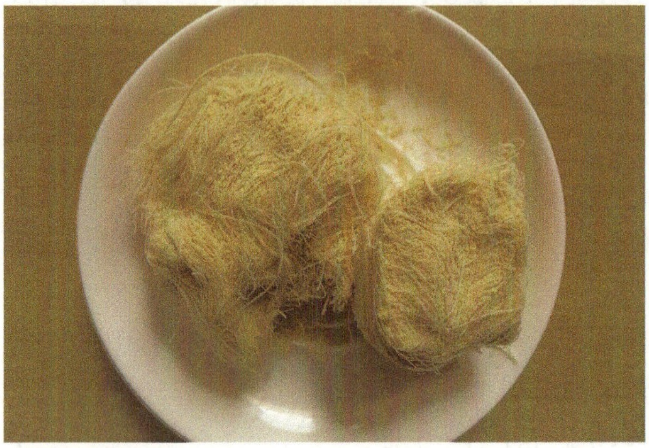

【性味功效】味甘，性温。补中益气，缓急止痛，润肺止咳。

【古方选录】《金匮要略》小建中汤：桂枝三两（去皮），甘草三两（炙），大枣十二枚（擘），芍药六两，生姜二两（切），胶饴一升。用法：以水七升，煮取三升，去滓，纳饴，更上微火消解。温服一升，日三次。主治：虚劳里急，悸，衄，腹中痛，梦失精，手足烦热，咽干口燥。

【用法用量】入汤剂须烊化冲服，每次15～20 g；亦可熬膏或为丸服。

【使用注意】湿热内郁、中满吐逆、痰热咳嗽、小儿疳积者不宜使用。

【现代研究】含麦芽糖，蛋白质，脂肪，维生素及烟酸等。有滋养，止咳，止腹绞痛等作用。

152 薄　荷

【古籍原文】气味辛、温，无毒。主贼风伤寒，发汗，恶气，心腹胀满，霍乱，宿食不消，下气。煎汁服，亦堪生食。（《唐本草》）

【药物来源】为唇形科植物薄荷 *Mentha haplocalyx* Briq. 的地上部分。

【植物形态特征】多年生草本。茎直立，方形，高10～80 cm。单叶对生，叶片长圆状披针形、椭圆形或卵状披针形，边缘具细锯齿，两面有疏柔毛。轮状花序腋生，萼管状钟形，花冠淡紫色或白色。小坚果长卵圆形。花期7—9月，果期10—11月。

【性味功效】味辛，性凉。疏散风热，清利头目，利咽，透疹，疏肝行气。

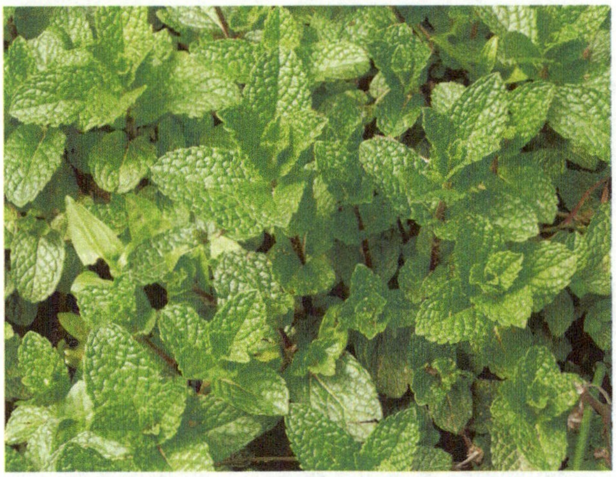

【古方选录】《普济方·卷三六九》薄荷散：薄荷叶一两，蝎一分，天南星半两（灰炒通黄赤色）。用法：上为细末，周岁儿每服半钱，连根葱白煎汤下，不拘时候。若只伤风，并进二服，立愈。主治：小儿伤风，伤寒，肢体壮热，手足冷，呻吟惊悸，睡卧不安。

【用法用量】煎服，3～6 g，宜后下；或入丸、散。

【使用注意】体虚多汗者不宜使用。

【现代研究】含挥发油，黄酮类，氨基酸等。有祛痰，抗菌，抗炎，镇痛，抗肿瘤，兴奋中枢神经系统，促进透皮吸收等作用。

153 香　薷

【古籍原文】气味辛、微温，无毒。主霍乱腹痛吐下，散水肿。（《别录》）

【药物来源】为唇形科植物石香薷 *Mosla chinensis* Maxim. 或江香薷 *Mosla chinensis* 'Jiangxiangru' 的干燥地上部分。

【植物形态特征】（1）石香薷：一年生草本，高30～40 cm。茎直立，四棱形。叶对生，卵形或椭圆状披针形，边缘有锯齿。轮伞花序，密集似穗状；花萼5裂，具较长的柔毛；花冠唇形，淡紫红色或粉红色。小坚果，通常4枚，扁圆球形，棕色。花期7—9月，果期10月至翌年1月。

（2）江香薷：一年生草本，高55～65 cm。茎直立，四棱形，基部分枝长。叶对生，披针形，先端渐尖，基部渐狭。总状花序密集似穗状；花萼钟形，5裂；花冠唇形，淡紫色或白色；雄蕊、雌蕊内藏。小坚果扁圆球形。花期6月，果期7月。

【性味功效】味辛，性微温。发汗解表，化湿和中，利水消肿。

【古方选录】《圣济总录·卷三十四》香薷散：香薷二

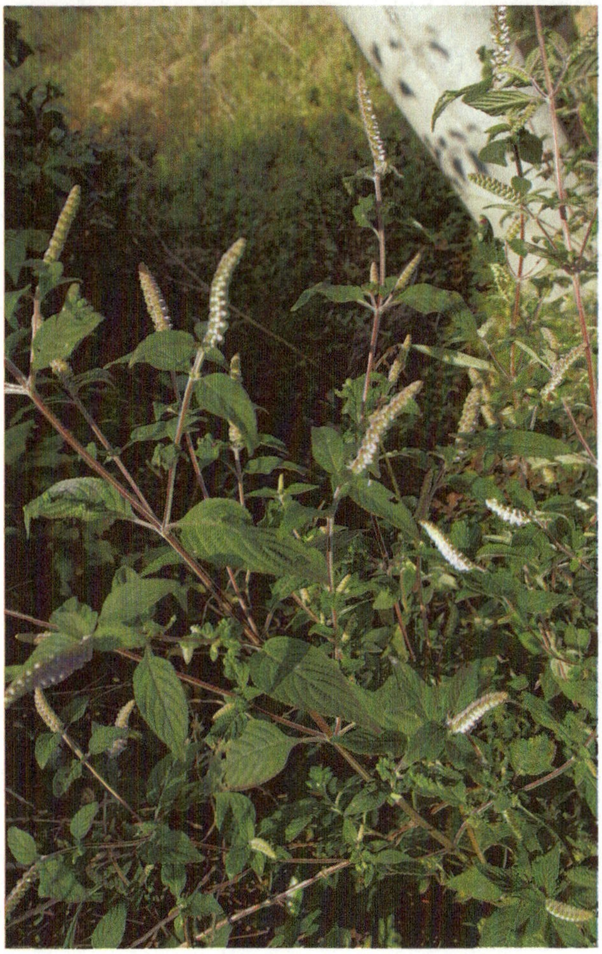

两。用法：捣为散，每服二钱匕，水一盏，煎取七分，不去滓，温服，不拘时候。主治：中暑烦躁，多困乏力。

【用法用量】煎服，3～10 g，不宜久煎；或入丸、散。

【使用注意】表虚有汗及暑热证者忌用。

【现代研究】石香薷含挥发油，黄酮类及香豆素等成分。有发汗解热，镇静，镇痛，健脾，缓解肠痉挛，增强免疫力，抗菌，抗病毒等作用。

154 白芥子（芥子）

【古籍原文】气味辛、温，无毒。发汗，主胸膈痰冷，上气，面目黄赤。醋研，敷射工毒。（《别录》）

【药物来源】为十字花科植物白芥 *Sinapis alba* L. 的干燥成熟种子。

【植物形态特征】一年生或二年生草本。茎较粗壮，高达 1 m，全体被稀疏粗毛。叶互生，基部的叶具长柄，叶片宽大，倒卵形，长 10～15 cm，琴状深裂或近全裂，裂片 5～7 片，先端大，向下渐小；茎上部的叶具短柄，叶片较小，裂片较细；近花序之叶常少裂。花期 4—6 月，果期 5—7 月。

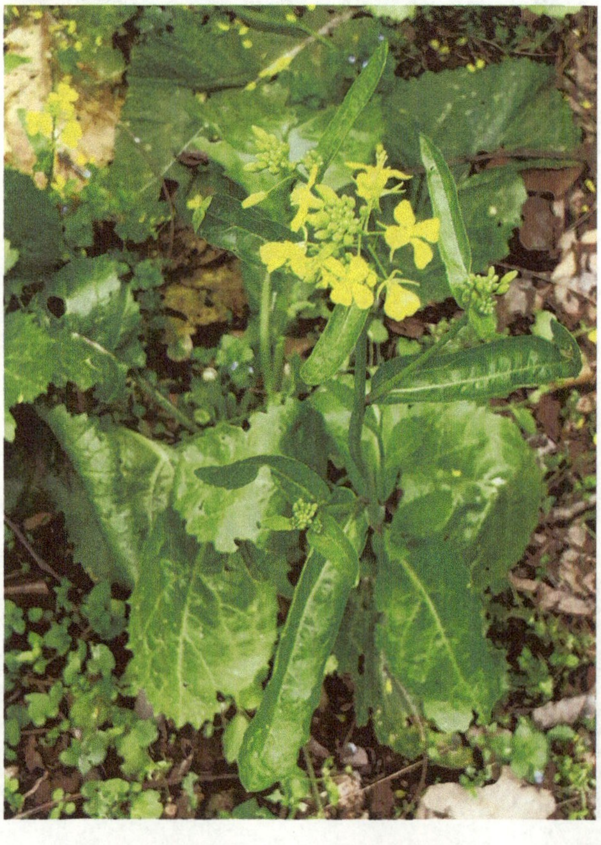

【性味功效】味辛，性温。温肺豁痰利气，散结通络止痛。

【古方选录】《妇人大全良方》白芥子散：白芥子、木鳖子（麸炒）各二两。用法：研为末，每服一钱，温酒调下，每日两次。主治：荣卫之气循行失度，痰滞经络，与正气相搏，以致臂痛外连肌肉，牵引背胛，时发时止，发则有似瘫痪。

【用法用量】煎服，3～9 g；或入丸、散。外用适量，研末调敷，或作发泡用。

【使用注意】久咳肺虚及阴虚火旺者忌用；消化道溃疡、出血者，以及皮肤过敏者忌用。用量不宜过大，以免引起腹泻。不宜久煎。

【现代研究】含芥子油苷，内有白芥子苷，还含脂类、芥子酶、芥子碱、蛋白质、黏液质，以及赖氨酸、精氨酸、组氨酸等多种氨基酸。有抗真菌，祛痰，催吐，抗衰老，抗辐射损伤等作用。

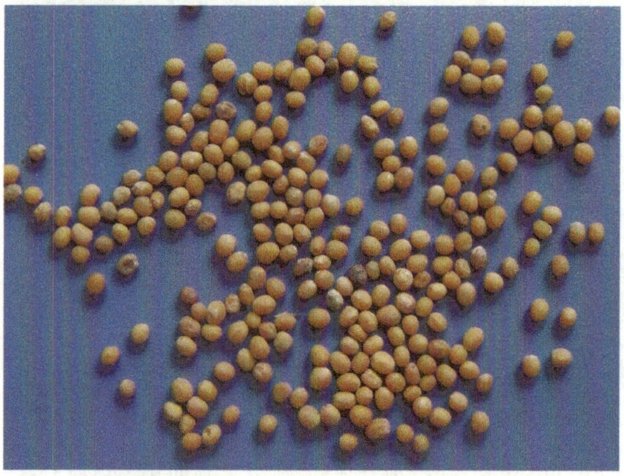

155 五灵脂

【古籍原文】气味甘、温，无毒。主疗心腹冷气，小儿五疳，辟疫，治肠风，通利血脉，女子月闭。（酒研。）

【药物来源】为鼯鼠科动物复齿鼯鼠 *Trogopterus xanthipes* Milne-Edwards 的干燥粪便。

【动物形态特征】动物尾长而粗，几与体长相等。吻短，眼圆而大，耳郭发达，无束毛。后肢长于前肢，均有钩爪。飞鼠形似松鼠而小，眼大，周围有黑毛构成窄环。前后肢间具被毛的飞膜。尾扁平，被密而柔软的长毛。背毛夏季为棕灰色，带有灰黑色的波纹，冬季淡黄灰色或黄灰色；腹毛灰白色，具淡橙色毛尖；尾两侧橙黄色。

【性味功效】味苦、咸、甘，性温。活血止痛，化瘀止血。

【古方选录】《圣济总录·卷一五〇》五灵脂散：五灵脂一两半，当归（切，焙）一两，蜀椒（去目并闭口，炒出汁）一分，姜黄一两。用法：上为散，每服二钱匕，水半盏，酒半盏，同煎六分，食前温服。主治：妇人血风，走注疼痛。

【用法用量】煎服，3～10 g，包煎；或入丸、散。外用适量，研末调敷。

【使用注意】不宜与人参同用。孕妇慎用。

【现代研究】含焦性儿茶酚，苯甲酸，尿嘧啶，间羟基苯甲酸，五灵脂酸，次黄嘌呤等。有抗凝血，降低心肌细胞耗氧量，增强机体免疫力，抗炎，提高耐缺氧、耐寒和耐高温能力，提高家兔离体子宫张力，缓解平滑肌痉挛等作用。

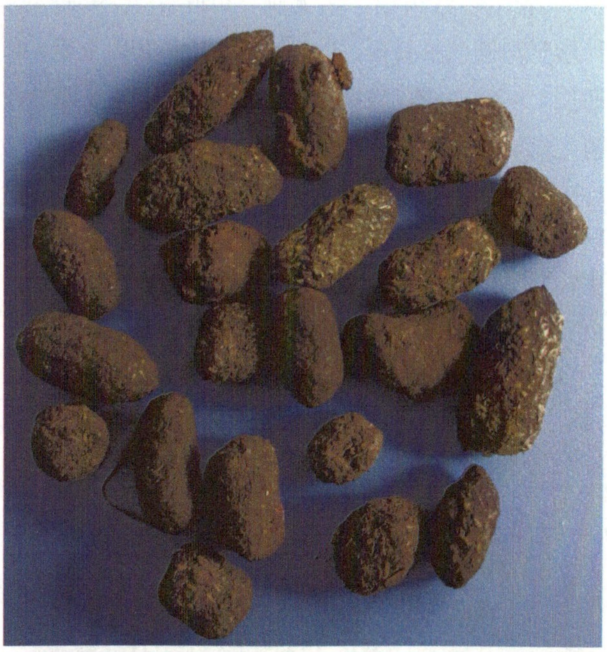

156 虎　骨

【古籍原文】气味辛、微热，无毒。主邪恶，杀鬼疰毒，止惊悸，治恶疮，鼠瘘。头骨尤良。（《别录》）

【药物来源】为猫科动物虎 *Panthera tigris* Linnaeus 的干燥骨骼。

【动物形态特征】动物体形似猫而大，雌者较小。头圆而宽，颈部较短。眼圆。耳短小。口旁列生长须，犬齿粗大而锐利。四肢粗大有力。

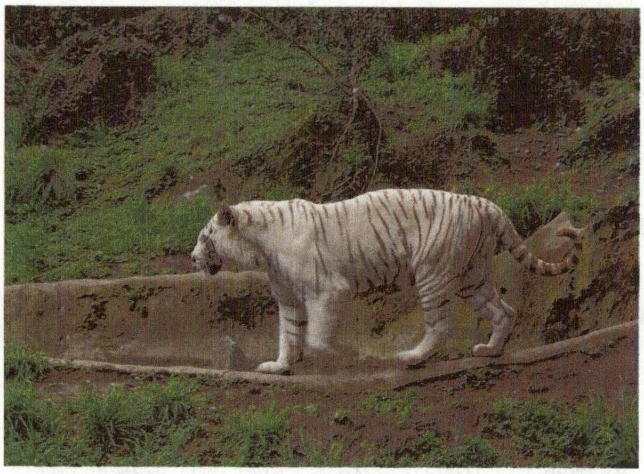

【性味功效】味甘、辛、咸，性温。祛风通络，强筋健骨，镇惊。

【古方选录】《圣济总录》没药散：没药（研）半两，虎胫骨（酒炙）三两。用法：上二味捣研为末，每服二钱匕，温酒调下，日三服，不计时候。主治：骨节疼痛。

【用法用量】煎服，9～15 g；浸酒；或入丸、散。

【使用注意】血虚火盛者慎服。

【现代研究】含有胶原纤维，羟脯氨酸，还有丰富的微量元素，如锶、镁、锌、铁等。有抗炎，镇痛，抗骨质疏松，促进骨折愈合等作用。虎为世界范围内濒危动物，我国药典已不收载。

157 小茴香

【古籍原文】气味辛、温，无毒。主小儿气胀，霍乱呕逆，腹冷，不下食，两肋痞满。（《拾遗》）

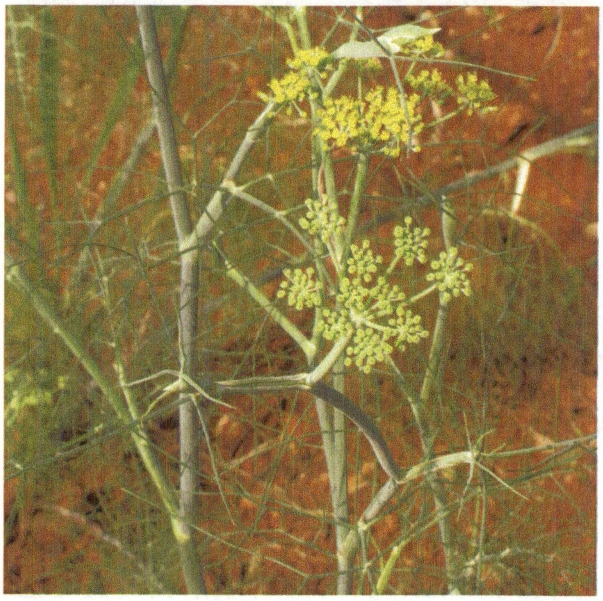

【药物来源】为伞形科植物茴香 *Foeniculum vulgare* Mill. 的干燥成熟果实。

【植物形态特征】多年生草本，高 0.6～2 m，全株具特殊香辛味。茎直立，光滑无毛，表面有白粉。茎生叶互生；叶片 4～5 回羽状全裂，裂片线形。复伞形花序顶生或侧生；花小，花瓣黄色；雄蕊 5 枚；子房下位。双悬果椭圆形。花期 5—6 月，果期 7—9 月。

【性味功效】味辛，性温。散寒止痛，理气和胃。

【古方选录】《医林改错・卷下》小茴香酒：小茴香一两（炒黄）。用法：上为粗末，黄酒半斤烧滚冲，停一刻，去滓服酒。主治：白浊。

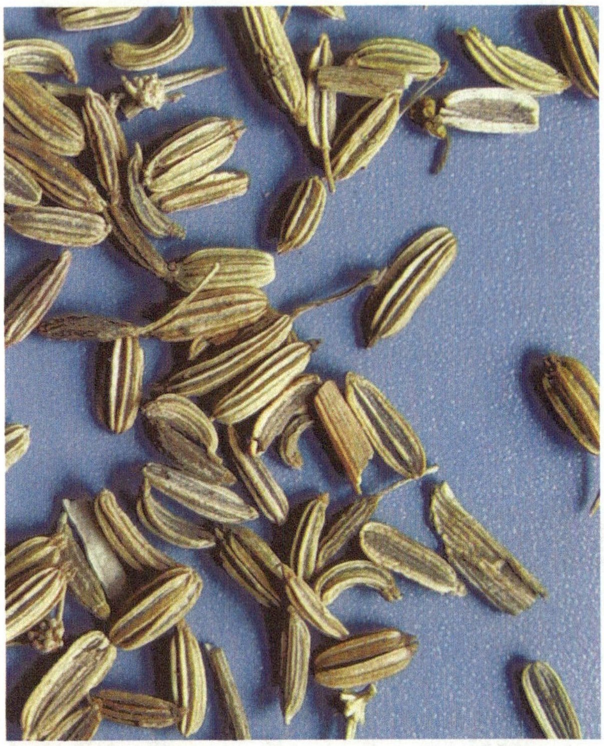

【用法用量】煎服，3～6 g；或入丸、散。外用适量，研末调敷；或炒热温熨。

【使用注意】阴虚火旺者禁服。

【现代研究】含挥发油，脂类，甾醇，糖苷，生物碱，维生素 E，维生素 B_1，维生素 B_2，胡萝卜素等。有缓解疼痛，抗炎，抑菌，促进胃肠蠕动，保肝，抗肝纤维化等作用。

158 土茯苓

【古籍原文】气味甘、温、平，无毒。主治食之当谷不饥，调中止泄，健行不睡。（藏器）治拘挛骨痛，恶疮

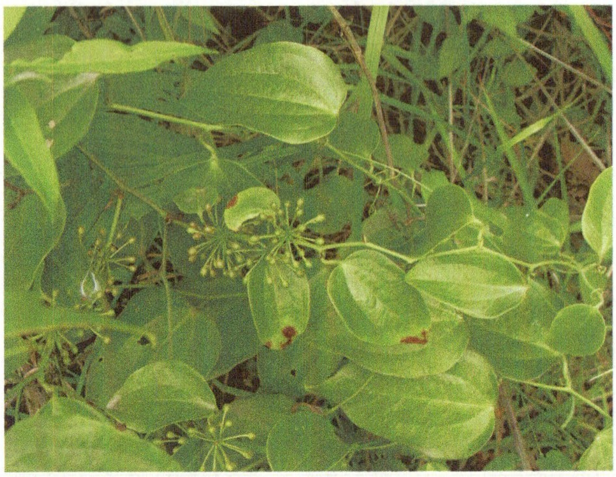

痈肿，解汞、银水毒。（时珍）

【药物来源】为百合科植物光叶菝葜 *Smilax glabra* Roxb. 的干燥根茎。

【植物形态特征】攀缘状灌木。根茎块根状，有明显结节，着生多数须根。茎无刺。单叶互生；革质，披针形至椭圆状披针形，先端渐尖，基部圆形，全缘；叶柄长 1～2 cm，略呈翅状；近基部具开展的叶鞘，叶鞘先端常变成 2 条卷须。花单性，雌雄异株。花期 7—8 月，果期 9—10 月。

【性味功效】味甘、淡，性平。解毒，除湿，通利关节。

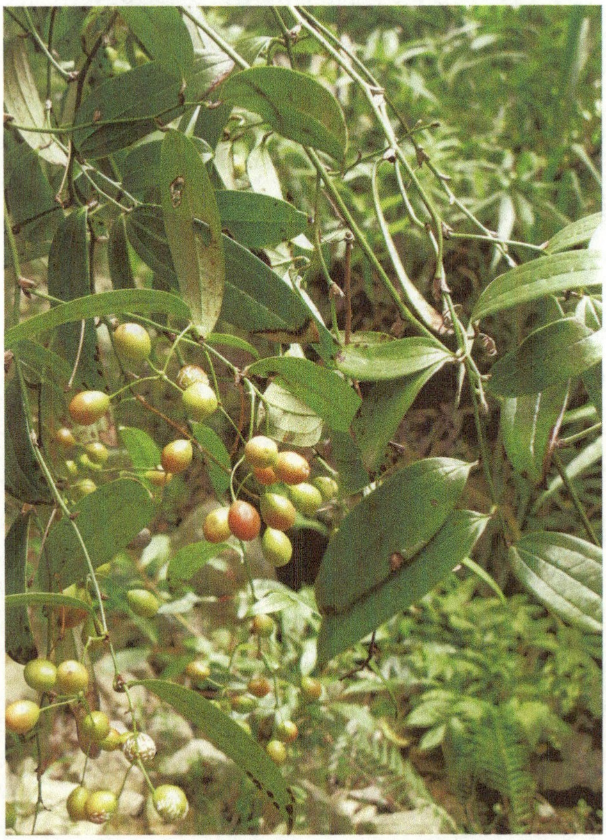

【古方选录】《医林纂要·卷十》土茯苓汤:土茯苓四两,黄柏二两,生黄耆二两,生甘草一两。用法:水煎服。主治:杨梅疮,鱼口,肾痈。

【用法用量】煎服,15～60 g。外用研末调敷。

【使用注意】肝肾阴亏者慎服。

【现代研究】含糖类,有机酸,苯丙素,黄酮类,黄酮苷,甾醇,皂苷及挥发油等。有抗心肌缺血,抗动脉粥样硬化,抗血栓,利尿,镇痛,抗肿瘤等作用。

159 萆 薢

【古籍原文】气味苦、平,无毒。主腰脊痛强,骨节风寒湿周痹,恶疮不瘳,热气。(《本经》)伤中,恚怒,阴痿失溺,老人五缓,关节老血。(《别录》)

【药物来源】为薯蓣科植物绵萆薢 *Dioscorea spongiosa* J. Q. Xi, M. Mizuno et W. L. Zhao 或粉背薯蓣 *Dioscorea hypoglauca* Palibin 等的干燥根茎。

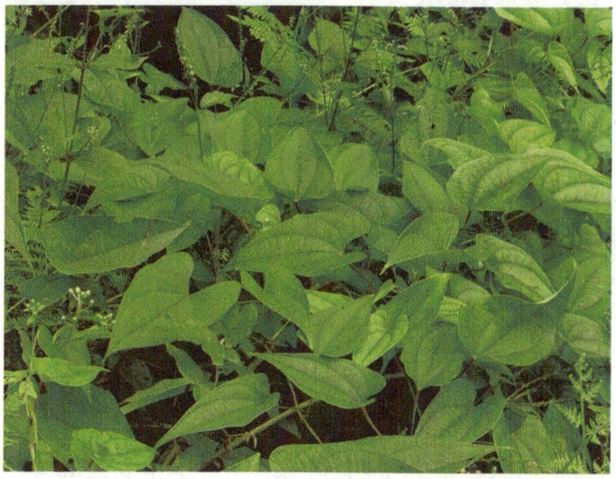

【植物形态特征】(1)绵萆薢:多年生缠绕草质藤本。根茎横生,分枝,粗大。茎左旋,圆柱形。单叶互生;叶片稍革质,形态变化较大。雄花序腋生,总状,雄花有梗,雄蕊6枚。蒴果成熟时反曲下垂,翅近半圆形,先端微凹,基部圆形。种子卵圆形,四周有薄膜质翅。花期6—7月,果期7—10月。

(2)粉背薯蓣:多年生缠绕藤本。根茎横生,近于地面,竹节状。叶互生,三角状心形,或卵状披针形,顶端渐尖,边缘波状。花单性,雌雄异株;雄花序穗状,单生或2～3枝簇生于叶腋,雄花雄蕊3枚;雌花序穗状,单生,退化雄蕊呈花丝状,柱头3裂。蒴果成熟后反曲下垂,栗褐色。种子有薄膜状翅。花期5—8月,果期6—10月。

【性味功效】味苦,性平。利湿去浊,祛风通痹。

【古方选录】《济生方》萆薢丸:川萆薢(洗)。用法:为细末,酒和为丸如柄子大,每服七十丸,空心、食前,盐汤、盐酒任下。主治:小便频数。

【用法用量】煎服,9～15 g;或入丸、散。

【使用注意】肾虚阴亏、遗精滑精者慎用。

【现代研究】含甾体皂苷,二芳基庚烷,木脂素,三萜皂苷,黄酮类,香豆素等。有降低尿酸水平,治疗痛风,保护肾脏,抗炎,镇痛,抗骨质疏松,改善免疫功能,抑菌及抗肿瘤等作用。

160 槟 榔

【古籍原文】气味苦、辛、涩、温,无毒。主消谷逐水,除痰癖,杀三虫,伏尸,疗寸白。(《别录》)

【药物来源】为棕榈科植物槟榔 *Areca catechu* L. 的干燥成熟种子。

【植物形态特征】茎直立,乔木状,高可达30 m,有明

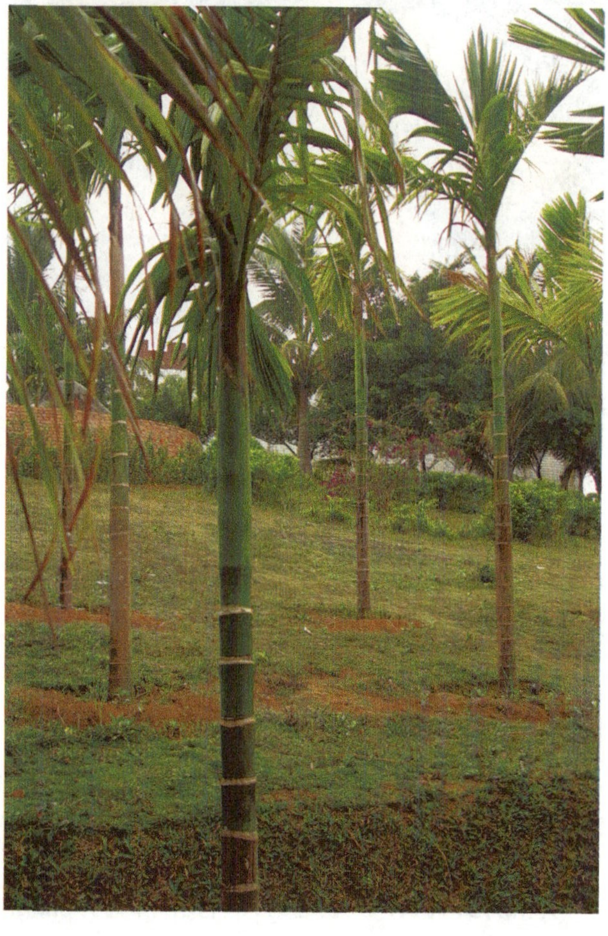

显的环状叶痕。叶簇生于茎顶,长 1.3 ~ 2 m,羽片多数,两面无毛,狭长披针形,上部的羽片合生,顶端有不规则齿裂。花序着生于最下一叶的叶基部,有佛焰苞状大苞片;花单性,雌雄异株;雄花花瓣 3 枚,花萼 3 枚,雄蕊 6 枚;雌花较大而少,花萼 3 枚。坚果卵圆形或长圆形。花期 3—8 月,果期 12 月至翌年 2 月。

【性味功效】味苦、辛,性温。杀虫,消积,行气,利水,截疟。

【古方选录】《伤寒总病论》槟榔散:槟榔二个(一生一煨)。用法:细末,酒二盏,煎一盏四分,作两服,温饮之。主治:伤寒发汗或下后痞满,或成寒实结胸,气塞不通。兼治蛔厥,心腹刺痛。

【用法用量】煎服,3 ~ 10 g;或入丸、散。驱绦虫、姜片虫,30 ~ 60 g,空腹服。

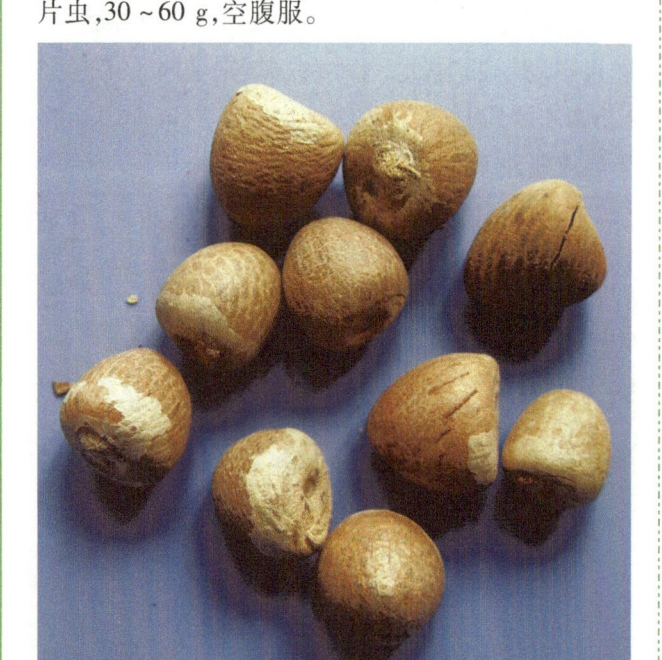

【使用注意】气虚下陷者慎服。孕妇慎用。

【现代研究】含生物碱,脂肪酸,鞣质,氨基酸,多糖,槟榔红色素,皂苷等。有驱虫,抗氧化,抗过敏,抗病原微生物,兴奋 M 胆碱受体等作用。

161 牵牛子

【古籍原文】气味苦、寒,有毒。主下气,疗脚满,水胀,除风毒,利小便。(《别录》)

陈修园曰:大毒大破之药,不堪以疗内病。惟杨梅疮,或毒发周身,或结于一处,甚则阴器剥,鼻柱坏,囟溃不合,其病多从阴器而入,亦必使之从阴器而出也。法用牵牛研取头末,以土茯苓自然汁泛丸,又以烧裩散为衣。每服一钱,生槐蕊四钱,以土茯苓汤送下,一日三服。服半月效。

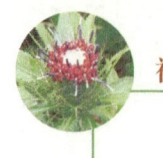

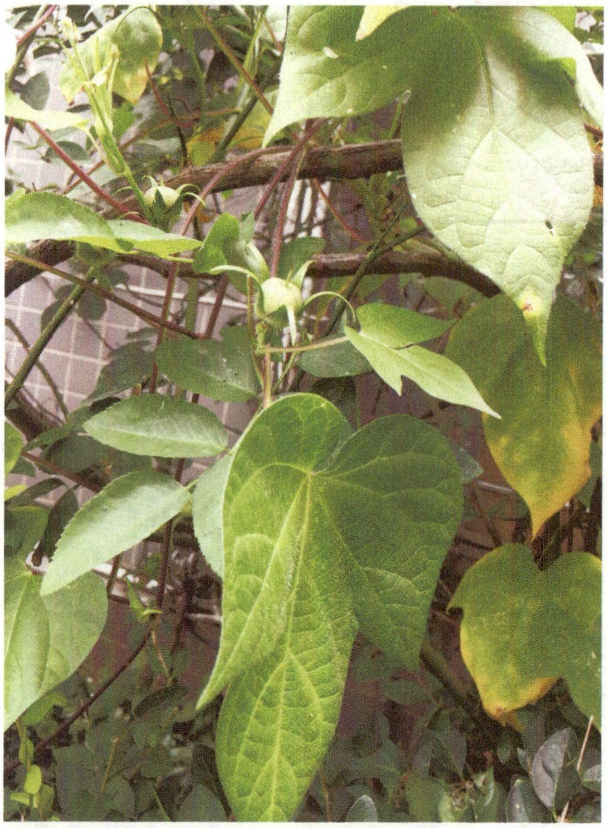

【药物来源】为旋花科植物裂叶牵牛 *Pharbitis nil* (L.) Choisy 或圆叶牵牛 *Pharbitis purpurea* (L.) Voigt 的干燥成熟种子。

【植物形态特征】(1)裂叶牵牛:一年生攀缘草本。茎缠绕,多分枝。叶互生,心脏形,3 裂至中部,中间裂片卵圆形,先端短渐尖,两侧裂片斜卵形,全缘,两面均被毛;叶柄较花梗为长。花 2 ~ 3 朵腋生,具总梗;小花梗长约 1 cm;花冠漏斗状,先端 5 浅裂,紫色或淡红色,上部色较深,下部色浅或为白色。花期 7—8 月,果期 9—10 月。

(2)圆叶牵牛:叶阔心脏形,先端短尖,基部心形,全缘。花 1 ~ 5 朵成簇腋生;花萼裂片卵状披针形;花冠漏斗状,通常为蓝紫色、粉红色或白色。蒴果球形,种子黑色或黄白色,无毛。花期 7—8 月,果期 9—10 月。

【性味功效】味苦,性寒;有毒。泻水通便,消痰涤饮,杀虫攻积。

【古方选录】《儒门事亲》禹功散:黑牵牛头末四两,茴香一两(炒),或加木香一胡。用法:上为细末,以生姜自然汁调一两钱,临卧服。主治:停饮肿满。

【用法用量】煎服,3~6 g;或入丸、散服,每次1.5~3 g。

【使用注意】孕妇及胃弱气虚者忌服。不宜与巴豆、巴豆霜同用。

【现代研究】含生物碱及苷类,黄酮类,蒽醌类,酚酸类等。有抗肿瘤,抑菌,泻下,利尿,兴奋离体兔肠和离体大鼠子宫平滑肌,驱虫等作用。

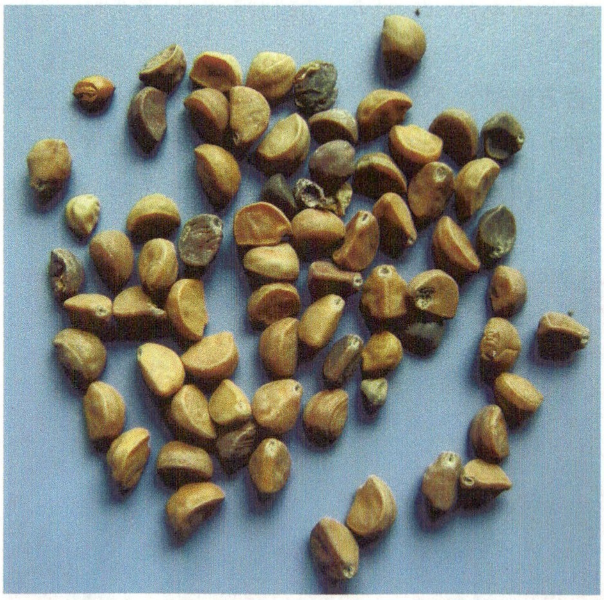

162 忍冬(忍冬藤)

【古籍原文】气味甘、温,无毒。主寒热,身肿。久服轻身,长年益寿。(《别录》)

陈修园曰:气温得春气而入肝,味甘得土味而入胃。何以知入胃不入脾?以此物质轻味薄,偏走阳分,胃为阳土也。其主寒热者,忍冬延蔓善走,花开黄白二色,黄入营分,白入卫分,营卫调而寒热之病愈矣。其主身肿者,以风木之气伤于中土,内则病胀,外则病肿,昔人统名为蛊,取卦象山风之义。忍冬甘入胃,胃为艮土(艮为山);温入肝,肝为风木(巽为风)。内能使土木合德,外能使营卫和谐,所以善治之也。久服长年益寿者,夸其安内调外之功也。至于疮毒、肿毒等症,时医重其功,而《别录》反未

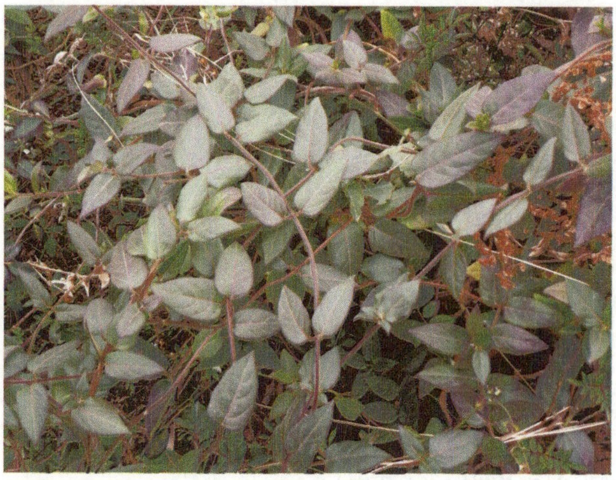

言及者,以外科诸效,特疏风祛湿、调和营卫之余事耳。

【药物来源】为忍冬科植物忍冬 *Lonicera japonica* Thunb. 的干燥茎枝。

【植物形态特征】多年生半常绿攀缘藤本,凌冬不凋。茎中空,幼枝密生短柔毛。叶对生,叶片卵圆形,或长卵形,先端短尖,罕钝圆,基部圆形或近于心形,全缘,两面和边缘均被短柔毛。花成对腋生;花梗密被短柔毛;苞片2枚;花萼5裂;合瓣花唇形,上唇4浅裂;花初开时为白色,2~3日后变金黄色;雄蕊5枚。浆果球形,熟时黑色。花期5—7月,果期7—10月。

【性味功效】味甘,性寒。清热解毒,疏风通络。

【古方选录】《乾坤生意秘韫》忍冬膏:金银藤四两,吸铁石三钱,香油一斤。用法:熬枯去滓,入黄丹八两,待熬至滴水不散,如常摊用。主治:诸般肿痛,金刃伤疮,恶疮。

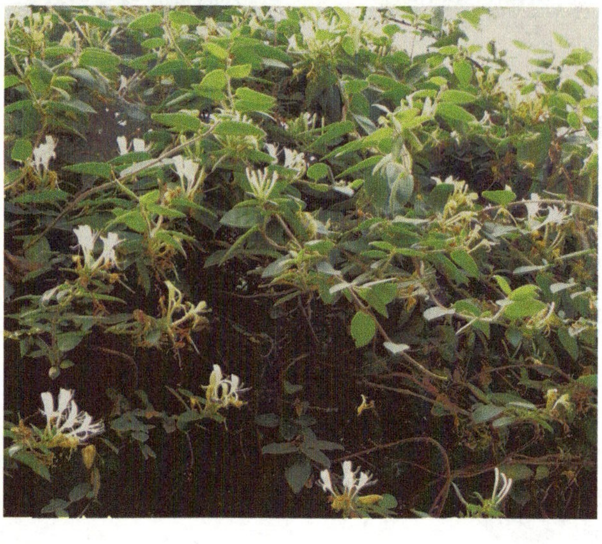

【用法用量】煎服，9 ~ 30 g；或入丸、散；或浸酒。外用，煎水熏洗、熬膏贴或研末调敷。

【使用注意】脾胃虚寒、泄泻不止者禁用。

【现代研究】含有机酸，黄酮类，三萜皂苷，环烯醚萜，挥发油等。有抗菌，抗病毒，抗炎，抗氧化，抗肿瘤，保肝利胆等作用。

163 马兜铃

【古籍原文】气味苦、寒，无毒。主肺热咳嗽，痰结喘促，血痔瘘疮。（《开宝》）

陈修园曰：气寒得水气入肾，味苦得火味入心，虽云无毒，而偏寒之性，多服必令吐利不止也。《内经》云：肺喜温而恶寒。若《开宝》所云肺热咳嗽为绝少之症，且所主咳嗽痰结喘促症与血痔瘘疮外症，同一施治，其为凉泻攻坚之性无疑。今人惑于钱乙补肺阿胶散一方，取用以治虚嗽，百服百死。

【药物来源】为马兜铃科植物北马兜铃 *Aristolochia contorta* Bge. 或马兜铃 *Aristolochia debilis* Sieb. et Zucc. 的干燥成熟果实。

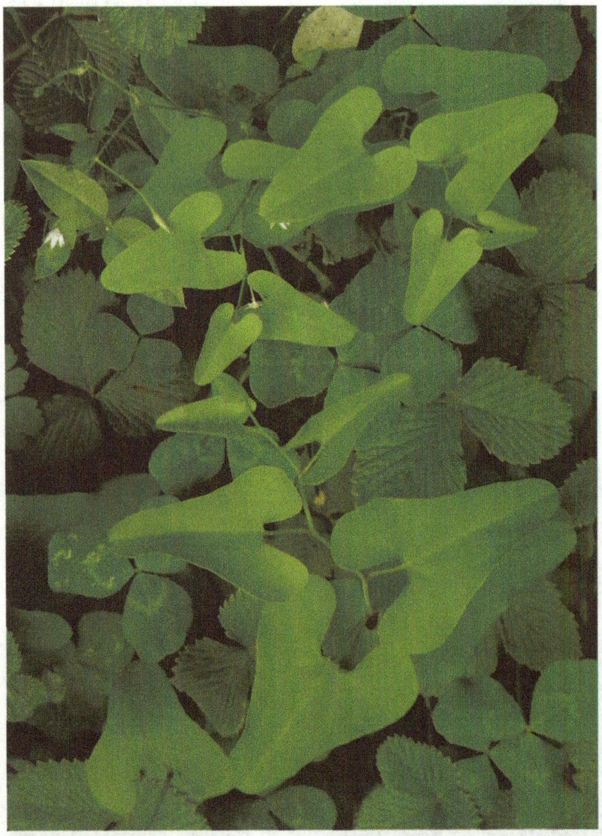

【植物形态特征】（1）北马兜铃：多年生缠绕或匍匐状细弱草本。根细长，圆柱形，黄褐色。茎草质，绿色。叶互生，叶柄丝状，叶片三角状阔卵形。花 3 ~ 10 朵，簇生于叶腋间，花梗细，花被暗紫色。花期 7—8 月，果期 9 月。

（2）马兜铃：多年生缠绕或匍匐状细弱草本。叶互生，叶柄较细；叶片三角状狭卵形，中部以上渐狭，先端钝圆或微凹，基部心脏形。花较大，单生于叶腋间，花梗细；花被暗紫色，内被细柔毛；雄蕊 6 枚；子房下位。蒴果近圆形或矩圆形。花期 7—8 月，果期 9 月。

【性味功效】味苦，性寒。清肺降气，止咳平喘，清肠消痔。

【古方选录】《普济方 · 卷一六三》马兜铃散：马兜铃（炒）一两，甘草（炒）一两，百部杏仁（去皮尖，炒熟）一两。用法：上为末，每服三钱，水一盏，煎至七分，去滓，食后温服。主治：喘嗽，咳脓涎。

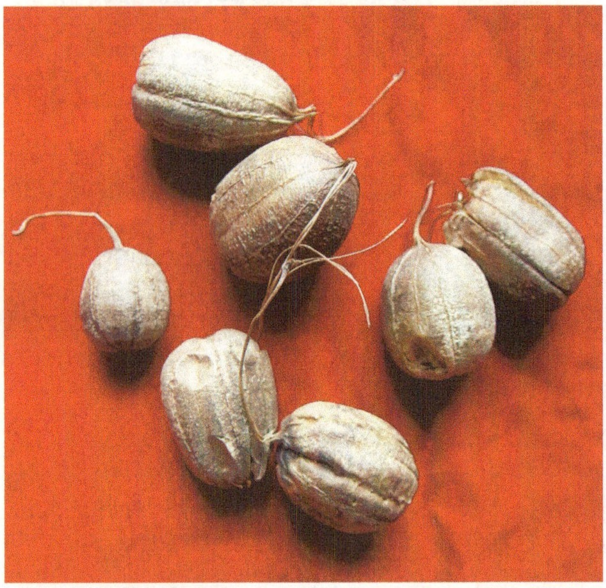

【用法用量】煎服，3 ~ 9 g；或入丸、散。

【使用注意】虚寒咳喘及脾弱便泻者慎服。含马兜铃酸，长期大剂量服用可引起肾脏损害等不良反应。儿童及老年人慎用，孕妇、婴幼儿及肾功能不全者禁用。

【现代研究】含马兜铃酸，马兜铃次酸，木兰碱，青木香酸等。有止咳，平喘，抗菌，抗炎，镇痛，抗肿瘤，抗血小板聚集等作用。马兜铃酸有肾毒性，我国药典已不收载。

164 钩藤(双钩藤)

【古籍原文】气味微寒,无毒。主小儿寒热,十二惊痫。(《别录》)

【药物来源】为茜草科植物钩藤 *Uncaria rhynchophylla* (Miq.) Miq. ex Havil.、大叶钩藤 *Uncaria macrophylla* Wall.、华钩藤 *Uncaria sinensis* (Oliv.) Havil. 等的干燥带钩茎枝。

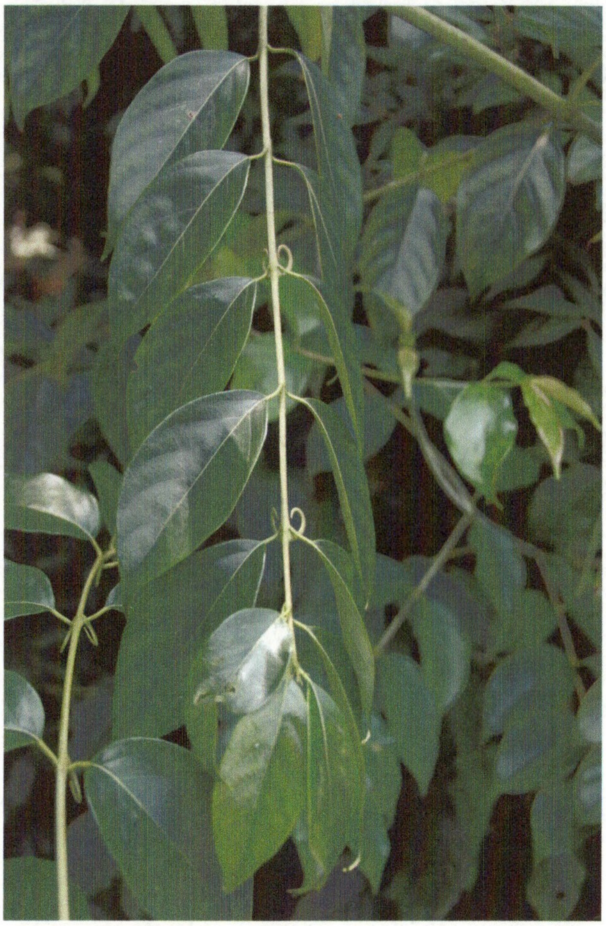

【植物形态特征】(1)钩藤:木质藤本,常绿,高 1 ~ 3 m。小枝四方形,光滑;变态枝成钩状,成对或单生于叶腋,钩长 1 ~ 2 cm,向下弯曲。叶对生,纸质,卵状披针形或椭圆形,先端渐尖,基部渐狭或圆形,全缘。头状花序;花萼,下部管状,先端 5 裂;花黄色;雄蕊 5 枚;子房下位。蒴果倒卵状椭圆形,疏被柔毛。种子数枚,细小,两端有翅。花期 6—7 月,果期 10—11 月。

(2)大叶钩藤:攀缘状大藤本。小枝扁压状,有褐色疏粗毛,每一节上有双钩,钩幼时亦有疏粗毛。叶革质,宽椭圆形或长椭圆形。头状花序圆球形,花序柄有褐黄色粗毛;花淡黄色,萼管 5 裂;雄蕊 5 枚;子房下位,2 室。蒴果纺锤形。花期夏季。

(3)华钩藤:木质藤本。小枝四方形,钩近于叶腋生。叶对生;叶片卵形或卵状椭圆形,先端渐尖,基部圆形,全缘。头状花序,花序柄无毛;花萼管状,先端 5 裂;花冠管状;雄蕊 5 枚;子房下位,柱头头状。蒴果棒状。种子细小,两端有翅。花期 6—7 月,果期 10—11 月。

【性味功效】味甘,性凉。息风定惊,清热平肝。

【古方选录】《太平圣惠方·卷八十五》延龄散:钩藤一两,硝石半两,甘草一分(炙微赤,锉)。用法:上药捣细,罗为散,每服,以温水调下半钱,日三四服。量儿大小,加减服之。主治:小儿惊热。

【用法用量】煎服,3 ~ 12 g,宜后下;或入丸、散。

【使用注意】无风热及实热者慎用。

【现代研究】含生物碱及黄酮类、三萜类、苷类等,其中以生物碱的含量尤为丰富,如钩藤碱、异钩藤碱、去氢钩藤碱等。有降血压,镇静,抗惊厥,抗癫痫,消炎,镇痛,抗肿瘤等作用。

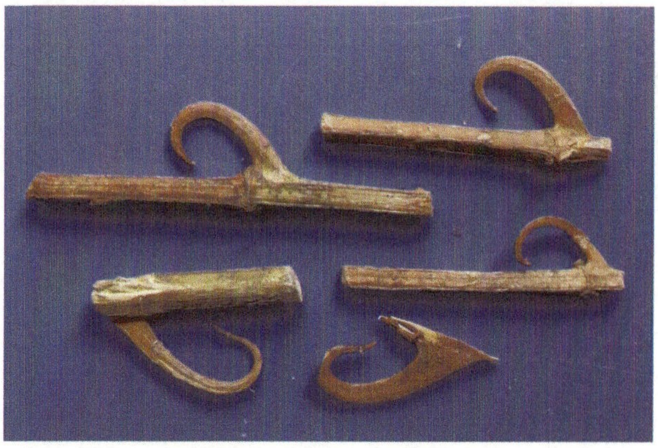

165 人 乳

【古籍原文】气味甘、咸、平,无毒。主补五脏,令人肥白悦泽。(《别录》)

【药物来源】为健康哺乳期妇女的乳汁。

【药材特征】为健康产妇乳汁,稀薄、白色不透明,味和而甘。

【性味功效】味甘、咸,性平。补阴养血,润燥止渴。

【古方选录】《医方集解》参乳丸:人参末、人乳粉各等分。用法：炼蜜为丸，口服。主治：一切虚怯。

【用法用量】内服适量，新鲜乳乘温饮。外用适量，点眼。

【使用注意】脏气虚寒、滑泻不禁、胃弱不思食和脾虚不磨食者，不宜服用。

【现代研究】含水，蛋白质，脂肪，碳水化合物，灰分，钙，磷，铁，维生素 A，维生素 B_1，维生素 B_2，维生素 B_3，维生素 C 等。有加强营养，增强消化功能，抑菌，消炎等作用。

166 小　便

【古籍原文】气味咸、寒，无毒。疗寒热，头痛，温气。童男者尤良。(《别录》)

【药物来源】为健康人之小便，去头尾，用中间段。一般以 10 岁以下健康儿童小便为佳，称“童便”。

【药材特征】正常人的新鲜尿，一般是清澈透明而带酸性，有时因含尿酸过多，排出不久，即生尿结晶。尿酸为无色，但因吸附色素而常呈红褐色。

【性味功效】味咸，性寒。滋阴降火，止血散瘀。

【古方选录】《圣济总录·卷一八四》黄连汤：黄连(去须，绵裹)一两，蜜一合，童便二盏。用法：上以水二盏，与小便渍药一宿，煎至一盏半，去滓，分为二服，弱人三服，早晨、日午、晚后温服。主治：乳石发白痢。

【用法用量】内服，取新鲜者温饮，30～50 mL；或和入汤剂。

【使用注意】脾胃虚寒及阳虚无火者禁服。

【现代研究】成分复杂而多变，常受饮食及排尿时间的影响，主要含尿素，氯化钠，钾，磷酸等。有止血，调节免疫功能的作用。

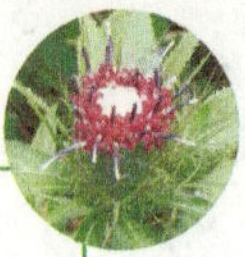

中文药名索引

（按汉字笔画排序）

二画

三画

四画

五画

六画

七画

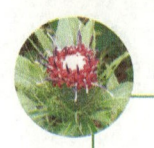

八画

九画

十画

十一画

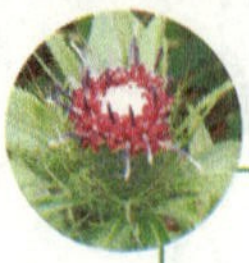

十二画

十三画

十四画

十五画

十六画

十七画

十八画以上

方剂名索引

（按汉字笔画排序）

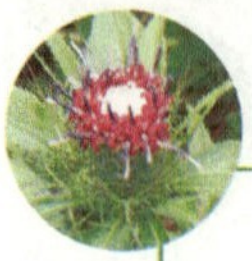

六画

七画

八画

九画

药用植物/菌类学名索引

（按外文字母排序）

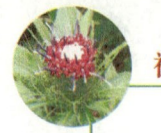

D

E

F

G

S

T

U

Z

药用动物学名索引

（按外文字母排序）

A

B

C

E

M

O

P

R

S

T

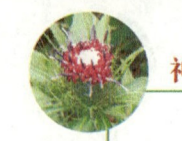

药用矿物名索引

（按外文字母排序）

参考文献

陈念祖,2016. 神农本草经读[M]. 北京:中国医药科技出版社.

陈修园,1982. 神农本草经读[M]. 肖钦朗,校注. 福州:福建科学技术出版社.

陈修园,2016. 神农本草经读 十药神书注解[M]. 俞宜年,林慧光,校注. 北京:中国中医药出版社.

国家药典委员会,2015. 中华人民共和国药典:一部[S]. 北京:中国医药科技出版社.

唐德才,吴庆光,2016. 中药学[M]. 北京:人民卫生出版社.

杨卫平,夏同珩,2017. 神农本草经彩色药图[M]. 贵阳:贵州科技出版社.

《中华本草》编委会,1999. 中华本草[M]. 上海:上海科学技术出版社.

钟赣生,2016. 中药学[M]. 北京:中国中医药出版社.

周祯祥,唐德才,2016. 临床中药学[M]. 北京:中国中医药出版社.

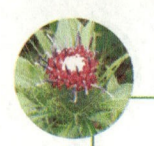